Irene Dalichow
Universalheilmittel

W0084789

GOLDMANN
Lesen erleben

Irene Dalichow

Universalheilmittel

Sanfte Unterstützung aus der Natur
von Aloe vera bis Zitrone

GOLDMANN

Bildnachweis

FinePic, München: U1; Fotolia: 28, 209 (M. Schuppich), 54 (Emmi), 64 (Stefan Gräf), 108 (Corinna Gissemann), 147 (c), 157 (dule 964), 166 (Ingo Bartussek), 174 (Barbara Dudzinska), 193 (unpict), 262 (maunzel); Getty Images: 12 (The Bridgeman Art Library), 109 (Beboy), 118 (photocrew), 120 (Reicher), 136 (Victorija), 139 (Christian Pedant), 218 (Visuals Unlimited/ Scientifica), 232 (AWL Images/Malcolm MACGregor) Imagesource: 19; Istockphoto: 29 (hlphoto), 32 (Olaf Schmitz), 41 (johnwoodcock), 51 (Alasdair Thomson), 67 (Maxim Gostev), 78 (Mme Emil), 80, 123 (Elenathewise), 88 (LianeM), 91 (morningarage), 134 (cook-and-style), 154 (mythja), 180 (Synergee), 185 (robynmac), 204 (esemelwe), 252 (Ildi_Papp), 281 (Brandon Laufenberg); Mauritius Images: 243 (Alamy); Panthermedia: 97 (Helma Spona); Photodisc: 101, 255; Privat: 73; Shutterstock: 172 (Studio Barcelona), 191 (Simone Voigt), 261 Matka Wariatka; Südwest Verlag, München: 93 (Joachim Heller), 202, 226 (Claudia Rehm), 203 (Michael Nagy); Mit freundlicher Genehmigung der Weleda AG, Schwäbisch Gmünd: 274, 278

MIX
Papier aus verantwortungsvollen Quellen
FSC
www.fsc.org
FSC® C084279

Verlagsgruppe Random House FSC-DEU-0100
Das für dieses Buch verwendete FSC®-zertifizierte Papier,
Profibulk liefert Sappi, Biberist, Schweiz.

1. Auflage

Originalausgabe November 2012
© 2012 Wilhelm Goldmann Verlag, München,
in der Verlagsgruppe Random House GmbH
Umschlaggestaltung: UNO Werbeagentur, München
Umschlagmotiv: FinePic®, München
Redaktion: Ralf Lay, Mönchengladbach
Bildredaktion: Markus Röleke
SSt · Herstellung: cb
Satz: Uhl + Massopust, Aalen
Druck: Print Consult, München
Printed in Czech Republic
ISBN 978-3-442-22006-9

www.goldmann-verlag.de

Heiterkeit ist ein Universalheilmittel.
Italienisches Sprichwort

Die Sonne ist das Universalheilmittel
aus der Himmelsapotheke.
August von Kotzebue (1761–1819)

Liebe ist die beste Medizin.
Paracelsus (1493–1541)

Inhalt

Einleitung: Was ist ein Universalheilmittel?

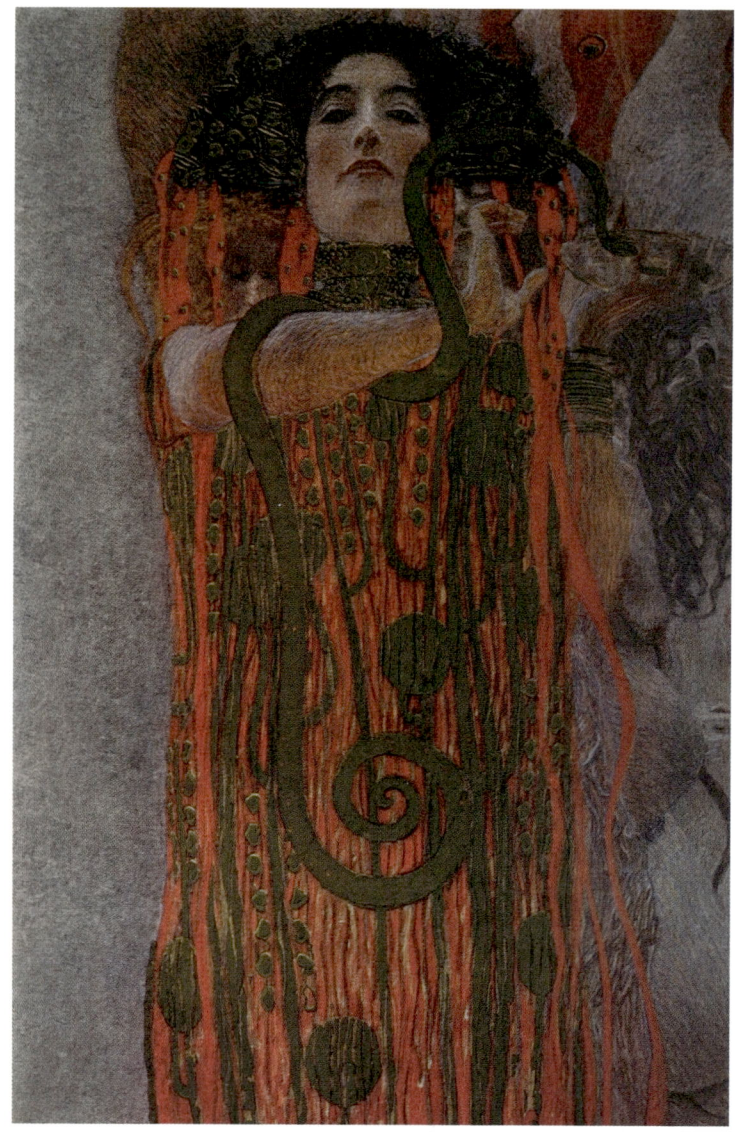

Im Eid des Hippokrates, den jeder Arzt ablegen muss, werden bis heute die Göttinnen Panakeia, »die Allheilende«, und ihre Schwester Hygieia, »Gesundheit«, angesprochen. Letztere hat der Jugendstil-Maler Gustav Klimt (1862–1918) in diesem faszinierenden und berühmten Bild dargestellt.

»Universalheilmittel« – dieser Begriff erklärt sich selbst, er ist bekannt und geläufig. Ein Universalheilmittel ist etwas, das universell, gegen »alle«, das heißt viele Krankheiten und Beschwerden hilft. Umso mehr erstaunt, dass man das Wort in Konversationslexika wie dem Brockhaus ebenso wenig findet wie in medizinischen Fachlexika.

Was dazu im Internet aufgelistet ist, das sind vor allem werbliche Texte von Firmen, die eins ihrer Produkte als Universalheilmittel anpreisen, worauf die jeweiligen Suchmaschinen reagieren – keine sehr befriedigende Information.

Allerdings taucht hier doch ein relevanter und faszinierender Hinweis auf, nämlich der Begriff »Panacea« beziehungsweise »Panakeia«, im englischsprachigen Raum geläufiger als bei uns, der sowohl »Allheilmittel« als auch »die Allheilende« bedeutet. »Panakeia« – so lautet der Name der griechischen Göttin der Heilung, Tochter des Asklepios (Äskulap) und der Epione. Asklepios kennt man als Sohn des Sonnengottes Apollon, Gott der Heilkunde, dessen Therapie vor allem der Tempelschlaf mit anschließender Traumdeutung war. Man stellte ihn mit Schlange und Stab dar. Bis heute ist der Äskulapstab Symbol des ärztlichen Standes.

Nach einer anderen Quelle ist Panakeia eine der göttlichen Töchter der Mutter Rhea oder Rheia. Dies ist der kretische Name der ägäischen Großen Göttin, die keinen Gemahl hatte. Sie sollte die jungfräuliche Mutter von Asklepios sein. So wären Panacea und Äskulap Geschwister. Eine weitere Tochter Rheas war Hygieia, das bedeutet »Gesundheit«. Bis heute erinnert der Eid des Hippokrates (um 460–370 v. Chr.) an die hier genannten Götter. Der erste Satz lautet nämlich so: »Ich schwöre und rufe Apollon, den Arzt, und Asklepios und Hygieia und Panakeia und alle Götter und Göttinnen zu

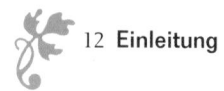

Zeugen an, dass ich diesen Eid und diesen Vertrag nach meiner Fähigkeit und nach meiner Einsicht erfüllen werde.«

Offenbar waren Panacea/Panakeia und Hygieia Personifizierungen der Brüste der Großen Mutter. Im alten Ägypten sagte man, das Heilmittel für fast alle Krankheiten sei die Milch einer Frau, die ein Kind geboren hat. Auch im mittelalterlichen Europa glaubten die Menschen an die heilende Kraft der Muttermilch. Diese wurde häufig Kranken verordnet, und es hieß, jede Mutter könne bei ihrem Kind entzündete Augen heilen, indem sie ihre Milch hineinträufele.

Die Alchemisten suchten nach dem Universalheilmittel, also *dem* Mittel überhaupt. Sie belegten verschiedene Präparate mit diesem Namen, zum Beispiel Panacea antimonialis, Goldschwefel. Eine weitere bemerkenswerte Information zu dem Bereich, die man im Internet finden kann, ist jene, dass »Bisamäpfel« jahrhundertelang als Universalheilmittel galten und erfolgreich als solche verwendet wurden. Unter einem Bisamapfel versteht man einen Behälter, in dem sich Duftstoffe befinden. Größe, Inhalt und so weiter sind uneinheitlich und unterschiedlich. Zum Beispiel schreibt der römische Schriftsteller Plinius der Ältere (23–79), dass man sie als »duftende Beutel« am Körper trug. Alabastertöpfe mit Duftmassen wurden in ägyptischen Gräbern gefunden. Aus der Tang-Dynastie im China des 7. und 8. Jahrhunderts wurde eine dekorierte Duftkugel aus Silber überliefert, die an Ständern aufgehängt oder am Körper getragen wurde.

Der Ursprung des europäischen Bisamapfels liegt im Orient. Zum ersten Mal wurde er 1174 erwähnt, als die Gesandten König Balduins IV. von Jerusalem Friedrich I. (Barbarossa) besuchten und ihm goldene, mit Moschus gefüllte Äpfel überreichten. Das Einatmen des Aromas sollte Schmerzen vertreiben.

Medizinische Texte des 14. Jahrhunderts besagen, dass Riechäpfel zudem die Abwehrkräfte und die Funktion des Herzens stärken sowie gegen Verdauungsbeschwerden und Komplikationen in der Gebärmutter helfen sollen. Besondere Verbreitung fanden Bisamäpfel während der Pestepidemien im Mittelalter. Arme Leute füllten sie mit preiswerten und leicht verfügbaren Kräutern aus dem eigenen Garten, zum Beispiel Wacholderbeeren und Arnikawurzel.

Seit dem ausgehenden 16. Jahrhundert wurden Bisamäpfel durch flüssige Essenzen beziehungsweise Pomander* ersetzt. Wobei noch lange nachher Rosenkränze mit kleinen Bisamäpfeln verziert wurden.

Besonders bemerkenswert an der Information über Bisamäpfel als Universalheilmittel ist, dass eine ganze Reihe von Zubereitungen, die umgangssprachlich als Allheilmittel, Universalheilmittel, »Panazee« gelten, auf der Basis von ätherischen Ölen zur Verfügung stehen, zum Beispiel Lavendel- und Tea-Tree-(Teebaum-)Öl. Offenbar hat man also schon lange verstanden, dass über die Duftstoffe eine Art Breitband-Heilmöglichkeit besteht. Im Zweiten Weltkrieg verwendeten französische Ärzte ätherische Öle, um die Verletzungen verwundeter Soldaten zu desinfizieren und zu heilen. Auf diese Weise konnten viele Leben gerettet werden – ein hervorragender Beleg dafür, welch handfeste Ergebnisse mit Hilfe von ätherischen Ölen erzielt werden können. Mittlerweile haben zahlreiche wissenschaftliche Untersuchungen die Wirksamkeit der Aromatherapie belegt.

---

* Ein Pomander ist ein kleines kugeliges Gefäß, das mit Löchern versehen ist und mit Kräutern oder Ähnlichem gefüllt wird. Man hängt es üblicherweise in Wäsche- oder Kleiderschränke. Der Begriff leitet sich vom mittelfranzösischen *pome d'ambre* (»Apfel, Kugel aus Ambra«) her.

In dem Buch *Das geheime Wissen der Frauen* der Amerikanerin Barbara Walters (siehe Literaturverzeichnis) ist Folgendes zu finden: »Das Gemisch aus Honig und Menstruationsblut galt einst als das universelle Lebenselixier, als der Unsterblichkeit verleihende ›Nektar‹ der Götter, den [die Liebesgöttin] Aphrodite und ihre heiligen Bienen zubereiteten.« Vielleicht liest sich dies etwas befremdlich, aber dennoch – Donnerwetter!

»Lebenselixier« wird übrigens manchmal im Sinne von »Universalheilmittel« verwendet. Das Wort steht für eine Arznei, die Schönheit, Jugend und ein langes Leben verleihen oder bewahren soll. Die Vorstellung vom Lebenselixier stammt wahrscheinlich aus der asiatischen Alchemie.

Die Autorin und Yoga-Praktizierende Luisa Francia schreibt am 23. August 2011 in ihrem Internettagebuch Folgendes: »Mein Allheilmittel (ist) die Wechselatmung: rechtes Nasenloch zuhalten, links vollständig ausatmen, links einatmen, dann linkes Nasenloch zuhalten. Rechts ausatmen, rechts einatmen, immer hin und her. Davon geht bei mir ungefähr alles weg, was den Körper quält, vom Ohrgeräusch über Schnupfen und Husten bis zu Hitzewallungen.« Universalheilmittel oder, wie Luisa Francia schreibt, Allheilmittel können also auch bestimmte Maßnahmen sein, nicht nur »Mittel« im eigentlichen Sinne, zum Beispiel auch Fasten oder vollwertige vegetarische Ernährung. Wobei der Begriff »Allheilmittel« häufig in einem negativen Kontext verwendet wird, etwa so: Dies und das sei »kein Allheilmittel« für dieses oder jenes (nicht nur gesundheitliche) Problem.

Und noch etwas: Das Max-Planck-Institut für Astrophysik in München lud am 6. Juli 2011 zu einem Abend mit dem Titel »All-Heilmittel – vom medizinischen Nutzen der

Astrophysik« ein. Es hieß dazu: »Manchmal liegt das Geheimnis wissenschaftlichen Erfolgs darin, über Fachgrenzen hinaus zu denken. Dann kann sogar die Medizin vom Griff nach den Sternen profitieren. Erfahren Sie, wie etwa ›kaltes Plasma‹ die Heilung von Wunden beschleunigen und die Hygiene im Krankenhaus verbessern kann.« Leider war, was dann tatsächlich an dem Abend geboten wurde, für Laien relativ unverständlich.

Ein ganz großes universelles Heilmittel zu finden, das tatsächlich alle Beschwerden und Krankheiten verschwinden lässt und für jeden anwendbar ist, wird wohl ein Wunschtraum bleiben. Unbestritten aber ist, dass es einige Mittel gibt, die über erstaunlich vielfältige wohltuende, lindernde und kurierende Eigenschaften verfügen; bei denen es sich lohnt, die Probe aufs Exempel zu machen und zu testen, wie man damit zurechtkommt. Was sich nach solchen ganz persönlichen Tests als hilfreich und bekömmlich herausstellt, kann zu einem wichtigen Teil der eigenen Haus- und Reiseapotheke werden.

In diesem Buch finden Sie zweiundzwanzig solcher Helfer beschrieben, alle natürlichen Ursprungs, vor allem pflanzlicher, aber auch mineralischer (Heilerde, Salz) und tierischer Herkunft (Honig, Propolis). Sicher hätten weitere Mittel ausgewählt werden können, vor allem dann, wenn noch mehr Pflanzen aus anderen Kulturräumen einbezogen worden wären. Aber es sollte für Sie hier im deutschsprachigen Raum alles möglichst vertraut und zudem ohne größere Schwierigkeiten und hohe Kosten erhältlich sein.

So könnte man also, wenn man will, die folgenden Kapitel als der Göttin Panakeia gewidmet ansehen. Oder man könnte allgemeiner formulieren, diese Kapitel haben ei-

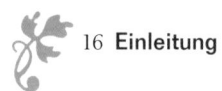

nen von Mutter Natur zur Verfügung gestellten, vielseitigen Schatz für Heilung und Wohlbefinden zum Thema.

Wobei aber die Empfehlungen, die diesem Buch als Leitsprüche vorangestellt wurden, auch nicht ohne sind: Ein bisschen frische Luft und Sonnenschein plus Humor, gute Laune und ein offenes Herz bringen Körper, Geist und Seele in Schwung und stimulieren die Selbstheilungskräfte. Und manchmal reichen sie schon aus, um ein Unwohlsein in den Wind zu schießen.

Zweiundzwanzig
virtuose Helfer

Aloe vera

Lateinischer Name: Aloe vera. *Aloe* ist das lateinische und griechische *(alóē)* Wort für »bitteres Aloeholz«. Vielleicht stammt es vom hebräischen Wort *halal*, das bedeutet »bitter«. *Verus* ist lateinisch und heißt »wahr, echt«.

Was ist es? Eine frostempfindliche Pflanze aus der Gattung der Liliengewächse (Liliaceae), sie wird daher auch »Wüstenlilie« genannt. Die großen Laubblätter bilden am Stamm eine Rosette und speichern viel Wasser. Dieses »Wasser«, das eine Fülle von wertvollen Inhaltsstoffen enthält, wird schon seit Tausenden von Jahren innerlich und äußerlich medizinisch genutzt.

Wächst gern: wild in Afrika, im Mittelmeerraum, in Mittel- und Südamerika sowie im Süden der USA. Wird genau dort auch angebaut, heute zusätzlich in Australien. Gedeiht,

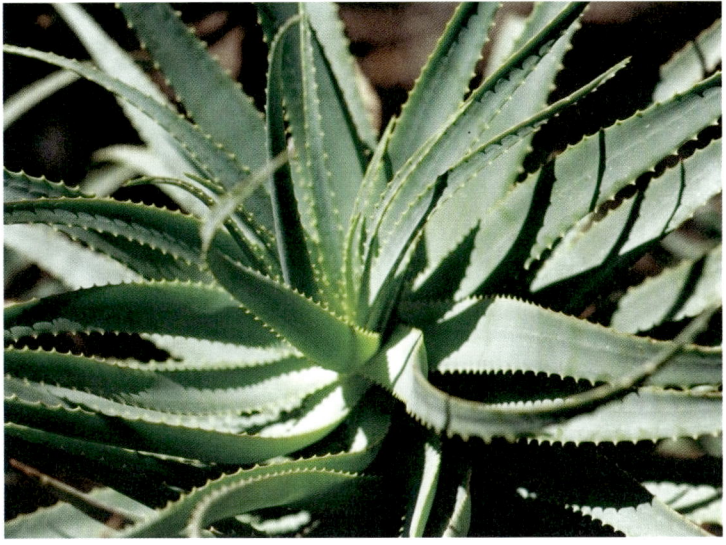

wenn man sie im Gewächshaus kultiviert, auch in Regionen, die kein tropisches oder subtropisches Klima haben, zum Beispiel hier bei uns. Wurde schon früh über die Araber nach Mitteleuropa gebracht, deswegen kannte beispielsweise Hildegard von Bingen (1098–1179) Aloe vera.

Was verwendet man? Vor allem das »Wasser« aus den großen, fleischigen Blättern. Man kann es direkt anwenden, zum Beispiel auf die Haut auftragen, oder es verzehren, als Getränk zu sich nehmen. Es werden daraus aber vor allen Dingen Zubereitungen wie Säfte, Gels, Cremes usw. hergestellt. Auch andere Teile der Pflanze können zu Heilzwecken verwandt werden.

Heilende Wirkung: Innerlich angewandt, hilft die Pflanze gegen Allergien, alle Arten von Magen-Darm-Beschwerden wie Magenverstimmung, Verstopfung, Durchfall, Blähungen oder zu viel Magensäure. Außerdem unterstützt sie eine Schlankheitsdiät. Sogar Menschen mit Magengeschwüren wird das Trinken von Aloe-vera-Saft empfohlen. Er wirkt gegen Pilze im Magen-Darm-Trakt und im Mund sowie gegen Mundgeruch. Überhaupt profitiert die Schleimhaut im Mund von Aloe vera. Man kann den Saft pur zum Spülen und Gurgeln verwenden, es gibt zudem entsprechende Pasten und Zahn-Gels.

Aloe wirkt, innerlich angewandt, auch gegen Erschöpfung, zum Beispiel nach langen Flügen, und beugt gegen Diabetes, Arteriosklerose und Abnutzungserscheinungen in den Gelenken vor und soll die Produktion neuer »Gelenkschmiere« fördern. Dafür kann man sie zusätzlich äußerlich nehmen, zum Beispiel ein schmerzendes Knie mit Aloe-vera-Gel bestreichen.

Äußerlich angewandt, empfiehlt sogar die Schulmedizin Aloe vera, zum Beispiel gegen Schuppenflechte und Verbrennungen, vor allem gegen Sonnenbrand, auch nach Röntgenbestrahlungen, gegen Hitzepickel. Eine Gürtelrose muss grundsätzlich vom Arzt behandelt werden. Doch wenn der einverstanden ist, dürfen die sie begleitenden unangenehm juckenden Bläschen mit Aloe-vera-Gel betupft werden, was lindernd wirkt.

Aloe-vera-Gel (äußerlich) gehört zur Erste-Hilfe-Ausrüstung vieler Sportmediziner in den USA, denn das Auftragen lindert Schmerzen, hilft gegen Schwellungen und fördert die Heilung bei Prellungen, Schürfwunden, Verstauchungen und so fort. Es desinfiziert und hemmt Entzündungen.

Das Gel lindert die Beschwerden nach Insektenstichen, lindert auch Juckreiz aus anderen Gründen; es unterstützt die Regeneration von entzündeter sowie strapazierter Haut, beruhigt sie und stärkt die Barriere, die sie bildet. Es wirkt gegen Ekzeme und Pilzbefall, eignet sich als Erste-Hilfe-Mittel bei kleineren Schnittwunden und »Rasurbrand«, zur Pflege von Narben und von pickeliger Haut/Akne, zur Abmilderung von Altersflecken und Falten. Es fördert die Heilung von schmerzhaften Nagelbettentzündungen, schützt vor Umweltgiften, Viren, Bakterien und Pilzen, vernichtet freie Radikale.

Es gibt ein Homöopathikum, das einfach nur »Aloe« heißt und aus dem getrockneten Saft der Blätter hergestellt wird. Man gibt es bei Hämorrhoiden und Magen-Darm-Erkrankungen.

Viele Erfahrungsberichte belegen, dass Aloe vera gegen Allergien wirkt beziehungsweise dass sie sie abmildert. Nach Ansicht des amerikanischen Arztes und Aloe-Experten Dr. John Finnegan entgiftet Aloe den Körper und trägt dazu bei, dass der Organismus mehr allergieauslösende Stoffe tolerieren kann. Die Information stammt genau wie viele weitere in diesem Kapitel aus den Büchern von Jutta Oppermann (siehe Literaturverzeichnis).

Andere Studien zeigen, dass die Pflanze den Cholesterinspiegel des Blutes und den Blutzuckerspiegel senkt.

Äußerlich angewandt, kann es sein, dass Aloe vera die körpereigene Produktion von »Gelenkschmiere« stimuliert – eine tolle Information für alle, die an Arthrose leiden.

Außerdem zieht sie die Poren zusammen und strafft die Haut. Zudem versorgt sie sie mit wertvollen Aufbaustoffen, reguliert den Feuchtigkeitshaushalt, aktiviert Zellwachstum und Zellerneuerung, was die Faltenbildung verzögert. Aloe vera empfiehlt sich also für die Schönheit ebenso wie für die Gesundheit.

Porträt

San Francisco, Mitte der neunziger Jahre. Die deutsche Journalistin hat nach einem langen Flug von München gerade ihre erste Nacht in der Stadt verbracht und ist durch Reise und Zeitverschiebung völlig gerädert. Sie kommt nach einem unruhigen Schlaf vor Erschöpfung kaum aus dem Bett, fühlt sich schwindelig und auf allen Ebenen unwohl. Naheliegende Methoden wie ausgiebiges heißes und kaltes Duschen, gutes Frühstück mit viel Kaffee bringen gar nichts.

Sie weiß von früheren Besuchen, dass es in der Stadt ganz hervorragende Health Food Stores gibt, »Geschäfte für gesunde Nahrungsmittel«, die unseren Naturkostläden und Reformhäusern ähneln, aber noch mal farbiger, aufregender und anders bestückt sind. Ein solches Geschäft findet sie, mehr oder minder neben sich stehend und gehend. Der freundlichen Beraterin dort schildert sie, wie stark der Jetlag diesmal

Gut zu wissen

- Wer sich eine Pflanze zulegen möchte, sollte unbedingt darauf achten, dass es sich um eine echte Aloe vera handelt, die auch tatsächlich alle beschriebenen heilenden Eigenschaften aufweist. Es gibt nämlich noch viele andere Aloepflanzen. Auch sie können heilen, aber die hier zusammengetragenen Informationen gelten nur für die wirkliche Aloe: Die korrekten Namen für die hier gemeinte, heilkräftigste Pflanze lauten Aloe barbadensis Miller und Aloe vera Linné.

- Damit man beste Ergebnisse erzielt, sollte die Pflanze bis zur 1. Ernte mindestens drei Jahre alt sein.

- Abgeschnitten und verwendet werden immer die ältesten äußeren Blätter, nicht zu viele davon auf einmal. Wenn so vorgegangen wird, schließen sich die entstehenden »Wunden« an der Pflanze schnell, und sie erleidet keinen Schaden. Die Blätter werden großzügig geschält, die Blattrinde wird entsorgt. Übrig bleiben sogenannte Filets. Die kann man direkt auf die Haut reiben oder in Cremes und Lotionen hineinmixen, ebenso können sie zerkleinert und Getränken zugefügt werden.

- Man soll sie möglichst schnell verbrauchen.

- Bei der innerlichen Anwendung kann es vereinzelt zu allergischen Reaktionen kommen. Ohnehin sollte man zuerst nur eine kleine Menge trinken und dann die Dosis kontinuierlich steigern.

- Über den Versandhandel kann man frische Aloe-vera-Blätter bestellen. Sie halten sich im Kühlschrank einige Wochen lang.

ist, und bittet sie um einen Tipp. Der lautet: »Probieren Sie es doch mal mit Aloe-vera-Saft.«

Nie gehört, nie gesehen, nie gekostet. Aber die Leidende ist für jede Hilfe offen. Sie ersteht eine große Flasche dieses Elixiers und nimmt davon genau wie von der Beraterin empfohlen mehrmals täglich eine bestimmte Menge zu sich. Schmeckt akzeptabel, sie verträgt es sehr gut, und in der Tat verabschiedet sich ihr quälendes und lähmendes Unwohlsein innerhalb von 24 Stunden. Unkonzentriertsein, Nebensichstehen, Erschöpfung und Schwindel, alles, womit der Körper auf sich aufmerksam machte, weil er sich von dem langen und anstrengenden Flug durch viele Zeitzonen geschlaucht fühlte – wie weggeblasen. Erstaunlich, denn zwei Jahre zuvor hat sie mehr als eine Woche gebraucht, um die Symptome zu überwinden.

Als sie einen Monat später zurück in München ihrem naturheilkundlich orientierten Hausarzt zum Thema »Jetlag und Aloe vera« Bericht erstattet, ist auch er erstaunt, aber er spitzt die Ohren. Bisher war ihm die innerliche Anwendung der Wüstenpflanze nur als Heilmittel gegen Allergien und Magen-Darm-Beschwerden bekannt.

Nochmals San Francisco, nochmals die deutsche Journalistin, aber ein oder zwei Jahre nach der gerade beschriebenen Situation. An einem Vormittag gönnt sie sich eine kosmetische Beratung in der entsprechenden Abteilung des legendären Kaufhauses Macy's am Union Square, angeboten von einer weltbekannten Firma für pflegende und dekorative Kosmetik. Die Session kostet nur einen geringen Betrag. Es wird aber darauf gezählt, dass die Teilnehmerinnen sich hinterher mit den kostspieligen Produkten eindecken, deren professionelle Anwendung sie gerade genossen haben.

Das Ganze ist ein tolles Erlebnis. Alle beteiligten Kosmetiker(innen) und Visagist(inn)en sind von ausgesuchter Freundlichkeit und bestrebt, die Vorzüge der Kundin zu unterstreichen. Am Ende strahlt der Lady aus Deutschland ein Spiegelbild entgegen, das sich sehen lassen kann.

In der Tat kauft sie einiges. Einer der Lippenstifte ist bis heute in Gebrauch.

»Wenn das nicht alles so teuer wäre, würde ich ja gern noch mehr mitnehmen«, sagt sie bedauernd zu der jungen Kosmetikerin, die sich die meiste Zeit um sie gekümmert hat. »Aber mein finanzielles Limit ist erreicht.«

Da beugt sich die Fachfrau zu ihr und flüstert: »Eigentlich sollte ich das jetzt nicht tun, aber ich kann Ihnen was verraten. Die Hautpflegeprodukte, die ich für Sie verwendet habe, enthalten alle Aloe vera. Die gibt der Haut Feuchtigkeit und wirkt gegen Falten. Besorgen Sie sich davon im Health Food Store eine Tube. Tragen Sie nach jeder Gesichtsreinigung dieses Gel auf, lassen Sie es einziehen und nehmen Sie erst danach Ihre Tages- oder Nachtcreme. Etwas Besseres können Sie für Ihre Haut nicht tun.«

Das ist nun etwa fünfzehn Jahre her, die Anweisung wird bis heute regelmäßig befolgt, es wurde auf diese Weise mit Sicherheit eine Menge Geld gespart. Das Ergebnis sonst? Nichts Genaues weiß man nicht, aber mit Sicherheit nicht unbedingt schlecht.

Zum ersten Mal erwähnt wurde die Pflanze auf sumerischen Tontafeln, die vor rund 4000 Jahren entstanden. Schon die ägyptischen Königinnen Nofretete und Kleopatra kannten das Geheimnis, das die dicken, fleischigen Blätter der Aloepflanze bergen. Bei ihnen galt sie als Gewächs der Unsterblichkeit, auch deswegen, weil sie sich zum erfolgreichen Ein-

balsamieren von Verstorbenen eignete und dafür verwendet wurde. In China symbolisiert die Pflanze bis heute Unsterblichkeit.

Hippokrates setzte Aloe vera innerlich gegen Geschwüre, Magen-Darm-Beschwerden und anderes ein. Wie gesagt kannte Hildegard von Bingen die Pflanze, weil sie schon recht früh von den Arabern in Mitteleuropa eingeführt worden war. Sie nutzte sie gegen die gleichen Leiden wie Hippokrates, außerdem gegen Gelbsucht, Migräne und Zahnfäule.

Christoph Columbus (1451–1506) bezeichnete sie als »Arzt im Topf« und gab sie seinen Seeleuten unter anderem innerlich gegen Durchfall und äußerlich gegen Sonnenbrand. In Kenntnis gesetzt von den Heilkräften hatten ihn die südamerikanischen Indianer. »Im Topf« übrigens deshalb, weil Aloe-vera-Pflanzen auf den langen Schiffspassagen in großen Blumentöpfen mitsegelten. So konnten sich die Reisenden bei Bedarf direkt bedienen. Die Pflanze braucht nicht sehr viel Zuwendung und Pflege, nicht mal viel Wasser. Das Besondere an ihr als Wüstenpflanze ist ja, dass sie häufig monatelang ohne Regen überleben muss. Sie ist auf die Bildung eigener Nährstoff- und Wasserspeicher angewiesen, die ihr das Überleben sichern.

Dass es sich für den Menschen um eine Art Wunderheilmittel handelt, davon zeugen Namen wie »Quelle der ewigen Jugend« bei den Mayas oder »Geschenk der Götter« noch davor bei den Sumerern. Bis heute gilt die Pflanze im arabischen Raum als Böses abwehrender Glücksbringer, daher ist sie dort an vielen Hauseingängen anzutreffen. In diesem Fall könnte man »Empfangschefin im Topf« sagen.

In den fünfziger Jahren gelang es, die Wirkstoffe des Gels auf sensible und schonende Art haltbar zu machen. Daher ist die Heilkraft der Wüstenlilie erst seit dieser Zeit auch bei uns in Mitteleuropa allgemein bekannt und wird in größerem Stil genutzt.

Das Gel aus dem Inneren der Blätter hat über 200 verschiedene Inhaltsstoffe, die auch nach vielen Jahren Forschung noch nicht alle identifiziert wurden. Klar ist aber, dass gar nicht so sehr die einzelnen Stoffe wichtig sind, sondern ihre spezielle Mischung und ihr Zusammenspiel.

Die wichtigsten Bestandteile der Flüssigkeit in den Blättern sind Acemannan, das Zellen vor schädlichen Einflüssen schützen kann, Aminosäuren, ätherisches Öl, Enzyme, Mineralstoffe und Vitamine.

➤ EXTRA: Fetthenne, die »Aloe Mitteleuropas«

Michael Straub, Leiter des Heilpflanzengartens der Firma Weleda in Schwäbisch Gmünd, erklärt bei einem Rundgang durch sein Reich, die der Aloe vergleichbare heimische Pflanze sei die Fetthenne (siehe das Kapitel über den »Besuch im Heilpflanzengarten« am Ende des Buches).

Man nennt die Pflanze auch »Fette Henne« oder »Mauerpfeffer«. Sie gehört zur Gattung der Dickblattgewächse (Crassulaceae). Ihr botanischer Name lautet Sedum, er leitet sich von einem lateinischen Trivialnamen für mehrere Arten der Dickblattgewächse ab. Genau wie die Aloe speichern die Sedumarten in ihren dickfleischigen Laubblättern Wasser, was aber in der Medizin und Kosmetik (bisher) nicht kommerziell genutzt wird. Jedenfalls ist darüber in der Literatur nichts zu finden. Die meisten Arten kommen in subtropischen und gemäßigten Zonen der nördlichen Halbkugel vor, die größte Vielfalt gibt es in Nordamerika. Einige sind frostempfindlich, einige winterhart. Sie können sehr unter-

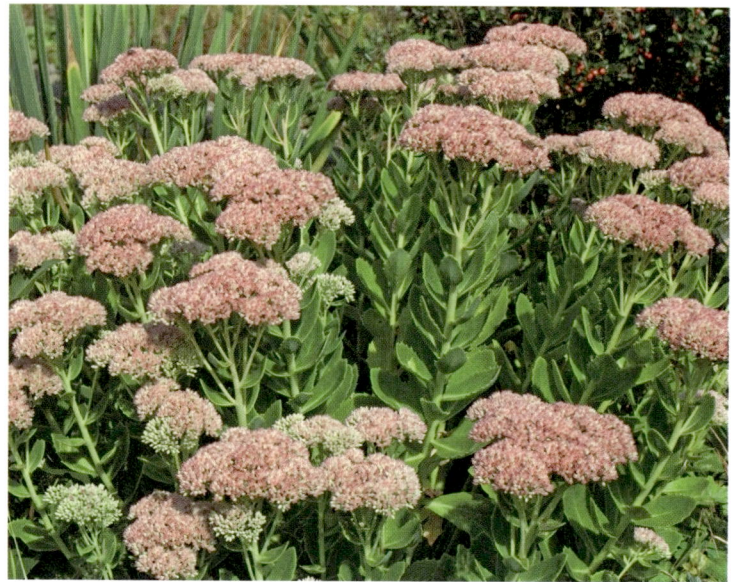

schiedlich und zum Teil außerordentlich schön aussehen, deswegen liebt man sie als Gartenpflanzen.

Hier bei uns ist die ursprünglich aus China stammende Hohe Fetthenne oder Prachtfetthenne die verbreitetste, Sedum spectabile. Es handelt sich bei dieser anspruchslosen Staude um einen Spätblüher, sie sieht mit den »Trugdolden« ihrer roten Blüten als Teil von bunten Herbststräußen außerordentlich attraktiv aus.

Anwendungen

Es gibt zur inneren Anwendung Aloe-vera-Saft sowie -Kapseln und -Tabletten. Frische Blätter, entweder von einer eigenen Pflanze oder per Versand ins Haus geschickt (Haltbarkeit im Kühlschrank: mehrere Wochen), können äußerlich und innerlich genutzt werden. Wichtig ist, dass nur das Gel innerhalb des Blattes genommen wird, nicht die bittere Blattrinde. Das bedeutet, man muss großzügig schälen.

Weiterhin gibt es zubereitetes Aloe-vera-Gel in der Tube. Das sollte nur wenige Zusatzstoffe enthalten, also möglichst »rein« sein. Und dann kann man noch Cremes, Lotionen, Deodorants und Zahnpasten mit Aloe-vera-Gel kaufen. Am besten lässt man sich im Reformhaus, Naturkostladen oder in der Apotheke beraten.

Aloe-vera-Saft schmeckt nicht allen gleich gut. Man kann ihn aber in Obst- und Gemüsesäfte, auch in Joghurt, Müsli und Ähnliches hineinmixen, so wird der Geschmack übertüncht. Eine empfohlene Menge sind der Gegenwert von 2 Esslöffeln Saft drei- bis viermal täglich, zum Beispiel um das Immunsystem zu stärken, um dem Körper bei einer Schlankheitsdiät wichtige Nährstoffe zuzuführen, um die

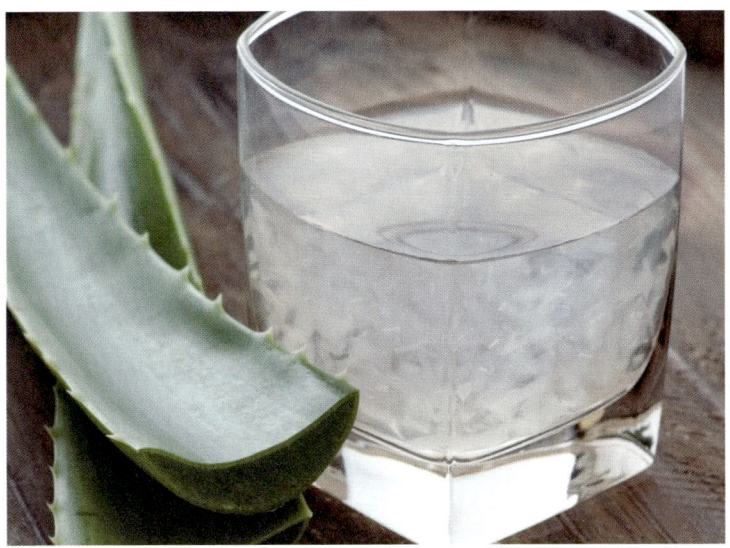

Verdauung zu regulieren und/oder die Produktion von »Gelenkschmiere« anzuregen. In letzterem Fall sollte man zusätzlich die geplagten Gelenke regelmäßig mit Aloe-vera-Gel bestreichen.

Bei Halsschmerzen, Mundgeruch, Entzündungen im Mund kann zur Linderung und Heilung mit verdünntem Aloe-vera-Saft gegurgelt werden.

Wie schon weiter oben erwähnt wurde, hilft das Auftragen von Aloe-vera-Gel gegen die Schmerzen nach Insektenstichen und Sportverletzungen, gegen Schuppenflechte, Akne, raue Haut, Sonnenbrand und andere Verbrennungen. Um Blasen beim Wandern vorzubeugen, kann man die Füße mit dem Gel einreiben. Sind Blasen entstanden, sollte man sie reinigen, desinfizieren und mit dem Gel betupfen.

Stillenden Müttern wird das regelmäßige Betupfen ihrer Brustwarzen mit Aloe-vera-Gel empfohlen, um Entzündungen vorzubeugen oder diese zu behandeln. Das Einreiben des ganzen Körpers mit dem Gel kann gegen Schwangerschaftsstreifen und Cellulite vorbeugen.

Zum Abschluss dieses Kapitels noch ein Rezept für ein wohlschmeckendes Getränk mit Aloe-vera-Saft:

Aloe-vera-Drink, pikant

3 Tomaten
2 Aprikosen oder 1 kleiner Pfirsich oder
1 Handvoll Beeren
25 Milliliter Aloe-vera-Pflanzensaft oder
1 Stück Aloe-vera-»Filet«
Eventuell etwas Mineralwasser
Naturreines Steinsalz
Frisch gemahlener Pfeffer
Etwas frisch gepresster Zitronensaft

Tomaten und Steinfrüchte waschen und in grobe Stücke schneiden. Wenn Sie Beeren verwenden, einfach nur im Sieb unter fließendem Wasser vorsichtig abspülen und abtropfen lassen. Mit einem Mixstab pürieren oder in den Entsafter geben. Mit dem Aloe-vera-Saft verrühren, nach Belieben mit Mineralwasser, Salz, Pfeffer und Zitronensaft abschmecken. Das Ganze darf auch als alkoholfreier Cocktail auf Eis und mit frischen Kräutern und/oder essbaren Blüten serviert werden.

Arnika

Lateinischer Name: Arnica montana. *Arnica* geht vermutlich auf das Wort *arnich* zurück, dessen Herkunft unbekannt ist. *Montana* stammt vom lateinischen *mons* (»Berg«) und verweist auf den überwiegenden Standort: Arnika blüht vor allem in Höhenlagen.

Was ist es? Ein einjähriges oder mehrjähriges Korbblütlergewächs (Asteraceae). Arnika wird 30 bis 60 Zentimeter hoch, hat einen behaarten Stängel und ein gelbes Blütenkörbchen mit einem etwas unordentlichen, intensiv gelben Kranz von Blütenblättern. Am Stängel unterhalb der Blüte wachsen zwei »Nebenblüten«.

Wächst gern: wie gesagt vor allem in bergigen Landschaf-

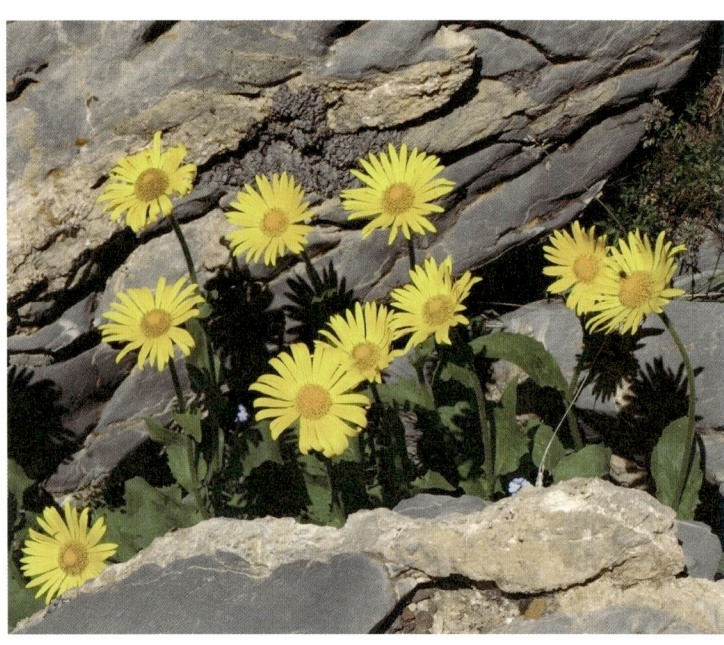

ten, auch hier bei uns im deutschsprachigen Raum, und zwar bis auf erstaunliche 2800 Meter Höhe. Arnika blüht von Juni bis August. Sie wurde schon so lange und so gern medizinisch verwendet und daher extrem viel gesammelt, dass man sie unter Naturschutz stellen musste. Kontrollierte Wildsammlungen gibt es vor allem in den Vogesen, in Spanien und in den Balkanländern. Es wurde auch eine Sorte gezüchtet, die auf dem Feld und im Garten wächst. Außerdem hat man die in Nordamerika heimische Arnica chamissonis* eingeführt. Auf Deutsch heißt diese Pflanze »Wiesenarnika«.

Was verwendet man? Der Wurzelstock, die Laubblätter, die Blütenkörbchen. Man erntet sie, wenn sie voll entfaltet sind, trocknet sie schonend und bewahrt sie vor Feuchtigkeit geschützt an einem kühlen Ort auf. Enthalten sind vor allem ätherisches Öl, Flavonoide, Cumarine, Bitterstoffe und Kieselsäure. Die Inhaltsstoffe von Arnica montana und Arnica chamissonis ähneln sich sehr, die Heilwirkungen sind praktisch identisch.

Heilende Wirkung: schmerzstillend, entzündungshemmend, abschwellend, resorptionsfördernd bei Hämatomen, narbenbildend, keimtötend, fiebersenkend, schleimlösend, gefäßerweiternd und -festigend. In ihrem Buch *Wickel und Kompressen* schreiben Vreni Brumm und Madeleine Ducommun-Capponi: »Im Mittelalter galt Arnika als Allheilmittel und wurde auch eingenommen gegen Menstruationsbeschwerden, Erschöpfung, Gicht und Herzbeschwerden.« Goethe habe Arnika gegen seine Herzschmerzen verwendet. Heute empfehlen die Autorinnen die Pflanze vor allem zur äußeren Anwendung gegen Verletzungen mit intakter Haut

---

* *Chamissonis* ist der latinisierte Genitiv von »Chamisso«. Adelbert von Chamisso (1781–1838) war ein Naturforscher und Dichter.

wie Prellungen, Verstauchungen, Zerrungen, Quetschungen, Schwellungen der Gelenke, Entzündungen wie Schleimbeutelentzündungen und »Tennisarm«, Blutergüsse sowie Sportverletzungen.

Auch zur Schmerzlinderung nach Insektenstichen und bei entzündlichen Hämorrhoiden, bei Venenentzündungen und Furunkulose kann man Arnikazubereitungen auftragen. Bei Entzündungen im Mund und Rachen sind Spülungen und das Gurgeln mit Arnikatee (Rezept am Ende dieses Kapitels) oder verdünnter Arnikatinktur sehr wohltuend, denn das regt die Durchblutung an und steigert so die Abwehrbereitschaft der Schleimhäute. Die Flüssigkeit soll aber nicht geschluckt werden!

Auch Verbrennungen und Sonnenbrände werden mit Hilfe der Tinktur gelindert.

Das Homöopathikum Arnica montana, hergestellt aus den Wurzelstöcken, ist sehr beliebt und wird nach körperlichen und seelischen Traumata gegeben beziehungsweise eingenommen, vor allem in den Potenzen D4 und D6: nach Unfällen, Verletzungen jeder Art, Schlaganfällen, Operationen (auch vorbeugend), als Herz-Kreislauf- und Kräftigungsmittel sowie gegen Gicht. Von dem Homöopathikum einmal abgesehen, sollte man Arnika wie gesagt nicht einnehmen, denn es kann dabei zu Vergiftungen kommen.

Neben der eigentlichen Tinktur gibt es auch eine homöopathische Urtinktur, die aus dem getrockneten Wurzelstock hergestellt wird. Die beliebte Traumeel-Salbe enthält homöopathisch aufbereitete Arnika.

Gut zu wissen

- Arnika darf man nicht bei einer Allergie gegen Korbblütler verwenden.
- In der Schwangerschaft sollte man ihren Gebrauch vermeiden.
- Eine häufige äußere Anwendung kann zu Hautausschlag führen.
- Abgesehen vom Homöopathikum darf man Arnika nicht einnehmen.

Porträt

Auf spätmittelalterlichen Tafelbildern wächst manchmal nahe der Madonna Arnika, was auf die Assoziation der Pflanze mit der weiblichen göttlichen Energie verweist. Volksnamen lauten Engelkraut, Kraftrose, Feuerblume, Mönchskappe, Johannisblume, Donnerblume, Wundkraut, Gemsblume, Stich- und Fallkraut, Kraftwurz und Bergwohlverleih. Goethe griff wie erwähnt wegen seiner Herzbeschwerden gern zur Arnika und schrieb: »Ihr mögt wohl beachten, dass diese herrliche Pflanze den freien Höhen des Urgesteins angehört, dass sie an den Stufen von Götterthronen steht.«

In seinem Buch *Energetisierte Heilpflanzen* bemerkt der renommierte Schweizer Heilpraktiker Bruno Vonarburg, dem Namen »Arnika« hafte etwas Beruhigendes und Zuverlässiges an: »Die Pflanze trägt das unermessliche Wesen der Kraft des Heilens in sich. Ihre Blüten duften nach heilsamer Medizin und nach der erfrischenden Kühle des Bergwindes – aromatisch, stärkend und aufrichtend zugleich.« Sie liebe die Höhe und die intensive Bestrahlung der Bergsonne, die für ihre gewaltigen Kräfte verantwortlich sei.

Apropos Sonne: Vonarburg empfiehlt Arnika neben vielem anderen zur Schmerzlinderung von Sonnenbrand und weiteren Verbrennungen sowie zur Heilung der Haut.

Sebastian Kneipp (1821–1897) sagte, Arnika sei nicht mit Gold zu bezahlen. Er schrieb: »…ich halte sie für das erste Heilmittel bei Verwundungen und kann sie deshalb nicht genug empfehlen.« Hans Horst Fröhlich schreibt in seinem Buch *Der Naturgarten des Sebastian Kneipp*, für den Pfarrer sei Arnika die Heilpflanze schlechthin gewesen. In den Genuss eines besonderen Heilerfolges kam ein Opernsänger, der seine Stimme verloren hatte und von weit her zu Kneipp nach Bad Wörishofen gereist war. Dieser gab ihm den Rat, regelmäßig mit verdünnter Arnikatinktur zu gurgeln. Es wirkte, und der Sänger konnte seinen Beruf wieder ausüben.

Michael Straub (siehe das Kapitel »Besuch im Heilpflanzengarten«) verwendet Arnika, wann immer er sich verletzt hat. Er sagt, nach seiner Erfahrung und Beobachtung handele es sich um eine der beliebtesten, wirksamsten und am meisten verwendeten Heilpflanzen überhaupt.

Die britische Homöopathin Phyllis Speight schreibt in ihrem Büchlein *Arnika*, mehr als jedes andere Heilmittel habe diese Pflanze dazu beigetragen, die Homöopathie bekannt zu machen. Einer der Gründe hierfür liege darin, dass sie von Laien ohne ärztliche Anweisung und Aufsicht »im häuslichen Alltag eingesetzt« werden könne. Sie wundere sich immer wieder über die Vielseitigkeit und sehe sie als Allheilmittel an. »Wenn Arnika … in jedem Haushalt in der ganzen Welt eingeführt werden könnte, könnte man vielen Männern, Frauen und Kindern große Schmerzen ersparen.«

Aus ihrer jahrzehntelangen Praxis kennt sie rätselhafte Krankheitsfälle, zum Beispiel heftige, scheinbar grundlose Kopfschmerzen, denen in Wirklichkeit ein längst vergessener Unfall zugrunde liegt. Wenn hier mit Arnika behandelt werde, was die Verletzungsfolgen kuriere, verabschiedeten sich auch die anderen Beschwerden, oder sie ließen sich nun endlich therapieren.

Arnika solle bei allen Unfällen angewandt werden. Das helfe gegen die Verletzungen, häufig Prellungen. Zusätzlich wirke es gegen den erlittenen Schock. Die übliche Gabe von Schmerztabletten könne vermieden werden, oder es bräuchte nur geringe Dosen davon. Jeder profitiere, auch alte Menschen, kleine Kinder und Tiere, es gebe kein Anwendungsrisiko.

All dies bezieht sich auf homöopathische Globuli (Kügelchen). Phyllis Speight gibt aber auch einige wertvolle Tipps für die Anwendung der Tinktur. Gegen müde, schmerzende Füße empfiehlt sie, einen Teelöffel voll Arnikatinktur einem warmen Fußbad hinzuzufügen. Ein Esslöffel voll Tinktur in einem Vollbad entkrampft erschöpfte und schmerzende Muskeln. Allerdings sollen Schnittwunden, Schürfwunden und offene Wunden nicht mit der Tinktur in Berührung kommen. Feuchtkühle Umschläge bei entzündlichen Hämorrhoiden und akuten Gelenkentzündungen – 1 Esslöffel voll Tinktur auf ½ Liter Wasser – seien ein guter Tipp. Und noch eine ganz besonders heiße Empfehlung von ihr: Bei einem verletzten Fuß solle man auf keinen Fall aufzutreten versuchen. Denn wahrscheinlich sei »das Puzzle kleiner und kleinster Knochen im Fußgewölbe in Unordnung geraten«. Durch das Auftreten könnten die verschobenen Knochen Nerven einklemmen und dadurch schmerzhafte Entzündungen und Schwellungen am Fuß verursachen. Stattdessen sollten die »durcheinandergeratenen Puzzlespielteile« so lange vorsichtig geschüttelt werden, bis sie wieder da liegen, wo sie hingehören. »Beugen Sie Ihr Knie, halten Sie sich irgendwo fest und rollen Sie Ihren Fuß, die Zehen immer auf dem Fußboden, vor und zurück, nach rechts und nach links, bis die einzelnen Fußknochen wieder in der richtigen Position sind. Arnika erledigt dann das Übrige.« Das heißt ein Fußbad mit dem Zusatz von Arnikatinktur und/oder das Einnehmen von Arnika in Form von Globuli.

Die Münchner Heilpraktikerin Margret Madejsky versieht in ihrem Buch *Lexikon der Frauenkräuter* das entsprechende Kapitel mit folgender Überschrift: »Arnika – Erste Hilfe bei Geburtsblutungen«. Damit ist schon Wichtiges gesagt. Hebammen geben der frischgebackenen Mutter entsprechende Globuli direkt nach der Geburt, manchmal sogar dem Neugeborenen.

Bei Entzündungen am Scheideneingang und im Dammbereich empfiehlt Margret Madejsky Behandlungen mit Arnikagel, -salbe oder Umschlägen. Nach sexuellem Missbrauch könne die Gabe von Globuli sogar das seelische Trauma abmildern.

Sie schreibt: »Die beiden Nebenblüten [am Stiel unterhalb der Blüte], die ein wenig an erhobene Arme erinnern, verleihen der blühenden Arnika ein gestaltenhaftes Aussehen, was in der Signaturenlehre stets als Zeichen dafür gesehen wurde, dass es sich um eine Arznei für den ganzen Menschen, also einen Vielheiler, eine Panazee handelt.«

Anwendungen

Es gibt neben den getrockneten Blüten sowie den Globuli, die man in der Apotheke kaufen kann, eine große Zahl von Arnikaprodukten, zum Beispiel »Einreibung«, Öl, Balsam, Spray, Schmerzfluid, Haar- und Körpershampoo, Creme, Gelee, Salbe, Tinktur (zum Beispiel Weleda Arnika-Essenz). Die homöopathische Salbe empfiehlt sich zur Venenpflege, zur Behandlung von Blutergüssen, Zerrungen, Prellungen, Sportverletzungen und so weiter.

Alle Produkte werden nach Anweisung des Arztes, Heilpraktikers, Apothekers beziehungsweise nach Gebrauchsanweisung dosiert und gebraucht.

Arnikatee

Dieser Tee soll nicht getrunken, sondern nur zum Spülen und Gurgeln verwendet, dabei nicht geschluckt werden. Auch kann man damit Umschläge und Kompressen tränken. Oder man kann eine größere als die hier angegebene Menge in eine mit heißem Wasser gefüllte Badewanne geben und darin ein schmerzlinderndes, die Heilung förderndes Vollbad nehmen (aber nicht, wenn offene Wunden vorhanden sind!).

1 bis 2 Teelöffel getrocknete Arnikablüten
¼ Liter kochendes Wasser

Die Blüten mit dem kochenden Wasser übergießen, zugedeckt 10 Minuten lang ziehen lassen, dann abseihen. Für Umschläge kann der Tee nochmals 1:1 verdünnt werden. Man kann mit dem (verdünnten) Tee auch eine Lehmkompresse anrühren. Das entsprechende Rezept finden Sie unter »Anwendungen« im Kapitel über Heilerde.

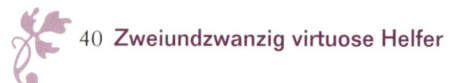

Arnika-Pulswickel

»Pulswickel«, das liest sich zuerst vielleicht ein bisschen altmodisch. Dabei ist diese Heilanwendung aber durchaus zeitgemäß, einfach durchzuführen und ausgesprochen effektiv. Die Wickel können an den Hand- und/oder Fußgelenken angebracht werden und unterstützen die Wärmeregulation im Körper, zum Beispiel bei einer beginnenden Erkältung oder bei chronisch kalten Füßen und/oder Händen. Zudem lindern sie rheumatische Gelenk- und Muskelbeschwerden. Speziell Handpulswickel stärken den Kreislauf.

Für kleine Kinder sollen die Wickel mit einigen Spritzern Zitronensaft zubereitet werden. Erst ab einem Alter von zwei Jahren dürfen Kinder Pulswickel mit Arnikatinktur bekommen (Beschreibung aus *Wickel und Kompressen*):

Arnikatinktur
Esslöffel
Schüssel
Warmes oder temperiertes Wasser
Pro Pulsstelle 2 Innentücher, zum Beispiel Waschlappen und
2 Außentücher, zum Beispiel kleine Gästehandtücher
Klebestreifen

Nach Anleitung eine Lösung zubereiten. (Bei der Weleda-Essenz soll man 1 Esslöffel auf ¼ Liter Wasser geben.) Das Wasser so temperieren, dass es sich angenehm anfühlt. Die Baumwollwaschlappen mehrmals der Länge nach falten. Mit der Lösung übergießen und auswringen. Gut um das entsprechende Gelenk wickeln und sofort mit einem anderen Tuch bedecken, mit Klebestreifen fixieren.

Die Wickel so lange belassen wie gewünscht. Ein- bis höchstens dreimal hintereinander durchführen.

Hanf

Lateinischer Name: Cannabis sativa. *Cannabis* ist das lateinische Wort für »Hanf« (griechisch *kánnabis*), es stammt vielleicht aus einer skythischen, thrakischen, sumerischen oder armenischen Quelle. *Sativus* heißt im Lateinischen »gesät« oder »angepflanzt«, was bedeutet, dass es sich um eine alte Kulturpflanze handelt. Sie stammt entweder aus Mitteleuropa oder aus Zentralasien und hat sich als Begleiterin des Menschen schon in der Neusteinzeit stark verbreitet. Heute ist Hanf als Wildpflanze nicht mehr bekannt, hier und da kann man ihn aber in verwilderter Form antreffen.

Was ist es? Cannabis, so lautet der lateinische Gattungsname für die Hanfpflanze, die zur Ordnung der brennesselartigen Gewächse gehört. Zusammen mit der Gattung Humulus (Hopfen) gehört Cannabis (Hanf) zur Familie der Cannabidaceae (Cannabisartigen). Cannabis ist zweihäusig,

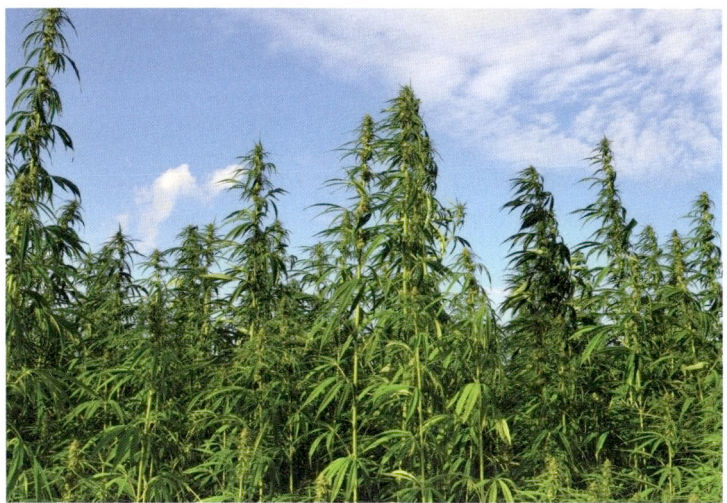

getrenntgeschlechtig und hat typische, handförmig zusammengefügte Blätter – allgemein bekannt durch viele bildliche Darstellungen.

Beim Wort »Cannabis« handelt es sich außerdem um die Sammelbezeichnung für verschiedene Drogen, die aus Hanf hergestellt werden.

Aus den Stängeln bestimmter Arten, die gelegentlich als »Faserhanf« bezeichnet werden, gewinnt man Fasern für die Industrie und für Textilien. Aus anderen Arten werden Marihuana (getrocknete Blüten und Blätter) und Haschisch (Harz) gewonnen. Aus den Samen presst man ein außerordentlich wertvolles und schmackhaftes Speiseöl. Es hat einen Anteil von bis zu 90 Prozent an lebenswichtigen, mehrfach ungesättigten Fettsäuren. Diese Eigenschaften sind gerade für das Immun- und das Herz-Kreislauf-System wichtig. Es ist die selten vorkommende Gamma-Linolensäure enthalten, die unter anderem gegen chronische Hautkrankheiten wirkt. Das Verhältnis von Omega-6- zu Omega-3-Fettsäuren ist ideal. Die wertvollen Inhaltsstoffe vertragen keine hohen Temperaturen, das Öl eignet sich daher nicht zum Braten, es darf aber in zubereitete heiße Speisen eingerührt werden. Die Samen selbst sind ebenfalls in der Küche verwendbar. Aus botanischer Sicht handelt es sich bei ihnen um Nüsse. Der Geschmack geht in eine ähnliche Richtung wie der von Nüssen, die Verträglichkeit ist optimal, denn es sind keine Allergene enthalten. So bietet die Verwendung von Hanfsamen Menschen, die an einer Nussallergie leiden, eine hervorragende Alternative.

Wächst gern: Durch viele Züchtungen hat sich die Pflanze an die unterschiedlichsten Klimazonen angepasst und wird heute so gut wie überall angebaut. Sie braucht viel Licht und muss regelmäßig gegossen werden. Normalerweise ist sie einjährig. Die Bestäubung erfolgt durch den Wind.

Was verwendet man? Die weiblichen Pflanzen enthalten mehr Tetrahydrocannabinol (THC), das für die meisten arzneilichen Wirkungen verantwortlich ist, als die männlichen; die Blüten enthalten mehr THC als die Blätter. So hegt man besonders die weiblichen Pflanzen. Man verwendet die Blüten, die Harzdrüsen, das Harz, die Samen beziehungsweise das Öl aus den Samen sowie die Blätter. Außerdem das sogenannte rote Hanföl, das durch Extraktion der weiblichen Blütenstände und das anschließende Abdampfen des Lösungsmittels erzeugt wird. Die Stängel werden wie gesagt zur Herstellung von Seilen, Kleidung und so weiter verarbeitet. So handelt es sich beim Hanf um ein außerordentlich vielseitig verwendbares Gewächs.

Das Harz (Haschisch) wird häufig zu Platten gepresst. Marihuana, das Kraut, besteht aus getrockneten Blüten und Blättern. Es wird getrocknet und fermentiert. Genau dies ist auch die Vorgehensweise, wie man aus grünem Tee schwarzen entstehen lässt.

Der Nutzhanf, der seit 1996 auch in Deutschland wieder von Landwirten angebaut werden darf, enthält praktisch kein THC mehr.

Heilende Wirkung: Cannabis (Haschisch oder Marihuana) zu rauchen, zu essen oder zu trinken (als Tee, Tinktur oder Ähnliches) ist bei uns verboten beziehungsweise nur auf Verschreibung respektive unter ärztlicher Kontrolle erlaubt. Medikamente, die THC aus der Pflanze oder synthetisch hergestellt enthalten, dürfen ebenfalls vom Arzt verschrieben werden. Sie wirken gegen Übelkeit und Erbrechen, zum Beispiel im Zusammenhang mit Krebs-Chemotherapien und bei Aids, außerdem gegen Schmerzen, Angst und Depressionen. All dies kann für schwer Erkrankte und Sterbende (in der Palliativmedizin) einen Segen bedeuten.

Gegen Magersucht sollen diese Medikamente ebenfalls sehr gut wirken. Schon im alten Ägypten und bis heute wurde und wird Cannabis zur Behandlung von Grünem Star beziehungsweise dem Glaukom verwendet.

In seinem Buch *Hanf als Medizin* führt der Arzt und Experte Dr. Franjo Grotenhermen folgende weitere Krankheiten auf, die durch Cannabisprodukte gelindert oder geheilt werden können: verwirrtes Verhalten bei Alzheimer-Krankheit, Impotenz, verringerte Libido, Schlafstörungen, Abhängigkeit von Alkohol, Opiaten und Schlafmitteln, neurologische Erkrankungen wie multiple Sklerose, Spastik, Zittern, Epilepsie, Magen-Darm-Erkrankungen wie Magengeschwüre und Sodbrennen, Durchfall, Reizdarm, Allergien und Asthma.

Es gibt auch bei Erkrankungen wie Ohrgeräuschen, Osteoporose und chronischem Schluckauf Berichte über wesentliche Verbesserungen durch die Einnahme von Cannabisprodukten.

Die Pflanze ist ein beliebter Zusatz zu alkoholischen Getränken, zum Beispiel zu Bier, Wein, Schnaps. Mit Cannabis versetzter Zuckerrohrschnaps wird in Südamerika innerlich und äußerlich zur Linderung von Skorpion- und Tarantelbissen verwendet.

Das Homöopathikum Cannabis sativa verschreibt der Arzt gegen Erkrankungen der Atemorgane und der Harnwege beziehungsweise gegen Geschlechtskrankheiten.

Ganz und gar legal ist die Verwendung von Öl aus Hanfsamen, denn der THC-Gehalt geht gegen null. Es enthält viele essenzielle Fettsäuren, die dem menschlichen Körper über die Ernährung zugeführt werden müssen. Daher empfiehlt es sich zum regelmäßigen Verzehr. Eine tägliche Einnahme von etwa 5 Teelöffeln hilft gegen das prämenstruelle Syndrom, Herz-Kreislauf-Erkrankungen, Erschöpfungszustände, rheumatoide Arthritis, andere Entzündungen sowie Neurodermitis. (Es braucht nicht »eingenommen« zu werden, sondern man kann es ganz normal in der Küche verwenden. Allerdings soll es nicht erhitzt werden.) Zur Linderung der zuletzt genannten Leiden kann das Öl zusätzlich äußerlich verwendet, also in die Haut einmassiert werden. Ohnehin eignet es sich zur Körperpflege und ist Bestandteil von Körperpflegeprodukten, denn es zögert den Hautalterungsprozess hinaus. (Bitte beachten Sie auch die Informationen im Kapitel über Leinöl.)

Porträt

Hanf ist eine »Pflanze der Götter«, ein attraktives, saftig grünes Gewächs mit ganz erstaunlichen therapeutischen Wirkungen in den unterschiedlichsten körperlichen und seelischen Bereichen: Hanföl findet seit Jahrtausenden als Heilmittel Verwendung, ebenso drogenhaltige Cannabisprodukte. Außerdem gehört die Pflanze zu den vielseitigsten Rohstoffen. Aus den Fasern wurden und werden Seile, Fischernetze, haltbare, durch häufiges Tragen und Waschen immer schöner werdende Textilien hergestellt. Die legendären Jeans von Levi Strauss wurden anfangs aus hundertprozentigem Hanfstoff gefertigt, deswegen waren sie so haltbar. Nicht nur wegen der Nieten, die das Einreißen der Taschen verhinderten, damals, Mitte des 19. Jahrhunderts, etwas ganz Neues. (Vielleicht erinnern sich noch manche Leser an den Begriff »Nietenhosen« für »Bluejeans«.)

Levi Strauss stammte aus der Nähe von Bamberg, wanderte Mitte des 19. Jahrhunderts nach New York aus und stieg dort in den Tuchhandel seiner älteren Halbbrüder ein. Als an der amerikanischen Westküste der Goldrausch ausbrach und eine enorme Nachfrage nach haltbaren Männerhosen aufkam, in denen zudem noch Werkzeug Platz hatte, ging Strauss nach San Francisco. Seine Erfindung wurde zum viel kopierten Welterfolg, der bis heute anhält. Der Hauptsitz der Firma befindet sich nach wie vor in San Francisco.

Die Faser vom Hanf widersteht Salzwasser wesentlich besser als Baumwolle. Daher haben Fischer und Seeleute eine spezielle Vorliebe für sie. Sie eignet sich besonders für Netze und Segel. Baumwollsegel können sich bei Regen so vollsaugen, dass die Masten zu brechen drohen. Hanfsegel hingegen nehmen wesentlich weniger Wasser auf und sind daher viel, viel sicherer. Hanffelder lagen häufig in der Nähe von Häfen.

Wenn man sagte, jemand habe »eine Hanfkrawatte getragen«, so bedeutete das, er beendete sein Leben am Galgen. Auch für diesen Zweck erwies sich das Material also als höchst geeignet. Bestimmte Waffen wie Langbogen wurden wegen der hervorragenden Flexibilität und Haltbarkeit mit Hanf bespannt. Zusammen mit Flachs war er lange Zeit die wichtigste Faserpflanze Europas.

Auch Papier wurde aus ihm gemacht, zuerst in China. Gutenberg druckte im Jahr 1455 seine erste Bibel auf Hanfpapier.

Dämmstoff, Baustoff, die Basis für Farben, Lacke und Waschmittel… für all dies wurde und wird Cannabis als wesentlicher Bestandteil eingesetzt. Dabei ist er im Anbau schädlingsresistent, umweltverträglich und hat eine niedrige Energiebilanz – er ist auch von daher eine »grüne« Pflanze.

Seit Anfang der neunziger Jahre hat der Anbau von Hanf in Europa wieder kontinuierlich zugenommen. Die Nachfrage wird aber noch bei weitem nicht erfüllt.

In vielen Kulturen, zum Beispiel innerhalb der tantrischen Religion in Indien und in der arabischen Welt, gilt Cannabis als Aphrodisiakum. Auch zur Linderung der Wehenschmerzen und zur Geburtsunterstützung wurde und wird er verwendet.

Offenbar wird die Pflanze seit Tausenden von Jahren in Asien kultiviert. Sie gelangte noch vor Beginn der christlichen Zeitrechnung nach Afrika, nach Europa und schließlich im 15., 16. und 17. Jahrhundert nach Amerika. Columbus selbst schenkte Ende des 15. Jahrhunderts während seiner berühmten Entdeckungsreise den Indianern Hanfsamen und Kleidung aus den Fasern. Später brachten afrikanische Sklaven weiteres Saatgut nach Amerika mit.

George Washington (1732–1799), der erste amerikanische Präsident, baute Hanf an, er hatte damit keinerlei Berührungsängste. Die amerikanische Unabhängigkeitserklärung von 1776 wurde auf Hanfpapier gedruckt.

Allererste Zeugnisse über Hanf stammen aus China und sind über 10 000 Jahre alt. Die medizinische Verwendung wird fast 3000 Jahre vor Christus in einem klassischen Arzneimittelbuch ebenfalls aus China erwähnt. Unter anderem gab man Hanf gegen Schmerzen, Malaria und Frauenkrankheiten. Später nutzten ihn die Chinesen als Betäubungsmittel bei Operationen.

In der ayurvedischen Medizin gehört Hanf zu den wichtigsten Heilpflanzen und wird vor allem als Stärkungs- und Schmerzmittel, gegen Krämpfe, Frauenleiden und Erkrankungen der Atemwege empfohlen.

In seiner *Enzyklopädie der psychoaktiven Pflanzen* schreibt der Ethnopharmakologe Dr. Christian Rätsch, er vermute, dass Cannabis schon in der Neusteinzeit schamanisch genutzt wurde, also zum Erlangen von außergewöhnlichen Bewusstseinszuständen und für Heilungen. Auf jeden Fall aber hätten ihn die Schamanen im alten China gekannt. Wobei man nicht wisse, ob er gegessen, getrunken oder in Form von Rauch aufgenommen wurde.

Auch die alten Ägypter hätten ihn genutzt. »Haschisch«, so schreibt Rätsch, »hat bis heute in Ägypten eine rituelle Bedeutung als sozial integratives Element bei gesellschaftlichen Anlässen behalten. Nach dem Essen, bei Konzerten und Tanzvorführungen wird gemeinsam aus der Wasserpfeife geraucht.«

In der mittelalterlichen Gesellschaft des Islam hätte Cannabis in erster Linie eine Rolle als heilige Pflanze zur Unterstützung der Meditation gespielt. Bei den Germanen war er der Liebesgöttin Freia heilig.

Rätsch nennt 204 (!) unterschiedliche deutsche und internationale Volksnamen für Hanf. Darunter sind einige, die in Richtung »Pflanze der Götter« gehen, zum Beispiel Da Hola Herb, Green Goddess, Happy Smoke, Planta da Felicidade (portugiesisch: »Glückspflanze«), Santa Rosa (mexikanisch: »heilige Rose«).

Kuriose Namen tauchen ebenfalls auf, zum Beispiel Chrütli (schweizerdeutsch: »Kräutlein«), Starker Tobak, Opio do Pobre (portugiesisch: »Opium der Armen«), Knaster, Ma, Hasisi und Wacky Weed (englisch: »verrücktes Unkraut«). Kif, Pot, Marijuana, Hasch/Haschisch, Gras oder Grass sind bekannte Bezeichnungen.

Mitte des 19. Jahrhunderts fanden Cannabisprodukte unter anderem als Asthmamittel Eingang in die Arzneibücher der westlichen Medizin. Daraufhin wurden »Asthmazigaret-

ten« sehr beliebt, die Cannabis enthielten. THC in Kapselform wird auch heute noch gegen Asthma eingesetzt.*

Vor allem durch einen 1839 veröffentlichten Bericht des
irischen Arztes William B. O'Shaughnessy (1809–1890) gelangte Cannabis in die europäische Schulmedizin. Während
er in Indien stationiert war, wurde O'Shaughnessy mit in-
dischem Hanf (Cannabis indica) vertraut. Er sah sehr gute
Erfolge bei Patienten, die an rheumatischen Beschwerden,
Cholera und Tetanus litten.

In der ersten Hälfte des 20. Jahrhunderts verdrängten
dann moderne standardisierte Arzneimittel den Cannabis.
Außerdem gab es immer mehr rechtliche Einschränkungen,
weil es sich um ein Rauschmittel handelt. Dies und die feh-
lende Standardisierung sind die wichtigsten Gründe dafür,
dass Cannabis trotz seiner kraftvollen Eigenschaften in der
heutigen westlichen Medizin keine allzu große Rolle spielt.

Der wichtigste medizinisch wirksame Bestandteil THC
wurde 1964 isoliert. Dronabinol ist mit THC strukturiden-
tisch, wird aber synthetisch hergestellt. Es darf in Deutschland in Form des Präparats Marinol aus den USA importiert
oder wie gesagt als Rezepturarzneimittel verordnet werden.

Das Stichwort »Cannabis« ist mit einem leicht anrüchigen
Flair umgeben. Zum Beispiel wurde es bei allen Internet-
zugängen der großen, hervorragend ausgestatteten Münchner Stadtbibliothek gesperrt; das heißt, man erhält dort dazu
keinerlei Informationen aus dem Internet. Als Grund wird

---

* In seinem Buch *Hanf als Medizin* schreibt der Arzt Dr. Franjo Grotenhermen: »THC ist die Abkürzung für Tetrahydrocannabinol, wobei
meistens das in der Pflanze natürlich vorkommende (-)-trans-Isomer
des Delta-9-THC, das auch Dronabinol genannt wird, gemeint ist.«
Seit 1998 dürfe Dronabinol in Deutschland auf einem Betäubungs-
mittelrezept verschrieben werden.

angegeben: »Domain with drug contents«, was bedeutet, es geht um Drogen.

Professor Dr. Rudolf Brenneisen von der Universität Bern schreibt in seiner Empfehlung auf dem Umschlag von Grotenhermens Buch *Hanf als Medizin*, es sei eine Remedizinalisierung und Entstigmatisierung von Cannabisprodukten notwendig. Kranke sollten damit kritisch und korrekt umgehen, Fachleute sollten um das enorme therapeutische Potenzial von Cannabinoiden wissen.

Grotenhermen selbst schreibt, viele Patienten, die Cannabis verwenden, erlebten ihn als das beste Medikament, das sie je versucht haben, und es ist zudem weitgehend nebenwirkungsfrei. Zahlreiche Menschen, die an schweren Erkrankungen leiden, hätten damit endlich Linderung erfahren. Allerdings sei Cannabis kein Wundermittel, es gebe Patienten, denen es nicht hilft oder die an starken Nebenwirkungen leiden.

Auf jeden Fall gehört Hanf in dieses Buch über natürliche Universalheilmittel hinein. Hoffentlich setzt sich der Trend fort, dass, wie Grotenhermen schreibt, öffentliches Bewusstsein und die Haltung von Politik und Justiz sich positiv entwickeln – und dass Kranke, die ihn vertragen, durch die Heilkräfte des Hanfs Linderung oder sogar Heilung erfahren.

Anwendungen*

Hanfsamenöl

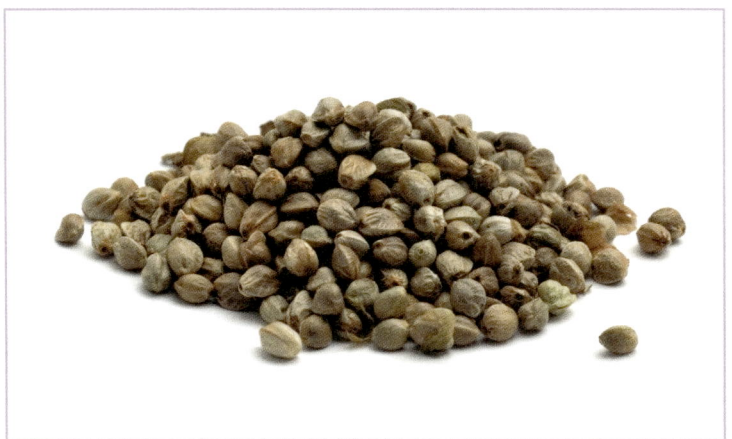

Wie erwähnt ist die Verwendung von Cannabisprodukten durch Laien in Deutschland verboten. So bezieht sich dieser Anwendungstipp auf das Hanfsamenöl, das nur minimale Mengen von THC enthält und daher legal ist. Man findet es im Naturkostgeschäft oder Reformhaus im Kühlregal, denn die enthaltenen gesundheitlich wirksamen ungesättigten Fettsäuren sind wärmeempfindlich, außerdem lichtempfindlich. Es soll daher möglichst im Kühlschrank aufbewahrt und zügig verbraucht werden (innerhalb von zwei Monaten). Zudem soll man es nicht erhitzen. Wie gesagt darf es warmen Mahlzeiten aber nach dem Kochvorgang hinzugefügt werden. 250 Milliliter kosten um die 10 Euro.

---

* Bitte beachten Sie auch die Rezepte im Kapitel über Leinöl/Leindotteröl. Die lassen sich ebenfalls ganz wunderbar mit Hanföl zubereiten. Und vielleicht lesen Sie den Text »Gut zu wissen« im selben Kapitel zum Thema Omega-3- und Omega-6-Fettsäuren.

Eine Einnahmedosis von etwa 5 Teelöffeln täglich kann die Symptome folgender Krankheiten deutlich lindern: prämenstruelles Syndrom, Herz-Kreislauf-Erkrankungen, rheumatoide Arthritis und andere Entzündungen, Neurodermitis.

Man kann das Öl äußerlich verwenden und in die Haut einmassieren. Auch für Kinder ist die innerliche und äußerliche Anwendung geeignet. Vorsicht allerdings bei heller Kleidung, denn das Öl hat eine dunkle Farbe und kann Flecken verursachen.

Es gibt kosmetische Produkte, die Hanföl enthalten und ausgesprochen angenehm sind, besonders bei trockener, rissiger und schuppiger Haut (siehe Adressen im Anhang).

Weil es sich um ein so wertvolles und noch dazu schmackhaftes Nahrungsmittel handelt, empfiehlt sich ein Verzehr von Hanföl auch nach Krankheiten und Operationen, bei Erschöpfung und Dauerstress.

Hanföl kann zur Zubereitung von allem verwendet werden, wofür man kaltes Pflanzenöl benötigt: Dressings, Soßen, Dips, würzig angemachte Käse wie Liptauer, »Obatzda«, pikanten Feta, Frischkäse, Schichtkäse, Quark. Man kann es frisch gepressten Gemüsesäften, Suppen, Gemüsegerichten beigeben, die dadurch enorm aufgewertet werden.

Dressing mit Hanfsamenöl

Eine gute Möglichkeit, mehrere Universalheilmittel miteinander zu kombinieren, ist dieses Salatdressing. Es lässt jeden Salat aus rohen und/oder gekochten Zutaten zu einer delikaten »Powerbombe« werden.

4 bis 5 Esslöffel Hanfsamenöl
3 bis 4 Esslöffel frisch gepresster Zitronensaft
1 Teelöffel flüssiger oder im warmen Wasserbad
verflüssigter Honig
1 Teelöffel frischer Rosmarin/frische Minze, gewaschen
und gehackt (ersetzbar durch frischen, geschälten, gehackten
Ingwer)
1 Knoblauchzehe, gehackt
Vollwertiges Salz
Frisch gemahlener Pfeffer

Bereiten Sie aus diesen Ingredienzen ein Dressing zu und vermischen Sie es mit dem vorbereiteten Salat. Oder füllen Sie es in ein Kännchen und lassen Sie sich jeden »Mitesser« daraus nach Geschmack bedienen.

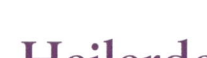

Heilerde

Lateinischer Name: wird nicht verwendet. »Erde« jedoch heißt auf Lateinisch *terra*, und zwar im Sinne von Erdboden als Stoff (wie hier gemeint), als Weltkörper und als Göttin der Erde. Der Göttinnenname lautet manchmal auch »Terra Magna«, das bedeutet »Große Erde«.

Was ist es? Gesteinsstaub aus eiszeitlichen Ablagerungen, der gereinigt wird und äußerlich wie innerlich angewandt werden kann. Erde, die nur äußerlich angewandt werden darf, zum Beispiel Moor oder Fango, heißt nicht »Heilerde«. Heilerde besteht je nach Sorte aus unterschiedlichen Anteilen, meist und vor allem aus Kieselsäure, Quarz, Feldspat,

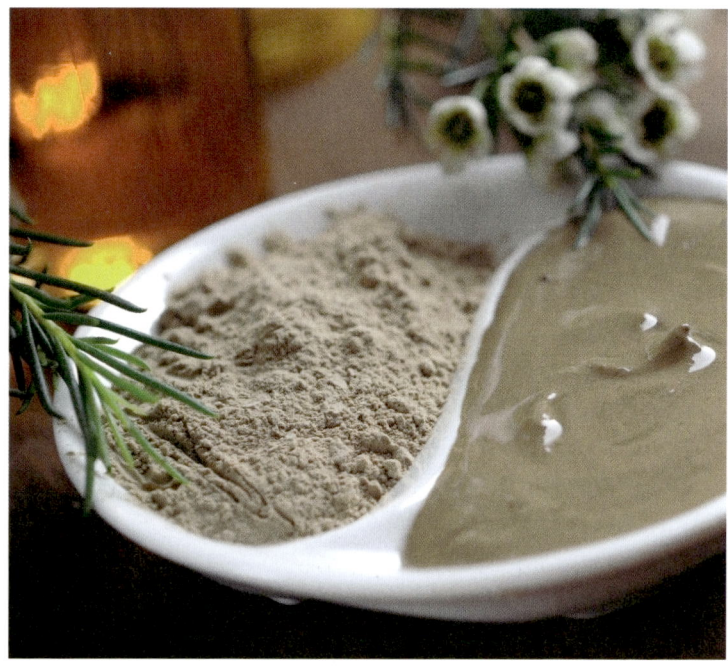

Kalkspat, Glimmer, Kalium, Kalzium, Eisen, Magne wertvollen Spurenelementen wie Zink, Kupfer, Se und anderen.

Was verwendet man? Die pulverisierte Erde, die innerlich so eingenommen wird: entweder mit Wasser vermischt vom Löffel oder in ein Getränk eingerührt oder in Kapselform mit Wasser. Äußerlich ebenfalls mit Wasser oder anderen Flüssigkeiten, zum Beispiel Kräutertee, angerührt.

Heilende Wirkung: Innerlich, also durch Einnehmen, führt Heilerde dem Körper die in ihr enthaltenen wertvollen Mineralien zu. Sie bindet Gifte, zum Beispiel im Darm. Auch bindet sie Krankheitserreger, sodass diese ausgeschieden und damit unschädlich gemacht werden, etwa solche, die für Durchfall verantwortlich sind. Sie neutralisiert Magensäure und überschüssige Gallensäuren. Daher hilft sie besonders gegen säurebedingte Magenbeschwerden, Sodbrennen und Übersäuerung, Gallenbeschwerden und eben Durchfall, kurioserweise auch gegen Verstopfung. Für eine Darmsanierung und um den gesamten Körper wieder in Schwung zu bringen, empfiehlt sich eine regelmäßige Einnahme über einen längeren Zeitraum. Man kann Heilerde außerdem gegen folgende Leiden einnehmen, die Wirksamkeit ist hervorragend: Allergien, Lebensmittelvergiftungen, Blähungen, erhöhte Cholesterinwerte, Haarausfall (!), Mundgeruch, rheumatische und Schwangerschaftsbeschwerden. Die Einnahme kann eine Diät gegen Übergewicht unterstützen, und sie kann das Immunsystem stärken.

Wird eine Paste aus Heilerde auf die Haut aufgetragen, kleinflächig (Pickel, Insektenstich) oder großflächig (Gesichtsmaske, Wickel), werden durch den Kältereiz die Muskelspannung gemindert und die Blutgefäße verengt. Das lindert Schmerzen und Entzündungen. Es entsteht eine leichte

Saugwirkung, die überflüssige Gewebsflüssigkeit nach außen ableitet. Dadurch werden auch innere Gewebe erwärmt, Kreislauf und Stoffwechsel werden angeregt. Durch die Saugwirkung gehen zusätzlich Stoffwechselgifte, abgestorbene Hautschuppen und Krankheitskeime in den Gesteinsstaub ein. Auf der anderen Seite gibt die Heilerde Mineralstoffe und Spurenelemente an die Haut ab. Das tut dem Bindegewebe gut, es fördert die Heilung und wirkt geruchsbindend, was bei Geschwüren ein besonders angenehmer und gewünschter Effekt ist.

So hilft äußerlich angewandter Löß gegen folgende Beschwerden: Akne und unreine Haut, juckende, schuppenbildende Kopfhaut, fettige Haare, Allergien, Abszesse, Ekzeme, Geschwüre, Wunden, Stiche, Entzündungen, Schuppenflechte, Windelausschlag, rheumatische Beschwerden, Prellungen, Quetschungen, Verstauchungen, Gelenkschmerzen, Hexenschuss, Krampfadern, Ödeme, Nerven- und Kopfschmerzen, Sonnenbrand und andere Verbrennungen.

Bei Halsschmerzen, Mundgeruch, Zahnschmerzen und Zahnfleischentzündungen kann mit Heilerde gegurgelt werden, die in warmes Wasser oder Kräutertee (Kamille, Salbei, Thymian und so weiter) eingerührt wurde: 1 Teelöffel voll Erde auf ein Glas Flüssigkeit dosieren, anschließend ausspucken.

Gut zu wissen

Möglicherweise kann Heilerde andere Medikamente aufnehmen und dadurch unwirksam machen. Das Gleiche gilt für besonders wertvolle Nahrungsmittel. Die enthaltenen Stoffe können von dem Löß absorbiert werden. Daher muss man zeitversetzt vorgehen; zwischen Medikamenteneinnahme, Essen, Einnahme von Heilerde sollte man immer eine gewisse Weile verstreichen lassen.

Porträt

Wieder einmal haben wir es uns von den Tieren abgeschaut. Genau wie zum Beispiel Hirsche und Bären Heilkräuter erkennen und gezielt verzehren, fressen Tiere auch Erde. Damit bekämpfen sie Parasitenbefall und Magen-Darm-Beschwerden. Das Baden und Sichwälzen im Schlamm hilft ihnen ebenfalls gegen Parasiten, hier nicht gegen solche im Körper, sondern auf der Haut, und es unterstützt und beschleunigt die Heilung von äußeren Wunden.

Bauern versorgten früher Verletzungen ihrer Tiere mit Heilerdeverbänden. Aber nicht nur in dieser Hinsicht, zur Heilung der Haustiere, haben wir Menschen uns etwas abgeschaut. Unsere Vorfahren vermuteten nämlich, dass das, was den Tieren guttut, bei uns Zweibeinern ähnlich Positives bewirken dürfte. Über Versuch und Irrtum fanden sie heraus, welche Arten von Erde sich wofür besonders eigneten. Nicht jede Erde ist nämlich auch eine heilende. Die frühen Menschen sahen Erde als Geschenk der Götter an, sie färbten und bemalten ihre Körper damit für besondere Rituale.

Eine ausgesprochen wertvolle und wirksame Angelegenheit war und ist der fette Löß, den regelmäßig jedes Jahr der Nil mit seinen Überschwemmungen ans Ufer brachte und bringt. Die alten Ägypter heilten damit ihre Wunden, Entzündungen und Schmerzen. Zusammen mit anderen Substanzen nutzten sie seine keimtötenden Eigenschaften zur Einbalsamierung ihrer Verstorbenen. Von Kleopatra ist überliefert, dass sie ihr Gesicht und ihren Körper mit Nilschlamm behandelte, um ihre naturgegebene Schönheit möglichst lange zu bewahren.

Was auf Uneingeweihte wie ein verrücktes Schwelgen in Dreck und Matsch wirken mag, ist tatsächlich ein Mittel zur Tiefenreinigung der Haut, das die äußere Haut verfeinert und zusätzlich das Bindegewebe strafft. Gründliches Abwaschen mit Wasser hinterher gehört selbstverständlich zur Prozedur dazu.

In den Hochkulturen Chinas, Babyloniens und Indiens wusste man viel über die Heilkraft verschiedener Erden, und man setzte dieses Wissen praktisch um.

Im Neuen Testament steht, dass Jesus einem Blinden das Augenlicht schenkte, indem er ihm einen Brei aus Erde auf die Augen strich.

Seit Homers Zeiten, im 9. Jahrhundert vor unserer Zeitrechnung, war die braunrote Erde von der Insel Lemnos, »Lemnische Erde«, sehr populär. Man rührte sie meist mit Wein an und setzte sie unter anderem gegen Vergiftungen und gegen Pest ein. Hildegard von Bingen bevorzugte allerdings die aus Frankreich stammende grüne Tonerde. Paracelsus stellte ebenfalls Arzneimittel mit Heilerde her.

Lange nahm man hier bei uns in Mitteleuropa Lemnische Erde, aber sie war teuer und nur unter Schwierigkeiten erhältlich. So suchte und fand man in Schlesien, Sachsen, Franken und Hessen geeigneten Löß. Er wurde in Rundstücke oder Täfelchen gepresst und mit einem Echtheitssiegel versehen, um seine Qualität zu garantieren. Daher kommt der immer wieder auftauchende Begriff »Siegelerde« oder »Terra sigillata«.

In der Volksheilkunde besaß Heilerde so lange einen hohen Stellenwert, bis sie im Zuge des Fortschritts in der Medizin und der Pharmazie in Vergessenheit geriet. Sebastian Kneipp grub sie dann im doppelten Sinne des Wortes wieder aus. Er verwendete sie vor allem äußerlich, und zwar wenn Umschläge kühlen und ausleiten sollten, beispielsweise bei schmerzenden Stichen von Bienen und Wespen. Er schrieb, »…dass manche Körperschäden und vielerlei Übel durch kein anderes Mittel so schnell und mit solcher Leichtigkeit geheilt werden können als mit Lehm«.

Ein Anhänger von Kneipp war Adolf Just (1859–1936). Er beschäftigte sich theoretisch und praktisch intensiv mit dem Einsatz von Lehm und suchte nach einer Erde, die sich auch für die innerliche Anwendung eignete. Am Ende fand er tatsächlich passende Lößvorkommen. Diesen Löß ließ er sehr fein vermahlen, in Öfen bis auf 130 Grad erhitzen und dadurch keimfrei machen. Der Begriff »Heilerde« stammt von Just. Dieser Begriff darf, das sei hier wiederholt, nur für äußerlich plus innerlich anwendbare Erde genutzt werden. Seine »Luvos-Heilerde« ist die einzige Erde, die in Deutschland eine Arzneizulassung besitzt. Man erhält sie in jeder Apotheke und Drogerie, ebenfalls im Reformhaus. Just sagte, diese Erde sei »das beste Heilmittel der Natur«.

Keine Arzneizulassung haben die grünen Erden vulkanischen Ursprungs, die vor allem aus Frankreich stammen und dort bis heute sehr populär sind. Zwar erhitzt man diese Erden nicht in Öfen, aber man pasteurisiert sie bei über

90 Grad und trocknet sie im intensiven Sonnenschein, zum Beispiel in der Provence. Sie gelten als Nahrungsergänzungsmittel und werden entsprechend vertrieben. Auch sie sind sehr empfehlenswert.

Nur in der Apotheke erhältlich ist ein außerordentlich effektives Darmtherapeutikum mit dem Namen »Colina«. Bei schwerem Durchfall, den auch die Einnahme von Heilerde und medizinischer Kohle nicht zu stoppen vermag, zeitigt diese Zubereitung erstaunlich schnelle und nachhaltige Erfolge. Sie besteht überwiegend aus Smektit, das ist ein extrem fein vermahlenes, natürliches Tonerdematerial, genauer gesagt ein Schichtsilikat. Fein vermahlen, da liegt der Knackpunkt für das hohe Bindungsvermögen von Heilerde. Weil sie aus puderartigem Staub besteht, bietet sie eine sehr, sehr große Oberfläche und wirkt wie ein Schwamm. Diese Fähigkeit besitzt nur Heilerde, andere Erden verfügen darüber entweder gar nicht oder nur in geringem Maße.

Seit etwa hundert Jahren werden Wirkungsweise und gesundheitlicher Nutzen von Heilerde wissenschaftlich untersucht. Namen, die damit im Zusammenhang stehen, sind der des Pastors und Heilkundigen Emanuel Felke (1856–1926), eines Schülers von Adolf Just, und der des Würzburger Arztes Dr. Julius Stumpf (1856–1932). Dieser beschäftigte sich vor allem mit der Eigenschaft des Lehms, Feuchtigkeit und bakterienhaltiges Wundsekret aufzunehmen, zu »sorbieren«. Er hatte sehr gute Erfolge mit der Behandlung von Cholera- und Diphtheriepatienten. Im Buch *Natürlich behandeln mit Heilerde* von Margot Hellmiß und Falk Scheithauer, aus dem viele Informationen für dieses Kapitel stammen, warnen die Autoren: »Die erfolgreiche Anwendung von Heilerde bei Diphtherie, Cholera, Ruhr etc. soll nicht dazu verleiten, bei solchen Erkrankungen auf eigene Faust eine Selbstbehandlung zu versuchen. In diesen Fällen ist unbedingt ein Arzt zu Rate zu ziehen.«

Neben dem Sorbieren ist die andere wesentliche Eigenschaft von Heilerde folgende: Sie gibt wichtige Spurenelemente und Mineralstoffe ab, die am Aufbau des menschlichen Körpers beteiligt sind. Kleine Mengen davon müssen regelmäßig zugeführt werden. So hilft also die Einnahme von Heilerde auch bei Mineralstoffmangel. Dieser Punkt ist sogar vielen Menschen nicht bekannt, die grundsätzlich um die segensreiche Wirkung von Heilerde bei Durchfall und Sodbrennen oder äußerlich bei Hautkrankheiten wissen.

Margot Hellmiß und Falk Scheithauer schreiben, eine regelmäßige Einnahme von Löß sei jedem zu empfehlen, besonders dann, wenn der Darm nicht optimal funktioniert. Die Einnahme bedeute nämlich eine Harmonisierung der Darmflora, eine Entgiftung, Entsäuerung, Entschlackung, Anregung des Stoffwechsels und Stärkung des Immunsystems. Eine Art Kur damit bedeute eine hervorragende vorbeugende Gesundheitspflege und Rundumerneuerung. »Darüber hinaus hat sich Heilerde als sanftes Mittel gegen Darminfektionen, Verstopfung, Durchfall, Magenbeschwerden, Sodbrennen, Lebensmittelvergiftungen und vieles andere mehr bewährt. Mit Heilerde kann man auch den Cholesterinspiegel günstig beeinflussen und eine Diät oder Fastenkur wirkungsvoll unterstützen.«

Im Zuge einer regelmäßigen Einnahme könne es sogar sein, dass sich Kopf-, Rücken-, Gelenkschmerzen, Allergien, Abgeschlagenheit und andere Beschwerden verabschieden, die manchmal auf eine unerkannte Überforderung des Darms zurückgehen.

»Eine Therapie mit Heilerde ist einfach in der Anwendung, preiswert, frei von Nebenwirkungen und überzeugend im Resultat. Heilerde ist ein Klassiker der Volksmedizin, dessen ganze Bandbreite noch viel zu wenig bekannt ist und dessen Neuentdeckung wirklich lohnt.«

Zum Schluss dieses Porträts noch einige Informationen zu »Ghassoul«, einer in arabischen Ländern sehr populären Erde, die allerdings nur zur äußeren Anwendung geeignet ist. Auf Deutsch nennt man sie auch »Lavaerde«, sie hat aber nichts mit Lava zu tun, dem flüssigen Gestein aus Vulkanen. Sondern genau wie das Wort »Lavendel« hängt es mit *lavare* zusammen, dem lateinischen Begriff für »waschen«. Denn die Fähigkeit von Lavaerde, Flüssigkeiten und andere Substanzen wie Schmutzpartikel, Hautfett und Krankheitskeime zu binden, macht sie zu einer wunderbaren Substanz zur Reinigung und Pflege von Haut, Kopfhaut und Haaren. Im Arabischen sagt man für waschen *ghasala*, daher leitet sich »Ghassoul« ab, gesprochen »Rhassoul«.

Die Gänge eines Berges nahe der marokkanischen Stadt Fes sind ein wichtiges Abbaugebiet von Ghassoul, der Name des Berges lautet »Djebel Rhassoul«.

In Naturkostläden und Reformhäusern sind eine ganze Reihe von Produkten wie Waschcremes, Gesichtspflegemitteln, Shampoos, Zahncremes mit Ghassoul beziehungsweise mit Heilerde erhältlich. Wobei es sich häufig bei Shampoo und Gesichtsreinigung um ein und dasselbe Produkt handelt, was aber Absicht ist.

Anwendungen

Im Oktober 2011 bot das zauberhafte Münchner Jugendstil-Hallenbad »Müllersches Volksbad« eine Veranstaltung mit dem Titel »Rasul-Mitternachtstraum« an, und zwar in der Zeit von 22.00 bis 1.00 Uhr. Die Beschreibung lautete so: »Freuen Sie sich auf eine natürliche und feuchtigkeitsspendende Ganzkörperpflege. Wir reichen Ihnen einen einzigartigen Heilschlamm, der auf uralten Rezepten basiert. Er wird auf den vorgewärmten Körper aufgetragen und trocknet dort langsam. Nach dem anschließenden Dampfbad massieren Sie Ihre Haut leicht. Die cremig gewordene Heilerde wirkt zusammen mit grobkörnigem Salz wie ein angenehmes Peeling…«

Heilerde innerlich

Heilerde innerlich anzuwenden ist ganz einfach. Geben Sie etwas davon auf einen Teelöffel, nehmen Sie die Portion ein und spülen Sie mit ½ Glas kaltem Wasser nach.

Sie können diese Dosis auch in ½ oder 1 Glas kaltes oder lauwarmes Wasser einrühren und dann trinken. Für Menschen, denen eine solche Einnahme unangenehm ist, gibt es Heilerde in Kapseln. Auf diese Weise kommt der Körper in den Genuss all der gesundheitlichen Wirkungen, das erdige Gefühl im Mund wird aber vermieden.

Um eine Entzündung im Hals oder im Mund zu lindern, nehmen Sie 1 Teelöffel voll Heilerde zusammen mit etwas Wasser, ohne sie herunterzuschlucken. Bewegen Sie diese Flüssigkeit einige Minuten lang auch zwischen den Zähnen. Gurgeln Sie damit, wenn Sie möchten. Möglichst viel von der Erde soll »sorbieren« können. Danach sollten Sie das Ganze ausspucken und mit Wasser nachspülen, eventuell die Munddusche benutzen und die Zähne putzen.

Eine andere Empfehlung lautet so: Vermischen Sie 1 bis 2 Teelöffel voll Heilerde mit etwas kaltem Wasser und verrühren Sie alles zu einer Paste. Fügen Sie ½ Liter kochendes Wasser hinzu. Lassen Sie die Mischung abkühlen und schmecken Sie mit Honig plus ein paar Tropfen frischem Zitronensaft ab. Bei Durchfall und Übelkeit über den Tag verteilt trinken.

Heilerde äußerlich

Auch die äußere Anwendung von Heilerde ist denkbar einfach: eine passende Menge mit Wasser anrühren, auf die Haut auftragen, trocknen lassen. Dann mit warmem oder kaltem Wasser abwaschen, abtrocknen, eventuell eincremen.

Heilerde auf der Haut bremst freie Radikale aus. Sie stimuliert das Zellwachstum, strafft das Gewebe und hat eine positive Wirkung auf den Säuremantel.

Für einen eitrigen Pickel oder einen schmerzenden Insektenstich brauchen Sie nur eine kleine Menge. Für eine Gesichtsmaske, zum Beispiel nach einem Sonnenbrand oder nach einer gründlichen Behandlung der Gesichtshaut, benötigen Sie entsprechend mehr. Für ein Knie mit einer Arth-

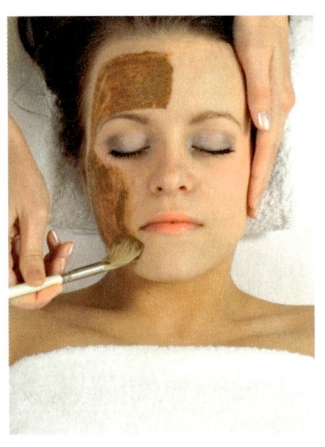

rose, das durch Überbelastung entzündet ist und schmerzt, brauchen Sie noch mehr. Hier können Sie die Erde auch mit Arnika- oder Kamillentee anrühren, dann wirken die entsprechenden Inhaltsstoffe zusätzlich.

Am besten umwickeln Sie das mit Heilerde bedeckte Knie erst mit Küchenkrepp und dann mit einem Handtuch, denn sobald alles trocknet, bröckelt es.

Überhaupt ist dies der einzige Nachteil der Verwendung von Heilerde. Sie kann kleckern, bröckeln und daher auf Teppichen und Böden Flecken, auf gut Bayrisch »a rechte Sauerei« hinterlassen. Normalerweise lässt sich diese spurlos beseitigen. Aber es kann ärgerlich sein, wenn man/frau unnötigerweise mit Staubsauger oder Putzlappen hantieren muss. Daher sollte man am besten von vornherein vorsichtig sein und für passende und ausreichende Unterlagen sorgen.

Flecken von Heilerde auf der Kleidung werden durch eine Wäsche in der Waschmaschine spurlos entfernt.

Wie erwähnt gibt es Zubereitungen mit Heilerde fertig zu kaufen, zum Beispiel Waschcremes in großen Tuben. Weil es sich um etwas völlig anderes handelt als bei den Seifen, Duschgels und Shampoos, die wir kennen, eignen sich solche Cremes für Haare, Gesicht und Körper gleichermaßen. Hat jemand beispielsweise fettiges oder schuppiges Haar, oder die Haare wurden mit Färbemitteln und anderen Produkten strapaziert, kann eine Kur mit Heilerde sehr viel Positives bewirken. Haare und Kopfhaut werden von Grund auf gereinigt, Fett, Schuppen, Jucken verabschieden sich zuweilen schon nach dem ersten Durchgang. Die Mineralien, welche die Erde abgibt, tun der Haarstruktur gut, das ist deutlich zu spüren. Haarwäschen dieser Art sollten möglichst kurmäßig, das heißt wiederholte Male, durchgeführt werden.

Ähnlich ist der Effekt auf die Gesichtshaut, wenn sie von der Sonne verbrannt wurde, unrein, fettig, trocken, sensibel ist… Heilerde nimmt wundersamerweise weg, was zu viel ist, und bringt, woran es mangelt. Das gilt auch für die Körperhaut: die Waschcreme sparsam auf die trockene oder leicht angefeuchtete Haut auftragen, einige Minuten lang einwirken lassen und dann gründlich abduschen – möglichst nicht eincremen, dann kann die Behandlung gut nachwirken.

➤ EXTRA: Klinoptilolith

Noch nicht sehr lange bekannt ist ein Zeolithmineral vulkanischer Herkunft mit dem etwas sperrigen Namen »Klinoptilolith«*. Das Material wird zu feinstem Puder zermahlen und in der Medizin eingesetzt, ebenso in der Landwirtschaft. Es soll die Wirksamkeit anderer Medikamente verbessern und zudem Hilfe bei Erkrankungen bieten, die schwierig zu therapieren sind: Autoimmunerkrankungen, Borreliose, Hauterkrankungen wie Neurodermitis und Schuppenflechte sowie Schmerzzustände. Zudem soll es die Verträglichkeit anderer Medikamente verbessern und die Nebenwirkungen von Chemotherapien abmildern.

Der Heilpraktiker Werner Kühni veröffentlichte in seinem Buch *Klinoptilolith* bereits vorliegende Informationen und Untersuchungsergebnisse einer Studie, die in den Jahren 2008 bis 2011 an über 300 Personen mit unterschiedlichen Erkrankungen durchgeführt wurde. Eine systematische Auswertung hat noch nicht stattgefunden, aber der allgemeine Trend geht in folgende Richtung: »Klinoptilolith mindert die Infektanfälligkeit, beschleunigt die Wundheilung, bessert die Stimmungslage, reguliert bei Diabetes die Blutzuckerschwankungen, reguliert die Verdauung, mildert die Unverträglichkeit der Chemotherapie bei Krebsbehandlungen, bessert Schmerzzustände der Gelenke und verändert die Knochendichte bei Osteoporose.« Gut möglich, dass man künftig mehr von diesem Mineral hören wird.

---

* Klinoptilolith (Klinoptilolith-Zeolith, englisch: Clinoptilolite) ist ein Mineral der Zeolithgruppe (aus dem griechischen *zeīn* für »sieden« und *líthos* für »Stein«); siehe auch www.esowatch.com/ge/index.php?title=Klinoptilolith ixzz1u0R3icI3.

Honig

Lateinischer Name: Mel. Wobei der lateinische Name des Honigs nur selten verwendet wird. *Mellitus* heißt »mit Honig versüßt«. Das Wort »Diabetes« stammt übrigens aus dem Griechischen *(diabétēs)* und bedeutet »Durchgang« oder »Durchfluss«, »Harnruhr« (eigentlich »die Beine spreizend«). So heißt Diabetes mellitus wörtlich »honigsüßer Durchfluss«, was sich auf die übermäßige Harnflut der Erkrankten bezieht. Der deutsche Begriff für das Leiden lautet »Wasserharnruhr«.

Was ist es? Honig ist von Bienen aufgenommener, verdickter und immer wieder ausgewürgter Nektar beziehungsweise Blütensaft. Außerdem der von Bienen bearbeitete Honigtau, aus dem sie das machen, was man »Waldhonig« nennt. Honigtau, das sind zuckerhaltige Ausscheidungen von Insekten, vor allem von Läusen, die auf Baumblättern oder -nadeln sitzen und sich von deren Säften ernähren.

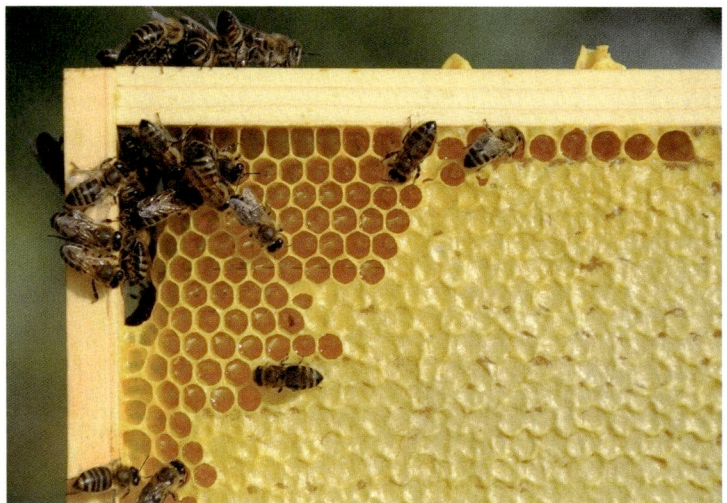

Allgemein gesehen ist Honig ein an Zucker reiches Lebensmittel, das keine Vorverdauung im menschlichen Organismus braucht und daher sofort ins Blut übergeht.

Folgendermaßen lautet die offizielle, juristisch abgesicherte Definition von Honig, festgeschrieben im Lebensmittelgesetz, Verordnung über Honig, vom 21. März 1930: Er ist »…der süße Stoff, den Bienen erzeugen, indem sie Nektarsäfte oder auch andere, an lebenden Pflanzenteilen sich vorfindende süße Säfte aufnehmen, durch körpereigene Stoffe bereichern, in ihrem Körper verändern, in Waben aufspeichern und dort reifen lassen«.

Heilende Wirkung: Es gibt eine große Vielfalt von Honigsorten, bei denen nicht nur die Frage »Nektar oder Honigtau?« eine Rolle spielt, sondern auch die Pflanzen, die besammelt wurden, die Bodenbeschaffenheit, das Wetter, die Aufbewahrung und so weiter. Je nach Erntegebiet, Flora, Jahreszeit und Gewinnungsort enthält Honig bis zu 180 natürliche Substanzen und Inhaltsstoffe. Pflanzliche Wirkstoffe, welche die Bienen aufnehmen, werden durch die Enzyme aus ihren Organismen in ihrer Wirkkraft vervielfacht; das heißt, sie werden enorm aufgewertet. Aus all diesem resultiert, dass die gesundheitliche Wirkung des Honigs von Sorte zu Sorte variiert. Was im Folgenden gesagt wird, bezieht sich aber auf alle Honigsorten.

Honig kann innerlich und äußerlich angewandt werden. Wenn man ihn einnimmt, also isst oder in ein Getränk gerührt zu sich nimmt, ist es wichtig zu beachten, dass er keine Hitze verträgt. Er darf nicht über 40 Grad erwärmt werden, sonst gehen seine Heilkräfte verloren. Seine Süßkraft allerdings bleibt bestehen.

In korrekter Weise, also höchstens in lauwarmem Zustand eingenommen, wirkt er auf natürliche Art antibiotisch und antiseptisch, was gegen Halsentzündungen und alle Entzündungen im Mund, auch an den Zähnen wirkt. Entzündungen im Darm, chronische Verstopfung, Verdauungsstörungen werden positiv beeinflusst. Zudem hilft Honig gegen Entzündungen der Nieren, der Blase, der Bauchspeicheldrüse und der Leber. Er unterstützt die Leberfunktion, besonders nach Antibiotikabehandlungen, Narkosen, Amalgamentfernungen, Pilzvergiftungen und anderen Belastungen. Naturheilkundler empfehlen Honig bei Durchblutungsstörungen, Entzündungen des Herzmuskels, Bluthochdruck und Schädigungen des Herzens nach einem Infarkt oder einer Infektionskrankheit.

Erwiesenermaßen führt der Verzehr von Honig zu einer Steigerung der Immunabwehr. Er verbessert körperliche Belastbarkeit, Schlafqualität und seelisches Wohlbefinden. Außerdem entgiftet er und lindert Schmerzen. Bei Kindern ab dem Alter von einem Jahr unterstützt der regelmäßige Verzehr kleiner Mengen von Honig den Aufbau von Knochen und Zähnen.

Äußerlich angewandt, das heißt auf verbrannte, entzündete, verletzte Haut gegeben, kommt ebenfalls die antibiotische und antiseptische Wirkung zum Tragen. Außerdem zieht Honig Flüssigkeit aus der Umgebung einer Wunde und lässt Bakterien einfach vertrocknen. Dann stimuliert er die körpereigene Abwehr und vermindert oder verhindert die Bildung von unschönem Narbengewebe.

Mit einer Honigmassage können unterschiedliche Therapien unterstützt werden, beispielsweise gegen Allergien, Belastungen durch Gifte wie Nikotin und Alkohol, Muskelverspannungen und die Verschlackung des Gewebes.

Porträt

»Das Gemisch aus Honig und Menstruationsblut galt einst als das universelle Lebenselixier, als der Unsterblichkeit verleihende ›Nektar‹ der Götter, den [die Liebesgöttin] Aphrodite und ihre heiligen Bienen zubereiteten.« So schreibt Barbara Walters in ihrem Buch *Das geheime Wissen der Frauen.* Womit wir eine sehr alte und vielleicht etwas befremdliche Information auf dem Tisch hätten. Es gibt aber auch immer wieder Neues zum Thema Honig, zum Beispiel die Ergebnisse einer medizinischen Studie, die Sie etwas weiter unten im Abschnitt »Anwendungen«, »Honig einnehmen«, finden. Oder »Medihoney«. Das ist einer der ersten medizinisch zugelassenen Honige, die in Europa, den USA und Australien zur äußeren Versorgung von Wunden in Krankenhäusern verwendet werden dürfen. Es handelt sich um eine gereinigte Mischung aus zwei australischen und neuseeländischen Honigsorten.

Die Universitätskinderklinik in Bonn hat in ihrer Krebsstation beste Erfahrungen damit gemacht und darüber ausführlich berichtet. Weil das Immunsystem kleiner Krebspatienten nicht gut funktioniert, heilen Wunden, die beispielsweise durch das Setzen von Kathetern entstehen, nur schlecht. Seit einigen Jahren behandelt man solche und andere Wunden in der Kinderklinik Bonn mit »Medihoney«-Verbänden. In vielen Fällen kommt es so innerhalb kürzester Zeit zu einer Verbesserung oder Heilung, sogar dann, wenn vorher Antibiotika versagt haben. Auch in anderen Bereichen, zum Beispiel bei der Behandlung von sehr alten Menschen, hat man beste Erfahrungen mit medizinischem Honig gemacht. Dass er im Vergleich zu anderen Substanzen preiswert ist, fällt zusätzlich ins Gewicht.

Leider steht »Medihoney« nur in Krankenhäusern zur Verfügung. Das heißt, bisher ist er noch nicht in der Apotheke erhältlich, Pflegedienste und Privatpersonen kommen nicht an ihn heran. Immerhin aber wird vonseiten der mit »Medihoney« arbeitenden Mediziner Verständnis dafür gezeigt, dass »im Notfall« und »in Ländern mit begrenzten medizinischen Ressourcen« ganz normaler Honig von örtlichen Imkern für die Wundversorgung verwendet werden darf. Daraus kann selbstverständlich auch eine Privatperson hier bei uns, die keinen »Medihoney« zur Verfügung hat, bestimmte Schlüsse ziehen.

Im Übrigen tut Honig überall auf der Welt seit Urzeiten genau diese Dienste, schon Aristoteles berichtet darüber.

In der Diabetologie am Berliner Gemeinschaftskrankenhaus Havelhöhe sind Honigwundauflagen fester Therapiebestandteil, und zwar nicht mit »Medihoney«, sondern mit Manukahonig aus Neuseeland. Manuka ist ein dem Teebaum (Tea Tree) ähnlicher Baum. Honig von Bienen, welche die Blüten des Manukabaums besammelt haben, enthält Methylglyoxal. Das ist ein Inhaltsstoff mit antibakteriellen Eigenschaften, den man vor einigen Jahren an der Technischen Universität Dresden identifizieren konnte. Vor allen Dingen beim sogenannten diabetischen Fußsyndrom, einer gefürchteten Spätkomplikation bei Zuckerkranken, hat sich die Therapie mit Manukahonig bewährt, den man im Reformhaus kaufen kann.*

Wie erwähnt ist der Hauptbestandteil von Honig Zucker, und zwar Fruchtzucker, Traubenzucker, Malzzucker, Rohr-

---

* Die Informationen zu diesem Themenbereich stammen aus dem *Reformhaus Kurier* vom September 2011.

zucker und andere Zuckerarten. Weil die Bienen schon Verdauungsarbeit vorgeleistet haben, geht er, wenn wir Menschen ihn zu uns nehmen, sofort ins Blut. Das bedeutet eine blitzartig wirksame Hilfe für jemanden, der entkräftet ist. Ein Löffel voll Honig bringt ihn umgehend wieder auf die Beine.

Weitere wichtige Inhaltsstoffe des Honigs sind Proteide, das bedeutet mit Stickstoff verbundene Substanzen. Dazu gehören die Aminosäuren, die ernährungsphysiologisch eine große Bedeutung haben. Die wirksamsten sind Arginin, Glutaminsäure, Histidin, Lysin und Zystein.

Wer darauf achtet, ob Lebensmittel sauer oder basisch reagieren, sollte wissen: Alle Honige reagieren sauer, dabei stabilisieren sie aber den Säurehaushalt im Körper. Unter anderem enthalten sie Ameisen-, Butter-, Essig- und Milchsäure. Von den Mineralstoffen, Spurenelementen und Vitaminen gehören zu den wichtigsten: Chlor, Eisen, Kalium, Kalzium, Kupfer, Magnesium, Silizium, Vitamin B1, B2, Folsäure und Vitamin C. Schließlich finden sich im Honig Pollen, außerdem antibiotisch wirkende Stoffe und unterschiedliche Aromen, die für den Geschmack verantwortlich sind.

Viele Inhaltsstoffe reagieren sensibel auf Licht und Wärme. Daher soll man Honiggläser immer dicht verschließen und dunkel aufbewahren. In den Pharaonengräbern fand man auf diese Art verschlossene Töpfe mit Honig, der noch immer genießbar war. Das hat doch in der Tat etwas Göttliches! Weil die Menschen in früheren Zeiten die direkte wundersame Kraftzufuhr durch Honig schätzten und weil sie den süßen und vollmundigen Geschmack liebten, nannten sie die goldgelbe Substanz »Nahrung der Götter«. Honig war außerdem einer der wenigen Stoffe, mit denen Nahrungsmittel konserviert werden konnten, aber nicht nur Nahrungsmittel. Auch

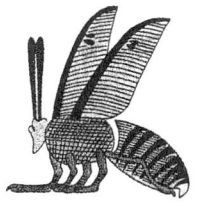

für die Einbalsamierung von Verstorbenen setzte man ihn ein.

Die Hieroglyphe *bit* ist das erste bildhaft dargestellte Schriftzeichen im Papyrus der Zeichen, einer Sammlung von Hieroglyphen mit Kommentaren. Sie bedeutet gleichzeitig »Honig« und »Biene«. Die Biene ist das Krafttier vieler Pharaonen, stilisierte Bienen finden sich auf Grabmälern, Statuen und Wandmalereien.

Bei den alten Griechen war Bienenzucht weit verbreitet. Der Name des Schutzgottes der Bienen und Imker lautete »Aristäus«. Er war ein Sohn des Sonnengottes Apollon und stammte von der Insel Malta, die früher »Melita« (»Honiginsel«) hieß.

Die Götter Homers tranken auf dem Olymp Met, ein Honiggebräu. Das Gleiche taten die Krieger in Wodans Walhalla. Die Pythagoreer, die die Geheimnisse der Natur durch Geometrie zu verstehen suchten, meditierten über Honigwaben. Für sie enthüllte sich darin die elementare Symmetrie des Kosmos.

Die alten Druidengesetze Irlands, die als »Brehon Laws« bekannt sind, schützten Bienen und ihre Stöcke. Auf der Isle of Man galt es als Kapitalverbrechen, wenn jemand Bienen oder Honig stahl.

In vielen Kulturkreisen gehörte Honig zu den Hochzeitszeremonien. Zum Beispiel musste in Indien in dem Raum, wo das Trauungsritual stattfand, eine Schale Honig stehen.

Honeymoon, wörtlich »Honigmond«, bedeutet heute »Hochzeitsreise«. Früher hatte er nichts mit Reisen zu tun, sondern er bezeichnete den Zeitraum eines Mondzyklus beziehungsweise einer Menstruationsperiode meistens im Mai, dem Monat der Liebe. In diesem Zeitraum sollte möglichst gleich ein Kind gezeugt werden. Das junge Paar erhielt eine Monatsration Met als Hochzeitsgeschenk, auf dass ihre Vereinigung möglichst lustvoll und fruchtbar werde.

In diesen Zusammenhang gehört auch die zu Anfang des Abschnitts erwähnte Idee, dass ein Gemisch aus Honig und Menstruationsblut ein universelles Lebenselixier sein könne.

Es gibt über Honig, andere Bienenprodukte und Bienen noch unendlich viel mehr faszinierende Informationen. Weitere finden Sie zum Beispiel im Kapitel über Propolis. Darüber, dass Honig (genau wie die Lichtwurzel) sozusagen essbare Lichtenergie ist, finden Sie etwas im »Porträt« des Kapitels über die Lichtwurzel.

Anwendungen*

Unter der Rubrik »Heilende Wirkung« wurde ja schon aufgeführt, welch vielfältige gesundheitliche Wirkungen der Verzehr von Honig hat. Zu beachten sind lediglich folgende Punkte:

- Menschen mit Gewichtsproblemen sollen Honig nur in Maßen genießen. Diabetiker müssen sich mit ihrem Arzt beraten und entsprechend verfahren. Menschen, die keinen Fruchtzucker vertragen, müssen leider ganz verzichten.
- Allergiker sollten testen, wie sie mit Honig allgemein und mit der jeweiligen Sorte im Besonderen zurechtkommen.

---

* Bitte beachten Sie auch das Rezept »Holunderblütensirup« im Abschnitt »Anwendungen« des Kapitels über die Zitrone. Darin spielt Honig ebenfalls eine wichtige Rolle.

- Babys unter zwölf Monaten können ihn noch nicht verdauen, man muss also mit dem Anbieten von Honig abwarten, bis ein Kind ein Jahr alt ist. Äußerlich angewandt, vertragen ihn aber schon Frühgeborene; »Medihoney« wird bei ihnen gern und erfolgreich eingesetzt. Und für Kinder ab einem Jahr ist der regelmäßige Verzehr kleiner Mengen von Honig sehr zu empfehlen, denn er unterstützt den Aufbau von Knochen und Zähnen und ist ohnehin der Gesundheit zuträglich.
- Honig sollte, wie erwähnt, nicht über 40 Grad erhitzt werden, sonst gehen seine heilenden Eigenschaften verloren.

Wenn Pollenallergiker Honig beziehungsweise eine bestimmte Honigsorte vertragen, können sie damit sogar gegen ihre Allergie vorgehen. Sie sollten regelmäßig jeden Tag zweimal 1 Teelöffel voll Blütenhonig lutschen, der möglichst aus der Umgebung ihres Wohnorts stammt und damit minimale Mengen der relevanten Pollen enthält. Das sollten sie ab dem Herbst und den ganzen Winter über bis zum Frühling tun. Mit Hilfe der kleinen Mengen von Pollen »impfen« sie sich sozusagen und gewöhnen ihren Körper daran. So werden allergische Reaktionen auf den großen Schwall der Pollen im Frühjahr abgewendet oder mindestens abgemildert.

Wer sich auf eigene Faust an eine solche Therapie nicht herantraut, kann sich bei einem naturheilkundlich orientierten Arzt oder einem Heilpraktiker Unterstützung holen. Die Fachleute arbeiten manchmal noch zusätzlich mit Propolis.

Die Therapie mit Bienenprodukten wie Honig und Propolis nennt man übrigens »Apitherapie« (vom lateinischen Wort *apis* für »Biene«). Dieser Therapierichtung wird in den letzten Jahren wieder mehr und mehr Beachtung geschenkt.

Von Heilpraktikern und anderen Therapeuten, in Wellness- und Kureinrichtungen werden Honigmassagen angeboten, die in der russisch-ukrainischen Volksheilkunde und der tibetisch-chinesischen Medizin eine wichtige Rolle spielen. Man muss entsprechende Möglichkeiten übers Internet ausfindig machen und/oder sich gezielt erkundigen. Die Massagen sind ausgesprochen angenehm. Sie können bei zahlreichen Leiden Linderung verschaffen und viele Therapien unterstützen.

In öffentlichen Saunen stehen manchmal kleine Behältnisse mit Honig, an denen sich Interessierte bedienen dürfen. In die »aufgeweichte« Haut einmassiert und nach einer Einwirkungszeit von 10 oder 15 Minuten mit heißem Wasser abgeduscht, geht der Effekt in eine ähnliche Richtung wie der einer Honigmassage: Ins Körpergewebe eingelagerte Gifte und Schlacken werden gebunden. Die Wirkstoffe des Honigs dringen in den Körper ein und tun ihm gut. Es entsteht ein leicht entgiftender Effekt, der pH-Wert der Haut wird wiederhergestellt oder stabilisiert. Die Haut fühlt sich straff an. – Das Gleiche gilt für die folgende Empfehlung.

Honigmaske

Shirley Price, die große alte Dame der Aromatherapie in England, gibt in ihrem Buch *Aromatherapie bei Beschwerden* den Tipp für eine ganz einfache Gesichtsmaske auf der Basis von Honig, welche die Haut nährt und erfrischt. Hier die Anleitung.

Vermischen Sie 1 Teelöffel voll sehr guten flüssigen Imkerhonigs mit 1 bis 2 Tröpfchen ätherischem Öl, zum Beispiel von der Rose, Rosengeranie, Kamille oder vom Lavendel. Streichen Sie diese Mischung vorsichtig mit den Fingern auf Ihr gereinigtes Gesicht, sparen Sie dabei die Augenhöhlen aus. Es darf kein Honig und kein Öl in die Augen geraten. Falls das doch geschieht, sollten Sie sie sofort mit viel kaltem Wasser ausspülen.

Nach etwa 10 bis 15 Minuten können Sie die Maske mit warmem Wasser abwaschen, die Haut abtrocknen und die gewohnte Creme auftragen.

Gut zu wissen

Wenn Honig kristallisiert, so ist das ein Zeichen für seine Qualität und Naturbelassenheit. Er lässt sich ganz einfach wieder verflüssigen, indem man das ganze Glas oder eine kleine Menge davon, in ein Gläschen oder Tässchen oder in einen Eierbecher gefüllt, in ein Bad mit warmem Wasser stellt. Füllen Sie immer wieder warmes Wasser nach, bis die gewünschte Konsistenz erreicht ist.

Honig einnehmen

Im Jahr 2006/07 wurde eine wissenschaftliche Studie durchgeführt, gefördert von der Europäischen Union und dem Österreichischen Imkerbund. Den Abschlussbericht verfasste Dr. Johann Puttinger, Arzt für Allgemeinmedizin in Uttendorf, Österreich. Die wesentlichen Aussagen der Studie lauten so: Es wurde der wissenschaftliche Nachweis erbracht, dass Bienenhonig aufgrund seiner wertvollen Inhaltsstoffe zu einer positiven Beeinflussung der Darmflora und des Abwehrsystems im Körper führt und damit der Erhaltung der Gesundheit dient.

Während der achtwöchigen Studie nahmen die fünfzig Teilnehmerinnen und Teilnehmer jeden Tag mindestens

50 Gramm Honig zu sich. 38 Prozent gaben an, ihre Widerstandskräfte gegen Infekte hätten sich verbessert. Kein Einziger sagte, seine Infektanfälligkeit habe während der Zeit zugenommen. Auch Schlafqualität, Verdauung, körperliche Belastbarkeit und seelisches Wohlbefinden verbesserten sich deutlich, und zwar bis um 22 Prozent. Es gab keinen negativen Einfluss auf Harnsäure-, Cholesterin- und Triglyzeridspiegel. Übergewichtige Personen akzeptierten den Honig als Ersatz für kalorienreiche Süßigkeiten, was sich positiv auf ihr Gewicht auswirkte.

Angelehnt an diese Studie hier also die Empfehlung, jeden Tag etwa 50 Gramm Honig zu lutschen, den wunderbar vollmundigen Geschmack zu genießen und sich an der wohltuenden, gesund machenden Wirkung zu freuen. Besonders in der kalten Jahreszeit und/oder nach einer überstandenen Krankheit ist die Durchführung einer solchen Honigkur eine gute, dabei denkbar einfache und preiswerte Maßnahme.

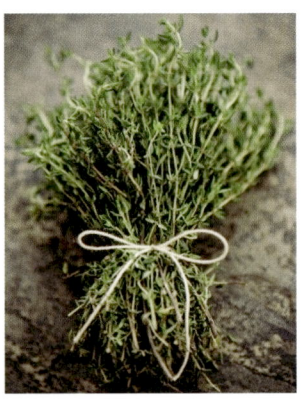

Thymianhonig gegen Husten

Menschen mit einem schlimmen Reizhusten und Kindern mit Keuchhusten hilft es, folgende Mischung im Mund zergehen zu lassen. Das lindert den Hustenreiz, was eine enorme Erleichterung bedeuten kann. Denn ständig husten zu müssen kostet viel Kraft.

1 Esslöffel frischer oder getrockneter Thymian
3 Esslöffel flüssiger oder im warmen Wasserbad
verflüssigter Honig

Den Thymian mit einem Mörser möglichst fein zerreiben.
Mit dem Honig vermengen. In kleinen Mengen langsam lutschen. Immer wieder nach Bedarf zu sich nehmen.

Ingwer

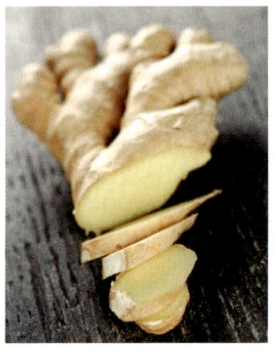

Lateinischer Name: Zingiber officinale. *Zingiber* respektive *gingiber* ist das lateinische Wort für das Ingwerrhizom, also für den unterirdisch wachsenden Hauptspross der Pflanze, der als Gewürz und als Heilmittel verwendet wird. Die Herkunft des Wortes ist nicht ganz klar, vielleicht stammt es vom Paliwort *singivera*. Pali ist eine Literatursprache, die in Sri Lanka, Birma und Thailand geschrieben wird. Oder es kommt von dem Sanskritwort *sringavera* (»gehörnt«) oder vom arabischen *zindschabil* (»Wurzel«). *Officinalis* (»offizinell« oder »offizinal*«*) bedeutet »arzneilich, als Heilmittel durch Aufnahme in das amtliche Arzneibuch anerkannt«.

Was ist es? Wie gesagt, das Rhizom der bis zu 1 Meter hoch wachsenden, schilfartigen, immergrünen Pflanze aus der Familie der Ingwergewächse (Zingiberaceae). Das Rhizom enthält unter anderem ätherisches Öl, Harz, die scharfe Substanz Gingerol, Vitamin C, Magnesium, Eisen, Kalium, Kalzium, Natrium und Phosphor. Bestimmte Wirkstoffe ähneln dem bekannten Pharmawirkstoff Acetylsalicylsäure (ASS). Sie hemmen die Zusammenballung von Thrombozyten, wodurch das Risiko von Blutgefäßverschlüssen verringert wird. Außerdem lindern die Wirkstoffe Schmerzen, Bauchkrämpfe und Übelkeit.

---

* Der Begriff »Offizin« ist ein veralteter Ausdruck für (die Arbeitsräume einer) »Apotheke«.

Wächst gern: in den Tropen und Subtropen, das heißt in Indien, China, Japan, Australien, Vietnam, Indonesien. Das größte Anbaugebiet weltweit befindet sich in Nigeria. Die Pflanze stammt aus dem südostasiatischen Raum, von wo genau, ist nicht mehr nachzuvollziehen. Ingwer gedeiht auch bei uns, ist allerdings nicht frosthart (siehe »Anwendungen«).

Was verwendet man? Die unterirdisch wachsenden Wurzelstöcke der Pflanze, die Rhizome. Sie werden nach dem Blühen geerntet und entweder frisch verwendet, dann heißen sie »Grüner Ingwer«. Daraus wird auch ein Presssaft hergestellt. Oder man trocknet sie. Es gibt gemahlenen Ingwer, ebenso ätherisches Öl. Die Blüten sind übrigens ausgesprochen attraktiv, man erhält sie sogar manchmal hier bei uns. Allerdings kann man sie nicht essen.

Heilende Wirkung: innerlich gegen Brechreiz, auch auf Reisen, bei Krebspatienten oder Schwangeren (wobei Schwangere vorsichtig sein müssen, siehe »Gut zu wissen«). Gegen Blähungen, allgemein gegen Darmprobleme; tötet Salmonellen und Parasiten. Wirkt gegen Bakterien. Gegen Frösteln, Husten, Erkältungen, Grippe, rheumatische Schmerzen, gegen Steifigkeit und Wechseljahresbeschwerden. Senkt Fieber, senkt den Cholesterinspiegel, stimuliert das Immunsystem, steigert die Produktion von Gallensaft, fördert die Durchblutung, reinigt das Blut, lindert Schmerzen. Unterstützt die Wirksamkeit einer Schlankheitsdiät. Kann die Anfälligkeit für Thrombosen und Schlaganfälle vermindern. Ingwer verhindert ein Verklumpen der Blutplättchen, hält die Arterien frei und beugt daher Herzleiden vor. Bei Störungen der Blutzirkulation und Neigung zu Blutgerinnseln viel Ingwer verzehren. In der ayurvedischen Medizin setzt man Ingwer gegen Migräne ein. Auch hier bei uns wird Ingwer gegen Kopfweh empfohlen.

Das Gewürz beruhigt die Nerven, wirkt andererseits aber auch als Aphrodisiakum. Ein Saunaaufguss mit Ingwer stimuliert die Abwehrkräfte und regt die Gehirnleistung an.

Äußerlich angewandt (geschält, gerieben und dann als Auflage beziehungsweise in Form eines ätherischen Öls), wirkt Ingwer reizlindernd auf den Schleimhäuten und auf Wunden.

Das Rhizom schmeckt ausgesprochen angenehm. Falls sich aber jemand trotzdem nicht damit anfreunden kann, kann er auf Kapseln zum Einnehmen zurückgreifen.

Seit dem Jahr 2002 wird Ingwer bei uns in der Tierhaltung als Futterbestandteil gegen Entzündungen und Arthrosen bei Pferden eingesetzt.

Es gibt vom Ingwer eine homöopathische Zubereitung (Zingiber), die vor allem gegen Magenschwäche, Verdauungsbeschwerden, Blähungen und Bronchialasthma eingesetzt wird.

Gut zu wissen

- Die im Ingwer enthaltenen Gingerole ähneln in ihrer chemischen Struktur und Wirkung der ASS (Acetylsalicylsäure). In beiden Fällen wird die Blutgerinnung beeinflusst. Deshalb sollen sie nicht vor Operationen und vor kosmetischen Eingriffen verzehrt werden.
- Außerdem sollen Menschen mit Magenleiden, zu viel Magensäure und/oder Gallensteinen mit dem Verzehr von Ingwer vorsichtig sein.
- Dasselbe gilt für Schwangere, denn Ingwer kann Wehen auslösen – wobei unter ärztlicher Aufsicht Ingwer gegen Schwangerschaftsübelkeit verzehrt werden darf.

Porträt

Ingwer wird in der ayurvedischen Medizin als Universalheilmittel angesehen. Hier genau wie in der Chinesischen Medizin ist dieses Gewürz Bestandteil etwa der Hälfte aller Rezepturen – erstaunlich!

Andere Namen lauten Ingber, Imber und Immerwurzel. Die Symbolik der Pflanze bedeutet inneres Feuer, schöpferische Aktivität.

Während des Mittelalters galt Ingwer zusammen mit Pfeffer als das begehrteste Gewürz. Zu dieser Zeit hatte die Verwendung des Ingwers schon eine lange Tradition, in Persien, bei den alten Griechen und Römern... Lange Zeit war nicht bekannt, woher er stammte, die arabischen Händler verrieten es nicht. Denn aus dem Geheimnis, das ihn umgab, konnten sie finanzielle Vorteile ziehen. Erst Marco Polo nannte Ende des 13. Jahrhunderts seine Quelle, nämlich Indien.

Heute wird Ingwer auch in anderen Teilen der Welt angebaut, zum Beispiel in Jamaika, den Antillen, der Westküste Afrikas, Australien, China, Vietnam und anderswo.

Zugegeben, eine Schönheit im landläufigen Sinne ist er nicht, dieser beigefarbene, leicht schrumpelige Wurzelstock, der mit jeder Menge Krümmungen und Ausbuchtungen daherkommt. Manchmal sieht er aus wie ein seltsames Geweih. Aber bei all seiner Unansehnlichkeit verfügt er doch über phänomenale innere Werte. Und damit hat er in den vergangenen Jahren die Herzen vieler erobert. Bis vor kurzem bei uns in Mitteleuropa ein noch relativ Unbekannter, ist er heute sogar beim Discounter anzutreffen. Vor einigen Jahren sah es mit dem Verbrauch noch so aus: Arabien 170 Gramm pro Person im Jahr, Schweden 65 Gramm, Deutschland 5 Gramm. Die Tendenz ist bei uns aber deutlich steigend.

Heißes Wasser mit einigen Scheiben geschältem Ingwer hilft fröstelnden Frauen während der ungemütlichen Jahreszeit über die Runden, denn er wärmt. Das Gleiche gilt für einen Gewürzkaffee mit Ingwer (siehe »Anwendungen«).

Die Angewohnheit chinesischer Fischer, Ingwerstückchen gegen Seekrankheit zu kauen, hat sich bei uns im Westen verbreitet. Gegen Reisekrankheit und Übelkeit ist kein besseres Kraut gewachsen. In einer Studie mit krebskranken Kindern aus dem Jahr 2011 konnten indische Forscher nachweisen, dass Ingwer die Effektivität von Medikamenten gegen Übelkeit und Erbrechen deutlich verstärkte. So wurde die Chemotherapie für die jungen Patienten erträglicher. Bei Erwachsenen mit bösartigen Tumoren kamen amerikanische und englische Forscherteams schon 2009 zu ähnlichen Ergebnissen.

Der Münchner Starkoch und Gewürzspezialist Alfons Schuhbeck weiß, dass Ingwer und Knoblauch, gemeinsam verarbeitet und verzehrt oder eingenommen, sich in ihrer medizinischen Wirkung potenzieren. Außerdem wird der für viele unangenehme Geruch des »Knofels« abgeschwächt. Und laut Schuhbeck lässt die Kombination von Ingwer und Cayennepfeffer, das ist ein anderer Ausdruck für Chilipulver, die Endorphine kreisen. Womit er meint, die Verbindung ist glücklich, und sie macht glücklich.

Beim Ausbruch einer Pestepidemie in Indien im Jahr 1994 blieben Menschen, die zur Vorbeugung Ingwer gekaut hatten, von dieser Krankheit verschont. Damit bestätigte sich im Nachhinein, dass unsere Vorfahren richtig damit lagen, während Zeiten der Pest Ingwer zu verzehren und ihn unter den »Pestmasken« zu tragen, die vor einer Infizierung schützen sollten.

Das ätherische Öl stammt aus den Sekretzellen des Wurzelstocks. Es wird per Wasserdampfdestillation aus getrocknetem, grob gemahlenem Ingwer gewonnen. Hauptsächlich nimmt man es zur Herstellung von Ingwerbier: Ginger Ale, das alkoholfrei ist, und Ginger Beer, das 0,5 Prozent Alkohol enthält. Beides erfreut sich in den englischsprachigen Ländern großer Beliebtheit und ist bei uns stark im Kommen, pur ebenso wie als Zutat zu Mixgetränken. Außerdem nutzt man das Öl für Süßwaren und Parfums.

In den letzten Jahren haben Forscher auf der ganzen Welt die Wirkung des Ingwers untersucht und festgestellt, dass er seinem legendären Ruf tatsächlich gerecht wird. Wissenschaftler in Japan entdeckten, dass er ein ausgezeichnetes Hustenmittel ist. In Indien zeigte sich, dass er sowohl den Cholesterinspiegel als auch Fieber senken kann. Zudem wird durch ihn die Oxidation des LDL-Cholesterins vermindert. Oxidiertes LDL-Cholesterin ist wesentlich dafür verantwortlich, dass sich an den Innenwänden der Gefäße verengende Ablagerungen bilden, arteriosklerotische Plaques. Diese führen zu Bluthochdruck, koronarer Herzkrankheit und Herzinfarkt. Unterstützt werden die kreislaufschützenden Effekte durch eine Verbesserung des Blutflusses.

Was der Ingwer noch tut? Er stimuliert das Immunsystem, beruhigt das Herz und stärkt gleichzeitig den Herzschlag. Nigerianische Wissenschaftler fanden heraus, dass Ingwer antioxidierend wirkt und Salmonellen abtöten kann. Kalifornische Forscher entdeckten, dass er Fisch zart macht und konserviert – etwas, was sich jeder zunutze machen kann, der gern Fisch zubereitet und isst: einfach in eine Marinade frische Ingwerstückchen integrieren.

In einer dänischen Studie wird belegt, dass 5 Gramm frischer Ingwer täglich die Anfälligkeit gegen Thrombosen und Schlaganfälle mindert.

In der Rheumabehandlung kann die entzündungshemmende Wirkung des Gewürzes unterstützend genutzt werden: Klinische Studien weisen den Rückgang von Schwellungen und Schmerzen sowie eine Verbesserung der Beweglichkeit bei Arthritisbeschwerden nach.

Die besondere Aufmerksamkcit der Wissenschaftler erregte die chemische Struktur vom Gingerol, einem bereits erwähnten Bestandteil der Pflanze. Diese Struktur ähnelt tatsächlich derjenigen von Aspirin.

Von naturwissenschaftlicher Seite wurde der Ingwer also auf Herz und Nieren geprüft, seine Eigenschaften für die Gesundheit des Menschen wurden bestens erforscht. Daher ist er als arzneilicher Wirkstoff offiziell anerkannt. Das ehemalige Bundesgesundheitsamt (seit 1994 das Bundesinstitut für Arzneimittel- und Medizinprodukte) hat eine Studie herausgegeben, in der seine positiven Eigenschaften aufgeführt sind. Dies bedeutet, dass Ingwer, um als Heilmittel, als Zubereitung, angeboten zu werden, bestimmten, im Deutschen Arzneimittelbuch festgelegten Vorschriften genügen muss. So wird ein gewisser Mindestanteil an ätherischen Ölen gefordert. Wer also beispielsweise Ingwerkapseln kauft, gleich, ob in der Apotheke, im Reformhaus oder Supermarkt, sollte davon ausgehen können, dass die wirksamen Bestandteile der Pflanze auch tatsächlich darin enthalten sind.

Es gibt Ingwer in besonders zahlreichen Variationen:

- als frisches Rhizom,
- als frischer Presssaft,
- als ätherisches Öl,
- getrocknet, auch als Pulver,
- kandiert,
- in Essig oder Sirup eingelegt. (Vorsicht, er kann mit unerwünschten Beigaben wie Farbstoffen und Konservierungsmitteln versehen sein.)

Noch etwas Exotisches: Indianische Schamanen in Südamerika verwenden eine Mischung aus Ingwer und Tabak, um einen veränderten Bewusstseinszustand zu erlangen. Sie tragen die Mixtur auf ihre Augenlider auf, damit sie die Geister des Waldes wahrnehmen können. Das schreibt der Ethnopharmakologe Dr. Christian Rätsch in seiner *Enzyklopädie der psychoaktiven Pflanzen*. Er fügt hinzu, dass Ingwerextrakte deutliche Effekte auf das zentrale Nervensystem haben. Ob sie allerdings Halluzinationen auslösen können und, wenn ja, welche Dosierungen dafür notwendig sind, sei fraglich. Weit verbreitet sei Ingwer jedoch allenthalben als Aphrodisiakum.

Anwendungen

Ingwerrhizome können in ungeschältem Zustand mit Küchenpapier umwickelt und im luftdicht verschlossenen Behälter im Gemüsefach des Kühlschranks gelagert werden. So halten sie sich bis zu 4 Wochen lang.

Man kann versuchen, Ingwer im Blumentopf selbst zu kultivieren. Dafür wird ein Rhizom in Stücke geschnitten und mit der Schnittfläche nach unten so in Blumenerde gesteckt, dass oben noch ein Stückchen herausschaut. In einem warmen Raum mäßig feucht halten.

Frischer, geschälter Ingwer lässt sich reiben oder mit einem scharfen Messer in kleine Würfel zerkleinern. Eine geringe Menge davon, immer wieder über den Tag verteilt gelutscht und gekaut, wirkt ganz wunderbar gegen eine Erkältung, die sich ankündigt oder schon ausgebrochen ist. Diese Maßnahme hilft, die Angelegenheit »auszuschwitzen«.

Apropos: Ein Saunaaufguss mit dem ätherischen Öl vom

Ingwer stimuliert die Abwehrkräfte und wirkt mental anregend.

Ingwer hilft wie gesagt auch (vorbeugend) gegen Reisekrankheit und Magen-Darm-Probleme. Zu diesem Zweck kann man sogar kandierten Ingwer nehmen, der köstlich schmeckt. Überhaupt hat Ingwer ein tolles Aroma, er ist allerdings wirklich scharf und kann die Mundhöhle reizen. Einigermaßen sanft wirkt ein Ingwertee, besonders wenn er nicht zu lange zieht, dann auf lauwarm abgekühlt und mit Honig gesüßt, eventuell noch mit frisch gepresstem Zitronensaft aufgepeppt wird.

Ingwertee

Für 1 Becher Ingwertee erhitzen Sie etwa 6 dünne Scheiben eines geschälten Rhizoms in der entsprechenden Menge Wasser und lassen sie kurz ziehen. Je länger der Ingwer zieht, umso schärfer wird das Getränk. Eine etwas größere Menge davon in der Thermoskanne mit sich geführt, kann ein hilfreicher Begleiter an kalten Tagen sein, denn es wärmt besonders effektiv. Es beugt vor beziehungsweise hilft gegen Erkältungen, Magen-Darm-Beschwerden, einen überfüllten

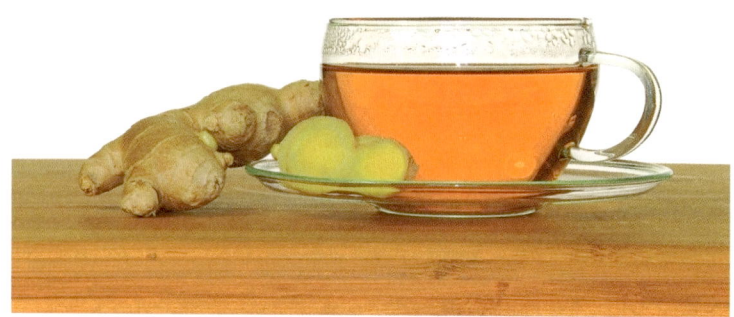

Magen, Übelkeit, Menstruationsbeschwerden, Reisekrankheit. Ungesüßt und ohne Beigabe von Zitrone eignet sich der Tee auch zum Gurgeln gegen Halsschmerzen.

Die doppelte oder dreifache Menge dieses Tees (ungesüßt!) kann als Badezusatz gegen rheumatische Beschwerden verwendet werden.

Eine etwas andere Variante des Ingwertees folgt nun. Diese Zubereitung wird für die Behandlung von juckenden Hautstellen empfohlen, auf denen sich ein Pilz breitgemacht hat. Im Ingwer sind 24 unterschiedliche pilzbekämpfende Substanzen enthalten!

Etwa 30 Gramm Ingwerrhizom schälen und zerkleinern, in ½ Liter kochendes Wasser geben, 20 Minuten lang nur ziehen lassen, nicht kochen.

Mit einem Wattebausch auftragen. Eventuell später die Haut mit einem Pflanzenöl, zum Beispiel Mandelöl, oder einer milden Lotion beruhigen.

Mit der Zubereitung können Sie auch Umschläge gegen eine entzündete Arthrose machen. Und Sie können sie in eine Badewanne mit heißem Wasser geben und darin ein linderndes Bad nehmen, wenn Muskel-, Glieder- oder rheumatische Schmerzen Sie plagen. Das Ganze wirkt auch gegen Pilze auf der Haut oder auf den Schleimhäuten.

Ingwer verzehren

Bei diesem Gewürz sind die Grenzen zwischen Heilkraft und Genuss fließend. Das heißt, man tut mit dem Verzehr beidem einen Gefallen, der Gesundheit und dem Bedürfnis danach, etwas Leckeres zu sich zu nehmen.

In den Tropen werden junge Ingwersprossen als Gemüsedelikatesse gegessen. In Essig eingelegten Ingwer serviert man in der japanischen Küche zu Sushi, und zwar unter dem Namen »Gari«. Wenn Sie hier bei uns Gari im Gläschen kaufen, sollten Sie unbedingt darauf achten, dass keine unerwünschten Zusatzstoffe enthalten sind.

Auch in der hiesigen Küche kann man mit Ingwer sehr viel anfangen. Zum Beispiel schmeckt es ausgezeichnet, wenn Sie einige dünne Scheiben geschälten Ingwers in den Kaffeefilter legen und das Kaffeepulver darauf füllen, bevor Sie alles mit heißem Wasser übergießen. Ein bisschen gemörserter Kardamom, gemahlener Zimt, gemahlene Nelken passen zusätzlich hervorragend in einen Gewürzkaffee.

Aus einem einfachen Gemüsegericht wie zum Beispiel gekochten Karotten macht Ingwer etwas Besonderes: entweder geschältes und kleingeschnittenes Rhizom gleich ins Kochwasser geben oder in feine Würfel schneiden und leicht in Butter, Ghee oder Öl anbraten, mit den gekochten Karotten vermischen und durchziehen lassen.

In einem Eintopfgericht, sogar im Linseneintopf mitgekocht, bringt ein Stück Ingwer den besonderen Pfiff. Das Gleiche gilt für Kompott, zum Beispiel aus Äpfeln, Birnen oder Trockenobst. Ein solches Dessert, noch warm und mit einem Schuss kalter flüssiger Sahne angeboten, ist eine einfache, aber raffinierte Köstlichkeit, die Körper, Geist und Seele guttut.*

---

* Bei den »Anwendungen« im Kapitel über Zimt finden Sie ein Grundrezept für Gemüsecurry. Dahinein passt Ingwer auch ganz wunderbar. Er wertet ein Gemüsecurry geschmacklich und gesundheitlich noch einmal auf. Das Gleiche gilt für Kurkuma.

➤ EXTRA: Kurkuma gegen Demenz

Kurkuma, ebenfalls ein Rhizom, ist eine enge Verwandte des Ingwers. Bei ihr handelt es sich um eins der wenigen Gewürze, die auch in gemahlener Form aufbewahrt werden dürfen und trotzdem ihre gesundheitlich wirksamen Eigenschaften lange behalten.

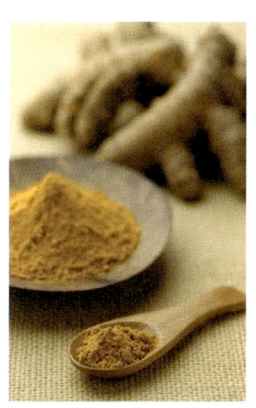

Kurkuma verfügt über eine außergewöhnliche und intensive Färbekraft, die Farbe ist Gelborange. Sie wird als Bestandteil von zahlreichen Currygewürzmischungen, Senf und vielem anderen verwendet.

Verschiedene Institute überall auf der Welt haben in den vergangenen Jahren das breite Wirkungsspektrum vom Curcumin untersucht, das auch Träger der Farbe ist. (Das Wort sollte nicht mit »Cumin« oder »Cumarin« verwechselt werden.)

Wie *Die Zeit* in ihrer Ausgabe vom 22. Oktober 2010 berichtet, hat das Bundesforschungsministerium einen Verbund von Universitäten und Firmen mit 1,5 Millionen Euro unterstützt, damit sie den bereits bekannten Heilkräften der Kurkuma noch weiter auf den Grund gehen. Es wurde nämlich bewiesen, dass Curcumin nicht nur den Cholesterinspiegel senkt und gegen Entzündungen wirkt, sondern zudem das Wachstum von Tumoren bremsen und die Entstehung von Demenz und der Alzheimer-Krankheit verzögern kann. Jetzt wird daran gearbeitet, Curcumin mit Hilfe spezieller Transportvehikel effektiver durch den Darm und ins Blut schleusen zu können und auf dieser Basis bestimmte »Functional-Food«-Produkte zu entwickeln. Weil anders als beim Ingwer

und den übrigen Gewürzen die Würzkraft und der Eigengeschmack von Kurkuma nur schwach ausgeprägt sind, kann
man das Pulver ganz einfach Senf, Tomatensoße und anderem Pikantem hinzufügen und so in den Genuss der segens-
reichen Wirkungen kommen.

Kamille

Lateinischer Name: Chamomilla matricaria. Der erste Teil des Namens stammt vom griechischen *chamaimēlon*, gebildet aus *chamai* (»niedrig, am Boden«) und *mēlon* (»Apfel«). Die Bezeichnung »Apfel« bezieht sich auf den entsprechenden Blütenduft; *matricaria* leitet sich vom lateinischen Wort für »Gebärmutter, Stammmutter« her, *matrix*, und verweist auf die

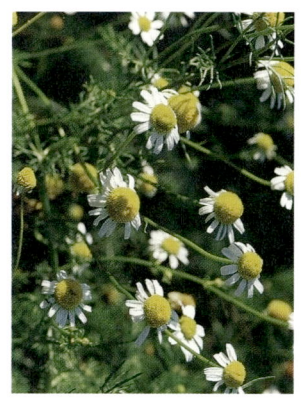

Verwendung der Pflanze in der Frauenheilkunde.

Was ist es? Ein einjähriger Korbblütler (Asteraceae). Dies ist die am meisten verbreitete und verwendete von rund fünfzig Kamillenarten. Einige von ihnen sind mehrjährig. Und einige von ihnen sind gar nicht oder nur eingeschränkt medizinisch zu verwenden.

Wächst gern: auf fruchtbaren feuchten Böden. Sie überlebt aber auch unter weniger günstigen Bedingungen, beispielsweise findet man sie an Wegrändern. Sie bevorzugt die Sonne und blüht von Mai bis August.

Was verwendet man? Die Blüten. Sie sollten kurz vor dem Aufblühen geerntet werden, dann enthalten sie das meiste ätherische Öl. Am besten pflückt man sie morgens an einem sonnigen Tag, trocknet sie auf einem ausgespannten Tuch und wendet sie mehrmals täglich. Die Blüten selbst genau wie viele unterschiedliche Zubereitungen aus Kamillenblüten sind aber auch in der Apotheke und im Fachhandel erhältlich.

Heilende Wirkung: Die Bandbreite ist erstaunlich – entzündungshemmend, antibakteriell, pilzhemmend, menstruationsfördernd, krampflösend, fiebersenkend, wundheilend, erweichend, beruhigend, desodorierend, antibakteriell, das Gewebe regenerierend, den Hautstoffwechsel fördernd. Die Kamille gilt als natürliches Antibiotikum. Ihre Kraft ist so stark, dass sie der von Cortison nahekommt. Kamille wirkt innerlich gegen Magen-Darm-Beschwerden, Reisekrankheit, Erkrankungen von Leber und Galle, generell gegen Schmerzen, auch Menstruations- und Nervenschmerzen. Äußerlich gegen Haut- und Schleimhauterkrankungen, Hämorrhoiden, chronische Wunden wie Dekubitus, Brandverletzungen, gegen Entzündungen im Hals und im Mund. Als Dampfbehandlung bei Erkrankungen der Gesichtshaut sowie bei Halsschmerzen, Husten und Schnupfen.

Das ätherische Öl wird durch Wasserdampfdestillation hergestellt und enthält vor allem das entzündungshemmende Chamazulen, das für die überraschende Blaufärbung verantwortlich ist. Es besitzt vielfältige heilende Eigenschaften und wirkt mild, deswegen eignet es sich auch ganz besonders für Kinder; es weist alle Eigenschaften auf, die bei der Blüte genannt wurden, man kann es gegen Muskelschmerzen, Verbrennungen, kleine Wunden, Akne, Ekzeme und Windelausschlag einsetzen (nur äußerlich).

Es gibt auch eine homöopathische Zubereitung (Chamomilla), die vor allem gegen nervöse Beschwerden, akute Schmerzen und in der Kinderheilkunde verordnet wird. Sie lindert effektiv Zahnungsbeschwerden.

Gut zu wissen

- Bei Allergien gegen Korbblütler und/oder speziell gegen Kamille darf man die Pflanze natürlich nicht verwenden.
- Nicht in die Augen gelangen lassen.
- Das ätherische Öl der Kamille kann die Wirkung homöopathischer Medikamente abschwächen. Daher sollte man es möglichst nicht parallel zu deren Einnahme verwenden.

Porträt

Wie eine kleine Sonne sieht die Blüte aus. Daher weihten die alten Ägypter die Kamille ihrem Sonnengott Re oder Ra. Die nordischen Völker schrieben sie und das ähnlich aussehende Gänseblümchen, das übrigens ebenfalls eine kraftvolle Heilpflanze ist, ihrem Sonnengott Baldur zu. Für den antiken Arzt Galen alias Galenos von Pergamon (circa 129–200) war die Kamille ein Universalheilmittel gegen viele »Gebresten«. Der große Botaniker Hieronymus Bock (1498–1554) formulierte ganz ähnlich: »Es ist bei allen Menschen kein breuchlicher kraut in der artznei als eben chamillenblumen / denn sie werden zu beinahe allen presten [Gebrechen] gebraucht.«

Andere Namen für die Pflanze lauten Deutsche Kamille, Hermel, Mägdeblume, Kummerblume, Kindbettblume und Mutterkraut.

Die Kamille gehört zu den »Johanniskräutern«. Zusammen mit Arnika, Beifuß, Eisenkraut, Holunder, Wildem Thymian und selbstverständlich dem Johanniskraut selbst band man sie zu Sträußchen. Die wurden in der Johannisnacht am 24. Juni mit dem Wunsch nach prophetischen Träumen unters Kopfkissen gelegt. Sträußchen nur aus Kamille hängte man Kindern übers Bett, denn die Menschen glaubten an die schützenden Eigenschaften der Blüten.

Der Duft vertreibt Bienen, weswegen es keinen Kamillenhonig gibt. Aber mit Honig gesüßter Kamillentee ist eine wunderbare, entzündungswidrige Angelegenheit und wirkt beispielsweise gegen Hals- und Bauchschmerzen.

Heute werden pro Tag auf der ganzen Welt etwa eine Million Tassen Kamillentee getrunken, und zwar aus den unterschiedlichsten Gründen: weil der Geschmack angenehm ist, weil der Tee an sich und überhaupt guttut, weil er gegen Stress wirkt und weil eigentlich jeder weiß, dass es sich bei ihm um eine sanft wirkende, vielseitige Medizin für Körper, Geist und Seele handelt. Wenn es mal nicht so gut läuft, kann eine Tasse Kamillentee bestimmt nicht schaden.

Es heißt, dass der Sänger und Komponist Udo Jürgens vor seinen Konzerten Kamillentee trinkt, um sich in Stimmung zu bringen. Ob das wahr ist, weiß keiner ganz genau, aber es ist eine schöne Legende.

Im Jahr 2010 wurden allein in Deutschland über 4000 Tonnen Kamille geerntet, nur ein Teil davon allerdings in Bio-Qualität. Nach der Pfefferminze ist sie hier bei uns das beliebteste Teekraut. Außer Deutschland sind Ungarn, Spanien, Ägypten und die Türkei die weltweit wichtigsten Anbaugebiete. Ursprünglich stammt die Pflanze aus Vorderasien sowie Süd- und Osteuropa. Heute wird sie in ganz Europa und Nordamerika kultiviert, außerdem in Australien. Weil ihr »Wildwuchs« von der modernen Landwirtschaft weitgehend verdrängt wurde, ist sie überwiegend in Kulturen anzutreffen.

Die Echte Kamille hat einen innen hohlen Blütenboden. Der verströmt, wenn man ihn mit den Fingern zerreibt, einen Apfelduft. Anders die Hundskamille, mit der sie häufig verwechselt wird. Diese ist nicht so heilkräftig wie die Echte Kamille, und sie enthält noch dazu allergene Substanzen. Sie riecht scharf und streng und hat einen kräftigeren Wuchs.

Die Kamille ist wohl die bekannteste und in der Volksheilkunde am häufigsten eingesetzte Arzneipflanze. Man kann etwa sechzig Zubereitungen davon in der Apotheke, der Drogerie und im Kräuterfachhandel kaufen. Die Wirkung wurde sehr gut wissenschaftlich belegt, so zeigen sich sogar strenge Schulmediziner von dieser Heilpflanze begeistert. Im Moment laufen Untersuchungen, ob Kamille gegen Krebs wirkt, die Ergebnisse liegen aber noch nicht vor.

Anwendungen

Kamillentee wirkt, wenn man ihn trinkt, gegen Blähungen, Bauch- und Menstruationsschmerzen ebenso wie gegen Nervosität, Einschlafschwierigkeiten und Erkältungen. Auch Tiere profitieren davon, bei Magen-Darm-Beschwerden kann man ihn verdünnt zum Trinken anbieten. Umschläge auf verbrannter, verletzter, entzündeter, juckender Haut wirken hier genauso wie beim Menschen.

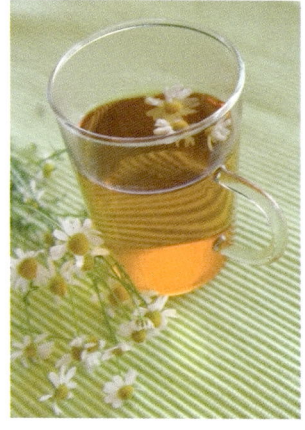

Kränkelnden Zimmerpflanzen tut ein bisschen Kamillentee im Gießwasser gut.

Bei Entzündungen im Mund und im Hals kann mit Kamillentee gegurgelt werden. (Beachten Sie in diesem Zusammenhang auch die Anwendungen im Kapitel über Heilerde.)

Äußerlich angewandt, lassen sich mit Kamillentee juckende Stellen auf der Haut und an den Schleimhäuten behandeln, zum Beispiel per Sitzbad, wenn nach Antibiotikagaben der Intimbereich entzündet ist und juckt. Das wirkt auch gegen Hämorrhoiden beziehungsweise gegen das Jucken und die Schmerzen, die sie verursachen.

Mit Hilfe einer Einmalspritze sind Vaginalspülungen mit Kamillentee möglich. Man kann ihm einen Schuss Bio-Apfelessig hinzufügen, das verstärkt den Effekt.

Bei Candidainfektionen im Genitalbereich können Bäder und Waschungen mit Kamillentee eine medikamentöse Therapie unterstützen. Gegen Candidainfektionen im Mund hilft Gurgeln mit Kamillentee.

Fuß- oder Handbäder mit Kamillentee lassen Nagelbettentzündungen schneller abklingen und lindern die unangenehmen Schmerzen. Anschließend kann man sie mit Kamillensalbe oder einer anderen Salbe versorgen beziehungsweise Salbenverbände anlegen.

Kamille wirkt leicht austrocknend, daher sollte die Haut nach einer Behandlung mit einem neutralen pflanzlichen Öl oder einer Lotion gepflegt werden. Dieser Effekt kann aber auch erwünscht sein, zum Beispiel bei nässenden Wundflächen. Fettige Gesichtshaut freut sich über ein Kamillendampfbad: nach der gründlichen Reinigung der Haut durchführen, die Haut hinterher trotzdem eincremen. Ein solches Dampfbad tut, wie gesagt, auch bei einer Erkältung sehr gut, es macht die Nase frei und lindert Halsschmerzen.

Ein frisch gewaschenes Gästehandtuch oder mehrere Lagen Kosmetiktuch oder Küchenkrepp mit Kamillentee ge-

tränkt, mit einem Handtuch abgedeckt auf den Bauch gelegt, eine angenehm temperierte Wärmflasche darauf und
½ Stunde lang entspannt hingelegt – das ist eine schnell ge-
machte, höchst effektive Therapie gegen Verdauungs- und
Menstruationsbeschwerden, Bauchkrämpfe und nervöse
Unruhe. Die Kombination der Wirkstoffe mit der Wärme
bring's: Stoffwechsel und Organfunktionen werden unterstützt, die Durchblutung wird gefördert.

Der Aromatherapieexperte Axel Meyer empfiehlt das
ätherische Öl der Kamille für die Duftlampe, wenn jemand
missmutig, nervös und angespannt ist. Kindliche Wutanfälle
können seiner Erfahrung nach auf diese Weise abgemildert
werden.

Um zahnenden Babys Linderung zu verschaffen, kann
man 2 bis 3 Tröpfchen Kamillenöl, eventuell zusätzlich 1 bis
2 Tröpfchen Lavendelöl auf einen mit kaltem Wasser be-
feuchteten sauberen Waschlappen träufeln und um den Kie-
fer des Kleinen legen. Man sollte ihn nicht länger als 4 bis
5 Minuten lang liegen lassen. Wenn das Kind es mag und verträgt, kann man diese Behandlung mehrfach am Tag durchführen.

Kamillenmaske für die Haut

Diese einfach herzustellende Maske tut der Gesichtshaut
gut, wenn sie zu viel Sonne abbekommen hat, aus einem anderen Grund gereizt ist oder einfach bloß ein bisschen ver-
wöhnt werden will.

Vermischen Sie 1 Esslöffel voll flüssigen Imkerhonig mit
2 Tropfen ätherischem Öl von der Kamille. Tragen Sie die
Mischung mit den Fingerspitzen auf die gereinigte Gesichtshaut auf. Sparen Sie dabei die Augenpartie aus. Spülen Sie
die Maske nach 5 bis 10 Minuten mit warmem Wasser ab

und cremen Sie sie ein, eventuell erst mit Aloe-vera-Gel, gefolgt von Ihrer normalen Gesichtscreme.

Kamillentee eignet sich übrigens sehr gut dafür, eine Maske aus Heilerde anzurühren (siehe das Kapitel über Heilerde).

Knoblauch

Lateinischer Name: Allium sativum. *Allium* ist das lateinische Wort für »Lauch« und »Knoblauch«. Die Herkunft ist unbekannt, wahrscheinlich stammt es aus einer Sprache Süditaliens. *Sativus*, ebenfalls aus dem Lateinischen, bedeutet »gesät« oder »angepflanzt«, was besagt, dass es sich hier um eine alte Kulturpflanze handelt.

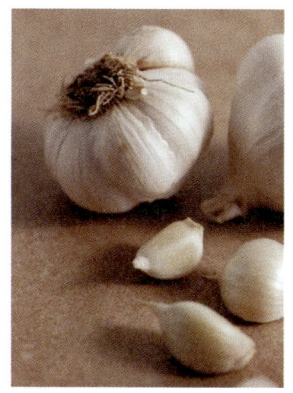

Was ist es? Eine Zwiebel aus der Familie der Lauchgewächse (Alliaceae), meist einjährig. Es handelt sich sowohl um ein Gemüse als auch um ein Gewürz. Knoblauch ist mit der Lilie verwandt.

Wächst gern: an offenen, sonnigen Standorten mit leichtem und durchlässigem Boden. Die Kultur ist einfach und in jedem Garten zu bewerkstelligen: Man zerlegt eine Knolle in Zehen, entfernt die papierartige Haut und pflanzt sie einzeln ein. Innerhalb einiger Monate wächst aus jeder Zehe eine neue, vollständige Knolle.

Was verwendet man? Zum einen die geschälten Zehen der Zwiebel des frischen, »grünen« Knoblauchs. Er schmeckt mild und muss schnell verbraucht werden. Zum anderen die geschälten Zehen des getrockneten Knoblauchs. Am besten die Zehen nicht pressen, sondern klein schneiden, so entfalten sich die Heilkräfte am besten. Es gibt getrockneten Knoblauch auch geräuchert, was eine tolle Idee für die Verwendung in der Küche ist, für medizinische Zwecke eignet sich diese Variante aber nicht oder nur am Rande.

Heilende Wirkung: Ganz gleich, woran jemand erkrankt ist, der Verzehr von »original« Knoblauch oder von Knoblauchdragees, auch die Anwendung von Zäpfchen unterstützt auf jeden Fall den Genesungsvorgang. »Knofi« stärkt die Abwehrkräfte, er entgiftet und hemmt Entzündungen. Enthalten sind die Vitamine A, B und C. Es handelt sich um ein natürliches und absolut nebenwirkungsfreies Antibiotikum. Auch senkt Knoblauch den Blutdruck, den Blutfettspiegel und wirkt gegen Arteriosklerose und Gefäßerkrankungen. Er beugt Herz-Kreislauf-Erkrankungen vor, verbessert die Fließfähigkeit des Blutes, lindert chronische Magen-Darm-Leiden, aktiviert die Schilddrüse und schützt die Leber.

Menschen, die viel Knoblauch essen, leiden nachweislich seltener an Hüftarthrose. Britische Forscher haben entdeckt, dass der Inhaltsstoff DADS Enzyme unterdrückt, die beim Entstehen von Hüftarthrose eine Rolle spielen.

Knoblauchöl ist eins der stärksten antiseptischen ätherischen Öle und nimmt daher in der Aromatherapie einen besonderen Platz ein. Wegen des eher unangenehmen Geruchs wird es fast nie äußerlich, sondern überwiegend innerlich in Form von Kapseln oder Zäpfchen gegen Nasennebenhöhlenentzündungen, Katarrh oder Bronchitis, auch gegen Blasen- und Nierenentzündungen und Akne angewandt. Gegenüber synthetischen Antibiotika hat Knoblauchöl den Vorteil, dass es die Darmflora nicht schädigt, außerdem, dass es nicht zu einem Gewöhnungseffekt führt. Es erhöht die Abwehrkräfte gegen alle Arten von Infektionen. Auch gegen Parasiten wirkt es. Es löst Stauungen, entgiftet, beeinflusst Blut und Kreislauf positiv und empfiehlt sich bei zu hohem Blutdruck und Cholesterinspiegel.

Es gibt vom Knoblauch ein Homöopathikum, Allium sativum, das besonders gern gegen Verdauungsstörungen, Rheumatismus, Muskel- und Gliederschmerzen eingesetzt wird, auch gegen Abbauerscheinungen und vorzeitiges Altern.

Porträt

Schon im alten Rom gab's wegen des Geruchs von Knoblauch Stunk. Menschen, denen man den Verzehr durch ihre Ausdünstungen anmerkte, wurden abgewertet, sogar rassistisch beschimpft. Bis heute ist diese Art von störender Duftmarke das stärkste Argument gegen die Verwendung der kraftvollen Heilpflanze. Leider sind es ausgerechnet die heilenden Wirkstoffe im Knoblauch, die für sein spezielles Odeur sorgen. Präparate, die ihn erst in tieferen Darmabschnitten freisetzen, bannen die Fahne aus dem Mund, aber der Geruch wird auch durch die Hautporen abgegeben. So ist besonders sorgfältige und intensive Körperpflege angesagt.

Sonst gibt es im Grunde nur Positives zu vermerken. Der Erste, der mit modernen Methoden die medizinische Wirkung untersuchte, war Louis Pasteur im Jahr 1858. Er fand heraus, dass das im Knoblauch enthaltene Sulfid Allicin nicht nur für den unverwechselbaren Geruch verantwortlich ist, sondern auch für die antibiotische Wirkung. Sogar in niedrigen Dosen unterdrückt Allicin das Wachstum von Bakterien, Hefen und Pilzen. Allicin wirkt ganz ähnlich wie Penicillin, doch ohne dessen Nebenwirkungen zu zeitigen. Diese Entdeckung ist eine Sensation, denn sie kann sich für solche Patienten als gesundheits- und lebensrettend erweisen, die synthetische Antibiotika nicht vertragen.

Die tolle Knolle wurde zur Heilpflanze des Jahres 1989 erklärt. Bis heute wurde sie naturwissenschaftlich so gründlich durchleuchtet, dass Knoblauchpräparate zu den offiziell medizinisch anerkannten pflanzlichen Heilmitteln gehören.

Hier ein bemerkenswertes Detail: Durch ihre papierartig anmutende Verpackung der einzelnen Zehen sind die enthaltenen gesundheitlich wirksamen Substanzen ideal geschützt. Das geruchlose Alliin und das Enzym Alliinase sind darin getrennt untergebracht. Erst wenn man eine Zehe zerdrückt, stark erhitzt oder am besten klein schneidet, kommt beides zusammen, und Allicin sowie Ajoen entstehen. Der Dreiklang Alliin, Allicin und Ajoen ist in der Natur einzigartig. Alliin hemmt zahlreiche Enzyme, die sonst den Blutfettspiegel nach oben treiben würden, sodass es erst gar nicht zur Synthese von Cholesterin kommen kann. Allicin, das wie gesagt das Wachstum von Bakterien, Pilzen und Hefen unterdrückt, soll zu allem anderen auch noch das Wachstum von Krebszellen hemmen. Dabei sollen auch weitere im Knoblauch vorhandene Schwefelverbindungen eine Rolle spielen.

Ajoen wird in der Pflanze aus dem Allicin gebildet. Es ähnelt in seiner Wirkung dem Aspirin. Ajoen kann Blutgerinnungsvorgänge in den Arterien und das Risiko von gefährlichen Arterienverschlüssen in Herz, Lunge und Gehirn herabsetzen. Die Senkung des Herzinfarktrisikos wurde in mehreren klinischen Studien nachgewiesen.

Wissenschaftler beim Institut Pasteur in Paris stellten fest, dass Menschen sich nach dem Genuss von Knoblauch besser fühlten. Stimmung und Serotoninspiegel stiegen an. Serotonin ist eine neurochemische Verbindung im Gehirn, die Angst, Schmerz, Stress, Schlafverhalten und Erinnerungsvermögen beeinflusst. Eine höhere Serotoninproduktion, wie sie durch den Verzehr von Knoblauch verursacht wird, kann also stresslindernde, beruhigende und antidepressive Effekte haben.

Hier detailliert die wichtigsten medizinischen Wirkungen:
Knoblauch unterstützt die Therapie und wirkt vorbeugend
gegen Akne, Amöbenruhr, Angina pectoris, Arteriosklerose,
Asthma bronchiale, Bluthochdruck, Bronchitis, Darment-
zündung, Durchblutungsstörungen, Durchfall, Erkältungen,
Gallenleiden, geschwächtes Immunsystem, Gicht, grippale
Infekte, Herzinfarkt, Koliken, Krebs, Lebererkrankungen,
Lungenleiden, rheumatische Beschwerden, Schilddrüsenun-
terfunktion, Schlaganfall, körperliche und seelische Schwächezustände, venöse Beschwerden sowie Parasiten und Verstopfung.

Ursprünglich stammt der Knoblauch offenbar aus Zentralasien. Schon die Sumerer liebten ihn. In Ägypten kräftigten
sich die Pyramidenbauer mit einer täglichen Dosis davon, in
Griechenland die Olympioniken. Hippokrates heilte damit
Lungenkrankheiten. In der indischen Medizin war und ist er
ein Kräftigungs- und Entschlackungsmittel. Die Germanen
schätzten ihn als Gewürz und als Medizin. Karl der Große
befahl, ihn großflächig anzubauen.

Der deutsche Name stammt aus dem Althochdeutschen
und bedeutet »zerklüftete Zwiebel«. Ein Volksname lautet
»Gruserich«.

Knoblauch soll gegen allerlei Unbill schützen, den bösen
Blick, Vampire, Schlangen, gefährliche Blitze und generell
»die Kräfte des Bösen«. So hängte man in früheren Zeiten
Bündel davon in und an Wohnhäusern auf.

Es gibt ihn in vielen Variationen, weiß, rotschalig, grünlich, braun, violett, als Riesenknoblauch und so weiter. Unter
den Bezeichnungen »Monobulbo agliaceo«, »Garlicky Single
Bulb« oder »Knoblauchartige Solo-Knolle« kann man hierzu-
lande seit geraumer Zeit auch Knoblauch kaufen, der nicht

in Zehen unterteilt ist. Die Bezeichnung »Solo-Knolle« oder »Solo-Zehe« trifft's also genau. Manchmal lautet der Name dieses kompakten Kraftbolzens auch »Thai-« oder »Chinesischer Knoblauch«. Er erfreut sich steigender Beliebtheit, denn man erspart sich bei seiner Verwendung das Schälen kleiner Zehen.

Verwandt ist der Knoblauch mit dem Bärlauch, der viele Vorteile des Knofis auf sich vereinigt, bloß geringer dosiert. Und Bärlauch steht nur im Frühling für eine kurze Zeit zur Verfügung.

Außerdem besteht eine Verwandtschaft zur Zwiebel und wie erwähnt, man lese und staune, zur Lilie, denn er gehört zur Gattung der Liliengewächse.

Schon den antiken Völkern war Knoblauch als Potenzmittel bekannt. Heute macht er als »natürliches Viagra« von sich reden. Seine phytoöstrogenen Wirkstoffe steigern die Lust.

Isabel Allende schreibt in ihrem Buch *Aphrodite* über den Knoblauch, er sei eine heilige, erotische, medizinisch wirksame, kräftigende Pflanze. Die chemische Substanz, die den Geruch des Knoblauchs verursacht, sei auch in den intimen weiblichen Absonderungen vorhanden. Und: »Seit undenklichen Zeiten ist er als Aphrodisiakum gebraucht worden. Die einzige Bedingung ist, wie bei der Zwiebel, dass beide Liebende ihn essen, weil der Geruch sogar die Haut durchdringt.«

Anwendungen

Wer alle Mitmenschen, nicht nur die geliebten, vor seiner Knofifahne schützen möchte, isst gleichzeitig Ingwer, eine eingelegte Gurke, einen Apfel, etwas Joghurt. Er kaut eine Kaffeebohne, Kardamomsamen, eine Gewürznelke, frische

Petersilie. Er trinkt eine Tasse Kaffee, ein Glas Milch oder ein Glas Rotwein. Und vielleicht verwendet er zusätzlich ein angenehmes Parfum oder Rasierwasser. Damit dürfte lästernden Mitmenschen schon im Vorhinein der Wind aus den Segeln genommen sein.

Damit der Knoblauch seine medizinischen Wirkungen entfalten kann, muss er regelmäßig in Mengen von etwa 4 Gramm täglich verzehrt werden. Das entspricht etwa 1 bis 2 kleinen Zehen. Wer mehr davon essen möchte, kann sich auf bis zu dreimal täglich 1 bis 2 Zehen steigern. Aber Vorsicht, es kann sensible Reaktionen des Darms geben.

Manchmal hilft es, gleichzeitig dieselbe Menge frischen kleingeschnittenen Ingwer einzunehmen und damit den Darm zu beruhigen. Beide Gewürze vertragen sich vom Geschmack und von der Heilkraft her ausgezeichnet.

Damit sich die medizinischen Wirkstoffe entfalten, muss Knoblauch wie gesagt erst geschält werden. Dafür sollte man ein großes Messer flach auf die Zehe legen und sanft mit der Faust auf die Breitseite der Klinge schlagen. So platzt die Schale, und das Entfernen geht ganz einfach. Dann schneiden Sie sehr dünne Scheiben oder winzig kleine Würfelchen, denn so hat Ihr Körper am meisten von den wunderbaren Wirkstoffen. Ein grüner Trieb in der Zehe ist gut, da steckt noch mal eine Extraportion Power drin. Sie sollten möglichst frische Knollen kaufen und sie kühl lagern. Beim Kochen sollte man Knoblauch vorsichtig und schnell andünsten beziehungsweise in nicht zu heißes Fett geben, denn er verbrennt leicht und wird schnell bitter.

Wer frischen Knoblauch nicht gut verträgt oder wem Geruch und Geschmack zuwider sind, der kann auf Dragees (pulverisierte Knoblauchzwiebel) oder Kapseln (ätherisches Öl) zurückgreifen.

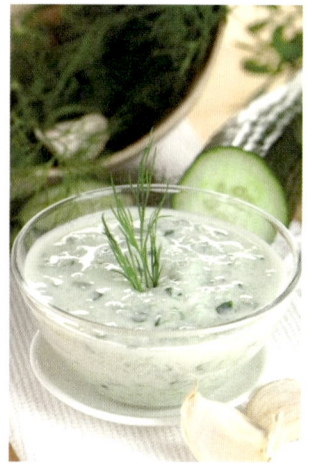

Mit Knoblauch lässt sich in der Küche enorm viel machen, in kalten Gerichten wie Kräuterquark und Tsatsiki ebenso wie in warmen Gerichten. In den »Anwendungen« vom Kapitel über Zimt finden Sie beispielsweise ein Grundrezept für Gemüsecurry, in das verschiedene heilkräftige Gewürze passen, nicht nur Zimt, sondern auch Ingwer, Kurkuma, Knoblauch und andere.

Knoblauchwasser gegen verstopfte Nase

Der folgende Tipp hilft, eine Nasennebenhöhlenentzündung zum Abklingen zu bringen und/oder eine verstopfte Nase wieder freizubekommen. Sie sparen sich so den Kauf eines Nasensprays, das nicht nur teuer ist, sondern noch dazu häufig fragwürdige Ingredienzien enthält.

Schneiden Sie eine kleine geschälte Knoblauchzehe in winzig kleine Würfelchen. Verrühren Sie die Würfelchen mit 4 Teelöffeln Wasser. Ziehen Sie mit einer Spritze oder Pipette ein bisschen von dem Knoblauchwasser auf und geben Sie zweimal täglich einige Tropfen davon in jedes Nasenloch.

Lavendel

Lateinischer Name: Lavandula officinalis, das ist der sogenannte Echte Lavendel. Lavandula latifolia braucht zum
Wachsen ein wärmeres Klima, als wir es in Mitteleuropa gewohnt sind. Es gibt noch andere Lavendelarten. Der botani-
sche Name »Lavandula« soll mit *lavanda* (»was zum Waschen
dient«), dem Gerundivum des italienischen beziehungs-

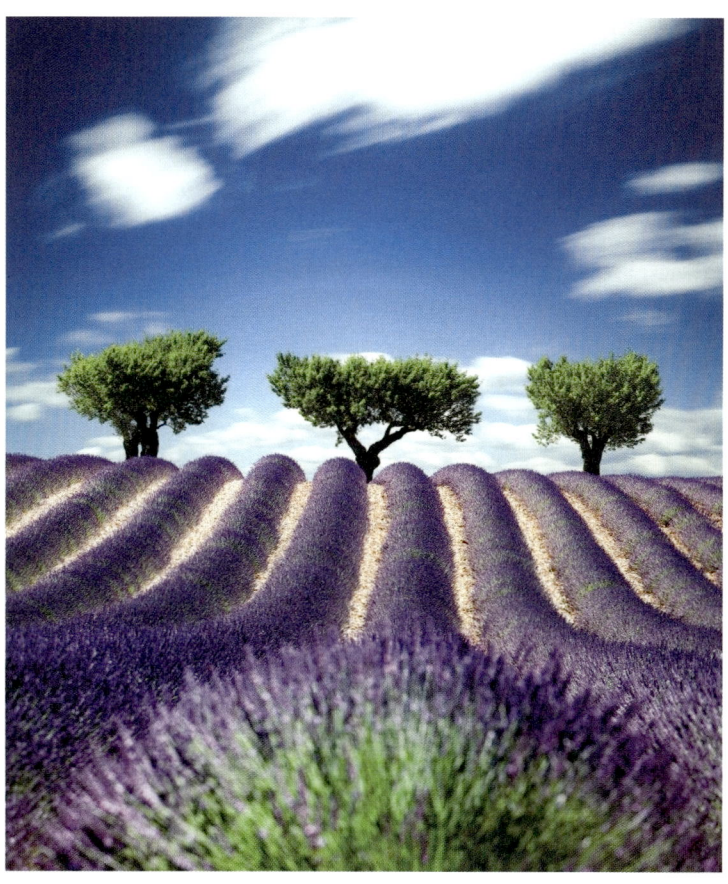

weise lateinischen Verbs *lavare* (»[sich] waschen«), zu tun haben, denn Lavendel wurde schon früher dem Waschwasser für Körper und Kleidung beigegeben. Es gab auch die Schreibweise »Levendula«, was an das lateinische Verb *levare* (»leicht machen, erleichtern«) anklingt. Der Duft beziehungsweise das ätherische Öl besänftigt und vermindert nämlich Krämpfe und Schmerzen, auch seelische Leiden wie Depressionen. *Officinalis* (»offizinell« oder »offizinal«) bedeutet »arzneilich, als Heilmittel durch Aufnahme in das amtliche Arzneibuch anerkannt«. *Latifolia* heißt so viel wie »mit breiten Blättern«.

Was ist es? Ein mehrjähriger, immergrüner, ausdauernder Lippenblütler (Lamiaceae). Es gibt wie gesagt viele Arten davon, einige sind winterhart. Die Farbe der Blüten ist meist violett, manchmal auch weiß, rosa oder grün.

Wächst gern: in der Sonne. Er ist aber robust und gedeiht, wenn er an einen guten Platz gepflanzt wird, sogar in Norwegen. Lavendel mag kalkhaltige Böden, die nicht sauer sind.

Was verwendet man? Die frischen oder getrockneten Blüten beziehungsweise das aus ihnen und den Stängeln hergestellte ätherische Öl. Wenn man die Blüten für Heilzwecke sammeln möchte, schneidet man morgens oder abends (nicht in der Mittagshitze) kurz vor dem Aufblühen die Stängel ab, bindet sie zu Büscheln und hängt sie an einem trockenen, luftigen Ort auf. Wenn sie trocken sind, reibt man die Blütenstände vorsichtig mit den Händen von den Stängeln herunter und bewahrt sie lichtgeschützt auf, am besten im Schraubglas. Man kann Lavendelblüten aber auch in der Apotheke, im Kräuterladen oder Naturkosthandel kaufen.

Selbst wenn sie von Licht geschützt sind, verblasst die Farbe der Blüten. Eine intensive lila Farbe, auf die man zuweilen in Trockenblumensträußen trifft, könnte darauf hinweisen, dass künstlich nachgeholfen wurde.

Heilende Wirkung: Man kann Lavendelblüten essen, sie schmecken absolut köstlich. Sogar einfach über den Verzehr kommt man in den Genuss ihrer Heilkraft. Noch intensiver aber sind die medizinischen Wirkungen, wenn man damit Tee zubereitet, den man trinkt oder als Dampfbad oder auf andere Weise äußerlich anwendet.

Lavendelblüten unterstützen, innerlich angewandt, die Wundheilung, sie wirken gegen Entzündungen, unreine Haut und Schwitzen, gegen Husten, Asthma und Krämpfe. Sie unterstützen die Funktion von Gallenblase und Leber, erfrischen den Atem und reinigen die Mundhöhle. Sie wirken gegen Bakterien, Viren und Pilze und gelten als natürliches Antibiotikum. Sie stärken die Nerven, fördern die Konzentration und beruhigen gleichzeitig.

Aus den frischen Blüten stellt man ein homöopathisches Medikament her (Lavandula), das gegen Erkrankungen des Zentralnervensystems gegeben wird.

Mittels Wasserdampfdestillation wird aus den Blüten und den Stängeln ätherisches Lavendelöl gewonnen. Es duftet frisch, blumig, würzig. Der Inhaltsstoff Linylazetat ist für die beruhigende und entkrampfende Wirkung zuständig. Andere wie Cineol, Campher und Borneol wirken stark pilz- und virentötend sowie antiseptisch, außerdem schmerzlindernd, herzstärkend, durchblutungsfördernd, desodorierend, entgiftend und narbenbildend. Lavendelöl gehört zu den wichtigsten, im Grunde unentbehrlichen Ölen in der Aromatherapie. Es ist noch gebräuchlicher als die frischen und getrockneten Blüten selbst. Als natürliches Antibiotikum und Universalheilmittel gehört es, wenn man es verträgt, in jede Haus- und Reiseapotheke. Weil es als hervorragendes Hautantiseptikum wirkt, besonders bei Schnitt- und Brandverletzungen, aber auch bei Insektenstichen und kleineren Entzündungen, kann man mit einem direkten Aufträufeln schnelle und durchgreifende Effekte erzielen. Das Wachstum neuer Hautzellen wird auf diese Weise gefördert. Und noch etwas Tolles: Diese direkte Anwendung ist kaum schmerzhaft.

Außerdem hilft das Öl gegen Übelkeit, Koliken, Nasennebenhöhlenentzündung, Erkältung, Husten, Hals-, Kopf- und Muskelschmerzen, Harnwegsinfektionen, Regelbeschwerden und Pilze.

Im seelischen Bereich beruhigt und harmonisiert Lavendelöl. Es entspannt, hilft beim Einschlafen, entlastet den Kreislauf und regeneriert. Man kann es gegen Angst und Depressionen einsetzen. Besonders eignet es sich auch für Kinder. Es ist, zusammen mit Orangen- und Zitronenöl, Bestandteil der Mischung »Dufte Schule«, die erfolgreich gegen Lernunlust, Motivations- und Konzentrationsschwäche verwendet wird (mehr dazu im »Porträt« zur Zitrone).

Porträt

Zum Einstieg ein Beispiel dafür, wie Lavendel auf ganz neue und zeitgemäße Weise eingesetzt wird: Bekanntlich sollen Laien ätherische Öle ja nur äußerlich anwenden. Seit dem Sommer 2010 gibt es allerdings ein rezeptfrei verkäufliches, in der Apotheke erhältliches Medikament namens Lasea, das geschluckt gegen Stress und Angstzustände empfohlen wird. Dabei handelt es sich um das Öl vom schmalblättrigen Arzneilavendel (Lavandula angustifolia) aus der französischen Haute-Provence, abgefüllt in kleine Kapseln. Täglich eine

Kapsel soll mit reichlich Wasser eingenommen werden. Sie löst sich im Magen auf, die Inhaltsstoffe des Lavendelöls gelangen über den Dünndarm ins Blut und können dann ihre Wirkung entfalten.

Der Filialleiter einer Münchner Apotheke, dreißig Jahre alt, berichtet, dass er vor seinen Prüfungen im Studium enorm stressbelastet gewesen sei und an Schlafstörungen litt. Damals habe er mit selbstgemixten Tees und mit Kombinationspräparaten aus Hopfen, Baldrian und Passionsblume gegenzusteuern versucht. Das habe auch ein bisschen etwas gebracht. »Allerdings merkte ich, dass die Wirkung nicht ausreicht«, sagt der Apotheker. Seit er nun regelmäßig jeden Tag im Geschäft steht und sein Arbeitsrhythmus wesentlich geregelter ist als zu Studienzeiten, schläft er ohnehin besser. Noch gesteigert hat sich sein Wohlbefinden allerdings, seit er dieses Lavendelpräparat nimmt.

»Wobei man beachten muss, dass es nicht sofort, sondern eher auf lange Sicht wirkt. Einen ersten Effekt kann man nach etwa zwei Wochen spüren, nach ungefähr zehn Wochen ist das optimale Niveau erreicht.«

Besonders empfohlen wird die Einnahme Menschen mit vielen Alltagssorgen, deren Gedanken sich im Kreis drehen. Eine Kundin der Münchner Apotheke litt an Angstzuständen und Albträumen, zusätzlich an einer Depression. Sie ist von der Wirkung der Lavendelölkapseln begeistert. Ihre Albträume verschwanden nach relativ kurzer Zeit vollständig. Jetzt hofft sie, dass sich auch ihre anderen Beschwerden bessern. Sie hat zusätzlich eine psychotherapeutische Behandlung angefangen.

Sehr gut eignet sich das Medikament auch dafür, Patienten die »Entwöhnung« von Psychopharmaka zu erleichtern. Wenn das wertvolle Lavendelöl dem Körper innerlich zugeführt wird, sorgt es für einen geregelten Calciumeinstrom. Es reduziert die Ausschüttung erregender Botenstoffe. So kommen die Nervenzellen zur Ruhe, die betreffende Person fühlt sich ausgeglichener und entspannter als zuvor. Dabei macht es aber nicht müde, und es macht nicht abhängig.

Bekannt ist, dass Lavendelöl auch äußerlich angewandt beruhigend und schlaffördernd wirkt. Ein bisschen davon auf den Puls am Handgelenk getupft und eingeatmet – das ist eine Wohltat nach einem anstrengenden, aufregenden Tag und hilft ebenfalls, sich für Morpheus' Umarmung zu öffnen.

Blumen strömen starke Aromen aus, um Bestäuber anzuziehen. Blätter, Rinden und Früchte von Kräutern, Büschen und Bäumen verbreiten Gerüche, um die betreffenden Pflanzen vor Insekten, vor Räubern und Krankheiten zu schützen. Die entsprechenden ätherischen Öle zu separieren und sozusagen als bioaktive Essenz der Pflanzen für Heilung, Wohlbefinden und andere Zwecke herzunehmen, auf diese Idee sind die Naturvölker überall auf der Welt gekommen, und zwar ganz und gar unabhängig voneinander. Aber auch die alten Hochkulturen … In den Pharaonengräbern der Ägypter fand man luftdicht verschlossene Töpfe mit Salben, die noch heute ein leichtes Flair von Lavendel verbreiten. Kaum zu glauben, aber wahr. Überhaupt schätzte man im alten Ägypten lavendelhaltige Cremes und Parfums. Cleopatra soll Caesar mit dem betörenden Bouquet solcher Produkte verführt haben.

Weil er so viele Dimensionen aufweist, hat man dem Lavendel immer auch magische Eigenschaften zugeschrieben. Ein geflochtenes Kreuz, hergestellt aus getrockneten Lavendelstängeln und -blüten, sollte – über der Tür angebracht – das Haus vor schlechten Einflüssen schützen. Jungverheiratete steckten Sträußchen aus getrocknetem Lavendel unter die Matratze ihres Betts, damit das Lodern ihrer Leidenschaft nicht nachließ. Säuglinge, deren Schlaf gestört war, besänftigte man hinwiederum mit einem solchen Gebinde, das man über ihre Wiege hängte.

Der griechische Arzt Dioskurides, der berühmteste Pharmakologe des Altertums, der im ersten nachchristlichen Jahrhundert lebte, und der Römer Plinius der Ältere lobten die Heilkräfte der »Narde«.

Die römischen Soldaten nahmen sie zur Behandlung von Kriegsverletzungen. In Zeiten von Pest und Cholera schützten sich einige Männer und Frauen erfolgreich gegen die Krankheitserreger, und zwar mit ans Handgelenk gebundenem Lavendel, an dem sie immer wieder schnupperten.

Der »Sonnenkönig« Ludwig XIV. (1638–1715) schickte der jeweiligen Dame seines Herzens Stängel von Lavendelblüten, die in Ambra getaucht waren. Wenn auch sie sich vorstellen konnte, mit ihm anzubandeln, verzehrte sie die Blüten in seiner Gegenwart – eine ziemlich eindeutig-zweideutige Geste.

Ein Parfum aus Lavendel-, Rosmarin-, Zitronen- und Bergamottöl, kreiert vom angesehenen Pariser Parfumeur Pierre-François-Pascal Guerlain (1798–1864), wurde später zum Liebesduft zwischen Napoléon III. (1808–1873) und seiner Gemahlin. Es verströmte nicht nur ein umwerfendes, fruchtig-frisches Aroma, sondern es half »ihr« zusätzlich noch gegen ihre Migräne. Das mit Bienen verzierte Flakon mit genau diesem »Unisex-Duft«, der also von Mesdames und Messieurs getragen werden darf, ist bis heute per Sonderbestellung bei der Firma Guerlain erhältlich.

Doch nicht nur in Frankreich, auch in England wuchs und wächst Lavendel unter ganz ausgezeichneten Bedingungen und erfreut(e) sich allergrößter Beliebtheit. Der Ertrag an ätherischem Öl soll sogar durch das härtere Klima dort besonders hoch sein. Belegt ist, dass diese Staude schon im Jahr 1301 in einem englischen Klostergarten angebaut wurde. Elisabeth I. (1533–1603) trank in rauen Mengen Lavendeltee, um ihre Kopfschmerzen zu lindern. Auch parfümierte sie sich mit dem Öl. Der hohe Verbrauch am Königshof förderte die Entstehung zahlreicher Lavendelfarmen.

Aus der Zeit Königin Victorias (1819–1901) stammt die Tradition, Lavendelblüten in kleine Kissen zu füllen und diese zu frisch gewaschener und gebügelter Wäsche zu legen. Das duftet nicht nur gut, sondern hält auch Motten fern. Damals begann man, Lavendelöl als Bestandteil von Möbelpolitur und Seife zu verwenden. Yardleys Lavendelseife ist noch heute im Handel.

Auch in unseren Parks und Gärten, auf unseren Terrassen, Balkonen und Fensterbänken wächst, blüht und gedeiht die schöne Pflanze. Die mattgrüne Farbe ihrer Blätter, das leuchtende Violett und die harmonische Form ihrer kleinen, eigenwillig geformten Blüten sind ein Traum. Auch der einzigartige Duft und der Geschmack, die vielen kulinarischen Möglichkeiten versetzen einen in Entzücken und Erstaunen. Und dann noch die enthaltene Heilkraft! Dafür allerdings, für die Zubereitung des ätherischen Öls und vieler unterschiedlicher anderer Produkte, wird Lavendel importiert, und zwar hauptsächlich aus Frankreich, Spanien und Südosteuropa. Heimisch ist er in Persien und in den Mittelmeerländern.

In den USA waren es die Shaker, eine streng religiöse Gruppe, die als Erste Lavendel kommerziell kultivierten. Ihre Kräuterfarmen und die Arzneien, die sie herstellten, besaßen eine herausragende Qualität. Bekannt sind die Shaker auch für ihre einfachen, dabei aber eleganten und funktionalen Möbel.

Fotos von gigantischen Feldern voll mit kräftig lilafarbenem, blühendem Lavendel, aufgenommen in der Provence oder in anderen Teilen Südfrankreichs, hat fast jeder schon mal gesehen. Das weltweite Zentrum der Lavendelindustrie befindet sich um den kleinen Ort Grasse nahe Nizza.

Früher schnitt man die Stängel mit kleinen Sicheln ab, heute läuft die Ernte maschinell. Den geeigneten Zeitpunkt für diese Ernte festzulegen bedeutet für den Lavendelzüchter eine existenzielle Entscheidung. Die Blüten müssen voll entwickelt sein, damit sie möglichst viel Öl enthalten, aber sie dürfen noch nicht abfallen. Und sie dürfen selbstverständlich nicht vom Regen aufgeweicht sein.

Nach dem raschen Schneiden und Einsammeln muss sofort destilliert werden. Aus 250 Kilogramm Blüten erhält man nur 500 Milliliter Öl. Das muss ein Jahr lang lagern, damit es seinen Duft und seine Heilkraft voll entwickelt.

Die südfranzösische Küche mag das Aroma von Lavendel in allen möglichen süßen und pikanten Speisen. Zusammen mit Thymian, Lorbeerblatt, Rosmarin und Fenchel gilt Lavendel beispielsweise als wesentliche Zutat der beliebten Gewürzmischung »Kräuter der Provence«. Weitere aromatische Ingredienzen wie Minze oder abgeriebene Zitronenschale werden häufig dazugenommen. Die Köche lassen sich in ihrem Erfindungsreichtum nicht beschneiden, und sie beweisen die Richtigkeit des alten Spruchs »Ein guter Koch ist auch immer ein guter Arzt«.

Der renommierte französische Kräuterkundige und Autor Maurice Mességué (geboren 1921) sagt, Lavendel sei »das blau gekleidete Wunder des Südens« und sein Duft »Gottes Geschenk an die Erde«.

Anwendungen

Wie gesagt ist die einfachste und effektivste Möglichkeit, von der Heilkraft des Lavendels zu profitieren, die Nutzung des ätherischen Öls. Es muss absolut naturrein sein, nur dann stellen sich auch die gewünschten Erfolge ein. Glücklicherweise ist es nicht teuer.

Weil es zu den wenigen ätherischen Ölen gehört, die nicht verdünnt zu werden brauchen, sondern pur angewandt werden dürfen, kann man es direkt auf die Haut auftragen, auf Schnitte, Verbrennungen, Insektenstiche… Mit einem Pflaster geschützt und über Nacht in Ruhe gelassen, heilt eine kleine Wunde manchmal schon allein durch diese schnelle und angenehme Therapie.

Lavendelöl vertreibt Insekten, sodass es optimalerweise erst gar nicht zu Stichen kommen muss. Man kann es Sonnenöl beigeben, mit dem man sich einreibt, oder in eine Duftlampe träufeln, die man auf der Terrasse beziehungsweise im Garten aufstellt.

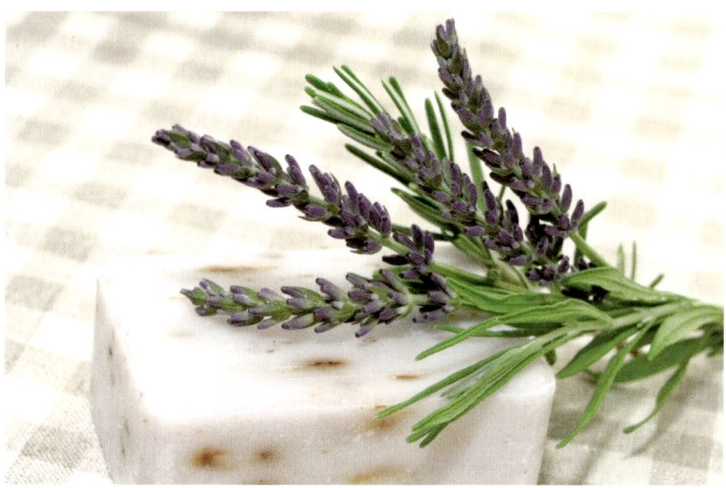

Bei Kopfschmerzen reibt man es direkt in die Schläfen oder in den Nacken ein. Muskelschmerzen und Verspannungen kann man damit massieren, pur oder verdünnt in einem hautverträglichen Pflanzenöl, zum Beispiel Mandelöl.

Das Schnuppern am Ölfläschchen oder an einigen Tropfen, die in ein Stoff- oder Papiertaschentuch gegeben wurden, hilft gegen Übelkeit, auch auf Reisen, gegen verstopfte Nase bei Erkältungen, gegen einen Anfall von Konzentrationsschwäche und Müdigkeit.

Es gibt noch viel mehr Einsatzgebiete für dieses wohlduftende Wundermittel, Ihrem Erfindungsreichtum sind keine Grenzen gesetzt. Für die Aromalampe, als Zusatz zu Bädern, Massageölen und so weiter ist es zusätzlich bestens geeignet.

Aromabinde mit Lavendelöl

Hier noch ein ganz besonderer Tipp für Frauen. Er stammt aus Margret Madejskys *Lexikon der Frauenkräuter*. Sie empfiehlt folgende Vorgehensweise, wenn Frauen nach einer Antibiotikabehandlung ein erhöhtes Scheidenpilzrisiko haben.

Eine Slipeinlage oder Binde mit 1 bis 3 Tropfen Lavendelöl beträufeln und als Einlage tragen. Bei Bedarf mehrmals täglich erneuern. Das allmähliche Verdampfen des Öls direkt an der kritischen Stelle hält mögliche Erreger in Schach.

Auch bei leichten Infektionen der Haut am äußeren Genital kann diese Anwendung helfen. Wichtig ist, dass die Slipeinlage oder Binde aus natürlichem Material besteht und dass sie nicht mit Duftstoffen vorbehandelt wurde.

Glanz fürs Haar

Christophe Robin, Haarspezialist einer großen französischen Kosmetikfirma, wird in der Zeitschrift *Emotion* (Heft 3/2012) mit folgender Empfehlung zitiert: »Mein Geheimtipp? Mischen Sie nach der Haarwäsche ein paar Tropfen Lavendelöl in den Conditioner und lassen Sie den Mix ein paar Minuten einwirken. Das verleiht den Haaren nicht nur einen einzigartigen Glanz, das Öl wirkt auch wie ein natürlicher Schutzschild und pflegt Haar und Kopfhaut gleichzeitig – ohne es zu beschweren oder dabei fettig zu wirken.«

Lavendeltee

Und nun noch ein Rezept für Tee aus frischen oder getrockneten Lavendelblüten. Er schmeckt nicht nur ganz ausgezeichnet, man kann ihn auch als Therapie gegen Kopfschmerzen und Stressbelastung trinken. Zudem eignet er sich für Dampfbäder. Man kann damit, wenn er abgekühlt ist, unreine oder von Ekzemen befallene Haut waschen, gurgeln und den Mund spülen (bei schlechtem Atem oder Entzündungen im Mundraum).

Eine größere Menge davon, etwa sechs- bis achtmal so viel wie hier angegeben, kann man einem Wannenbad hinzufü-

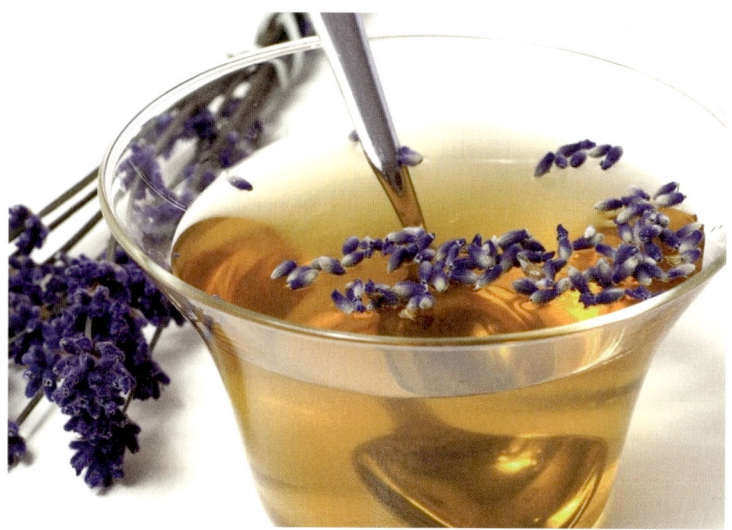

gen. Das duftet nicht nur wunderbar, sondern es entspannt auch, und es unterstützt den Körper bei der Heilung von Wunden und bei der Abwehr einer Erkältung.

Für 1 Tasse 1 Teelöffel frische oder getrocknete Lavendelblüten mit kochendem Wasser überbrühen. Zugedeckt 8 bis 10 Minuten lang ziehen lassen. Lauwarm trinken oder nochmals kurz erhitzen und heiß zu sich nehmen.

➤ EXTRA: Alternativen zu »schmutzigen« Kosmetika

Im Sommer 2010 erregte ein Buch mit dem Titel *No More Dirty Looks* (etwa »Kein schmutziges Aussehen mehr«) Aufmerksamkeit. Geschrieben wurde es von den beiden amerikanischen Journalistinnen Siobhan O'Connor und Alexandra Spunt. Sie hatten recherchiert, welch haarsträubend schädliche, teilweise sogar krebsfördernde Inhaltsstoffe in vielen Kosmetika von Shampoos über Deodorants bis hin zu Cremes und Make-ups enthalten sind, und zwar nicht nur in Billigprodukten, sondern auch in global erhältlichen Luxusmarken.

Aus dem Angebot dessen, was die beiden Autorinnen als natürliche und noch dazu preiswerte Alternativen zu »schmutzigen« Produkten empfehlen, finden Sie im Folgenden eine kleine Auswahl. Nicht alles hat direkt mit dem Inhalt dieses Buches zu tun, aber einiges.

Hydrolate, also die wässrigen Anteile von Rosen-, Lavendel-, Orangenblüten und anderen Pflanzen, die bei der Herstellung von ätherischen Ölen übrig bleiben, eignen sich hervorragend als Gesichtswasser. Das bestätigen sogar Hautspezialisten. Es handelt sich um absolut reine Produkte, welche die Haut nach der Reinigung zusammenziehen (adstringieren), pflegen und die noch dazu ganz wunderbar duften. Man kann sie in der Apotheke und im Fachgeschäft kaufen. Allerdings muss man darauf achten, dass es sich nicht um Hydrolate handelt, die mit Konservierungsstoffen versehen wurden.

Ein Vorschlag der beiden Autorinnen, sich selbst ein Körperpeeling zuzubereiten, ist dieser: Meersalz mit einem hautfreundlichen Pflanzenöl vermischen, zum Beispiel Mandelöl. 1 bis 2 Tropfen ätherisches Öl hinzufügen, etwa Lavendel-, Rosmarin- oder Kamillenöl. Die Mengenangaben dürfen Sie nach Belieben variieren. Den Körper mit der Mixtur abrubbeln, dann unter die Dusche gehen. Abtrocknen und das erfrischte Gefühl genießen.

No More Dirty Looks ist gründlichst recherchiert und witzig geschrieben – eine empfehlenswerte Lektüre für Frauen und Männer, die gern gut informiert sind, die gepflegt sein und nicht zuletzt gesund leben wollen. Praktischerweise enthält das Buch für diejenigen, die am liebsten mit etwas Vorgefertigtem umgehen, Listen mit international vertriebenen empfehlenswerten, weil von schädlicher Chemie unbelasteten Produkten (auch solche von deutschen Anbietern). Ein naheliegender, dennoch besonders wertvoller Hinweis der Autorinnen: vor dem Kauf die Beipackzettel lesen. Je weniger Inhaltsstoffe ein kosmetisches Produkt enthält, umso besser.

Leinöl/Leindotteröl

Lateinischer Name: Linum angustifolium und Linum crepitans sind die beiden Arten des Leins, auf welche die etwa 200 Arten der Leinpflanzen (Linaceen) zurückgehen. Die Familie umfasst 22 Gattungen. *Linum* ist das lateinische Wort für »Flachs, Lein« und aus deren Fasern bereitete Produkte (zum Beispiel Leinwand). Es stammt vom griechischen *línon*, das Wort hat dort die gleiche Bedeutung. *Angustifolius* heißt »schmalblättrig«, *crepitans* bedeutet »knarrend«, was sich auf die Samenkapseln bezieht. Beide Wörter stammen ebenfalls aus dem Lateinischen.

Leindotter heißt »Camelina sativa«. Camelina ist ein im 18. Jahrhundert eingeführter Gattungsname, der mit »Ka-

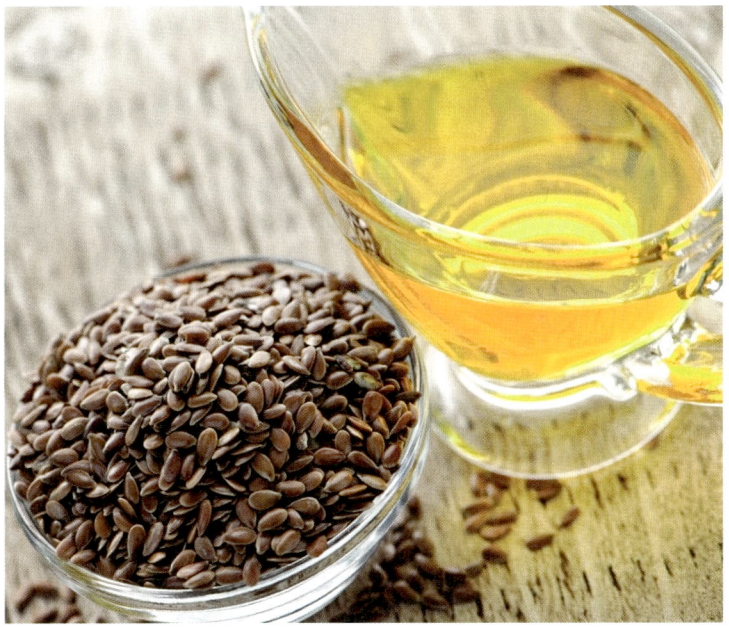

mille« verwandt ist und wahrscheinlich für die beiden Öle von der Kamille und vom Leindotter gilt. *Sativus* stammt aus dem Lateinischen und bedeutet »angepflanzt«. Beim Leindotter handelt es sich also um eine alte Kulturpflanze.

Was ist es? Lein ist ähnlich wie Hanf eine vielseitig genutzte Pflanze aus der Familie der Linaceae, wobei die beiden Pflanzen nicht unmittelbar miteinander verwandt sind. Aus den Fasern stellt man Stoffe her, die Samen werden verzehrt beziehungsweise zu Öl verarbeitet und dann auf diese Weise verzehrt. Lein blüht blau. In den Feldern finden sich immer auch gelbe Flecken, die vom Leindotter stammen, einer gänzlich anderen Pflanze, die sich aber beim Lein sehr wohl fühlt und deren Samen erstaunlicherweise ähnlich wertvolles Öl enthalten. Die entsprechende Familie ist die der Kreuzblütler (Brassicaceae).

Wächst gern: überall auf der Welt. Es gibt viele Variationen und Züchtungen, die an die jeweiligen Gegebenheiten angepasst sind.

Was verwendet man? Für gesundheitliche Zwecke die Samen respektive das daraus gepresste Öl. Es muss auf keinen Fall separat »eingenommen« werden, das würde für viele Menschen eine zu große Überwindung bedeuten. Es reicht völlig aus, wenn man es als Zutat in der Küche verwendet, wobei man es schnell verbrauchen und nicht erhitzen soll.

Heilende Wirkung: Hier seien zunächst die gesundheitlichen Wirkungen des Leinöls genannt. Innerlich verwendet man es gegen Hautkrankheiten wie Schuppenflechte und Neurodermitis und gegen extrem trockene Haut. Gegen Allergien. Gegen akute Entzündungen, zum Beispiel an der Blase und am Auge und gegen chronische Entzündungen wie Rheumatismus und Arthritis. Gegen Arterienverkalkung, Bluthochdruck, Herz-Kreislauf-Erkrankungen, erhöhte

Cholesterinwerte, Diabetes, Nierenleiden, Wechseljahresbeschwerden und sogar gegen verschiedene Krebsarten. Bei psychischen Erkrankungen wie dem kindlichen »Zappelphilipp-Syndrom« (ADHS), bei Depressionen, Schizophrenie und Ängsten gibt es erwiesenermaßen wesentliche Verbesserungen durch die Einnahme beziehungsweise den Verzehr von Leinöl (zusätzlich zu Medikamenten). Man kann Leinöl auch äußerlich verwenden, und zwar gegen die obengenannten Hauterkrankungen.

Und nun die heilenden Wirkungen des Leindotteröls, hier ist nur die Einnahme beziehungsweise der Verzehr gemeint: gegen Übergewicht, rheumatische Erkrankungen und Arthrose, Hautkrankheiten wie Neurodermitis und Schuppenflechte, Diabetes, Herz-Kreislauf-Erkrankungen, Menstruationsbeschwerden, Migräne, Morbus Crohn und Colitis ulcerosa, multiple Sklerose, Demenz, Allergien und Wechseljahresbeschwerden. Schwangere, junge Mütter, Kleinkinder mit Schlafbeschwerden, unruhige Kinder profitieren ebenfalls enorm vom Verzehr des Leindotteröls.

Gut zu wissen

Die Verwertung von Omega-3-Fettsäuren im menschlichen Organismus wird unter anderem durch die Konzentration von Omega-6-Fettsäuren beeinflusst, da diese in einigen biochemischen Vorgängen konkurrieren. Ein niedriges Verhältnis wird empfohlen, denn ein hohes Omega-6-zu-Omega-3-Fettsäuren-Verhältnis wird unter anderem mit entzündlichen Vorgängen in Verbindung gebracht.

Den mit Abstand höchsten relativen Anteil an Omega-3-Fettsäuren enthalten Lein- und Leindotteröl mit jeweils einem Verhältnis von Omega 6 zu Omega 3 von etwa 1 zu 3. Sie enthalten als die einzigen beiden Speiseöle mehr Omega-3-Fettsäure (in Form von Linolensäure) als Omega-6-Fettsäuren. Weitere Speiseöle mit hohem relativem Omega-3-Fettsäuren-Gehalt sind Rapsöl (2 zu 1), Hanföl (3 zu 1), Walnuss-, Weizenkeim- und Sojaöl (6 zu 1) sowie Olivenöl (8 zu 1). Maiskeimöl weist hingegen ein Verhältnis von circa 50 zu 1 auf, Sonnenblumenöl 120 zu 1 und Distelöl 150 zu 1 (Quelle: Wikipedia).

Porträt

Wie haben die Menschen früher trotz äußerst entbehrungsreicher Umstände eigentlich überlebt? Diese Frage beschäftigt uns Kinder des 20. und 21. Jahrhunderts besonders dann, wenn wir gerade durch die Lektüre eines entsprechenden Buchs oder durch das Anschauen eines Films dafür sensibilisiert worden sind.

Eine erstaunliche und an ein Wunder grenzende Tatsache ist die, dass die Natur auf jedem speziellen Fleckchen Erde genau das zur Verfügung stellt, was die dort Lebenden zum Erhalt und zur Wiederherstellung ihrer Kräfte und ihrer Gesundheit brauchen. Lokale und saisonale Produkte zu kaufen und zu sich zu nehmen ist seit kurzem auch bei uns Zeitgenossen wieder angesagt. Dieser aktuelle Trend bezieht sich unter anderem genau darauf.

Die Leinpflanze ist eine der ältesten, wichtigsten und vielseitigsten Kulturpflanzen. Sie wurde schon vor 10 000 Jahren angebaut und nimmt bei der Frage danach, wie die Menschen auch in schlechten Zeiten und Umständen überlebt haben, eine herausragende Stellung ein. Es gibt Fachleute, die sagen, der Mensch hätte sich ohne den Lein gar nicht so entwickeln können, wie er das tat.

Schon vor mehr als 10 000 Jahren wurde, wie gesagt, erwiesenermaßen Lein angebaut, verwendet und verzehrt, aber wahrscheinlich stand er schon viel früher zur Verfügung. Denn es wird mit großer Sicherheit angenommen, dass bestimmte Sorten bereits vor 600 000 Jahren in den klimatisch gemäßigten Zonen Mitteleuropas, Asiens und Afrikas wuchsen. Zuerst war er eine Universalpflanze, er wurde verzehrt, und gleichzeitig wurden seine Fasern für ganz unterschiedliche Zwecke weiterverarbeitet. Heute gibt es überwiegend für zwei Bereiche spezialisierte Sorten, nämlich den hochwachsenden Faserlein, aus dem Textilien gemacht werden, und den kleineren Öl-Lein, der über besonders viele Samenkapseln verfügt.

Die ersten Belege für den Anbau von Lein sind in der »Wiege der Zivilisation« zu finden, zwischen Euphrat und Tigris. Dort begannen unsere Vorfahren vor etwa 11 000 Jahren mit dem Ackerbau. Zahlreiche Funde von Leinsamen,

Schnüren und so weiter belegen, dass die Kulturpflanze sich nach ganz Asien, Nord- und Ostafrika sowie Europa verbreitete. Das schreibt der renommierte Autor Hans-Ulrich Grimm in seinem Buch *Leinöl macht glücklich*, aus dem viele Informationen in diesem Kapitel stammen.

Die alten Ägypter nannten aus Leinfasern gewebte Stoffe »gewebtes Mondlicht«. Sie wickelten ihre Verstorbenen dahinein und nahmen neben vielen weiteren Substanzen Leinöl zum Einbalsamieren. Für Segel nutzten sie den Stoff, genau wie die Griechen und Römer, die sich zudem gern in Leinen kleideten.

Hippokrates schwor auf Leinöl, und zwar unter anderem bei der Behandlung von Darmerkrankungen, Geschwüren, Sonnenbrand und Husten. Gegen Verstopfung empfahl er den Verzehr von Leinsamen, ein Tipp, der heute genauso aktuell und effektiv ist wie damals.

Plinius der Ältere berichtet von Flachsanbau unter anderem in Spanien und Gallien. Der Anbau verbreitete sich nach Germanien weiter. Im Mittelalter aß man bei uns Brei aus Hanf und Lein. Während des Winters, wenn die Feldarbeit ruhte, wurde Flachs gesponnen und gewebt. Meist gab es nur in dem Raum, wo man dieser Tätigkeit nachging, einen eigenen Ofen. »Legendär war die Atmosphäre in bäuerlichen Spinnstuben, von einer gewissen Heiterkeit und Leichtigkeit geprägt und einer Nähe zwischen den Geschlechtern, die zuweilen das Eingreifen von Klerus und Obrigkeit herausforderte«, schreibt Hans-Ulrich Grimm. »Und weil es nicht nur Annäherungen gab und Ausschweifungen, sondern auch Konspiration vermutet wurde, wurden mancherorts gemeinschaftliche Spinnabende bei Strafe verboten oder nur nach vorheriger Genehmigung und Angabe der teilnehmenden Personen gestattet.« Chatrooms der althergebrachten Art…

Ein weiteres wichtiges Erzeugnis war und ist der sogenannte Firnis, eine aus Leinöl hergestellte Flüssigkeit, die nach dem Trocknen zu einer widerstandsfähigen, schützenden Oberfläche wird. Leinölfirnis war lange Zeit der wichtigste Rohstoff für Beschichtungen – »Linoleum« bedeutet »Leinöl« –, außerdem für Farben, generell und in der Kunst. Als Entdecker der hervorragenden Firniseigenschaften des Leinöls gilt der flämische Maler Jan van Eyck (1390–1441). Ohne Leinwand, ohne Leinöl als wesentlichen Bestandteil der Farben und ohne Firnis wären die großartigen Gemälde zum Beispiel von Rembrandt nicht möglich gewesen. Und vor allen Dingen wären sie nicht bis heute so gut erhalten geblieben. Der Lein hat unsere gesamte Kultur geprägt und ermöglicht.

Dass er im 19. Jahrhundert verdrängt wurde, genau wie das auch mit Wolle und Hanf geschah, hat damit zu tun, dass eine neue technische Lösung bei der eigentlich sehr schwierigen Verarbeitung von Baumwollfasern gefunden wurde. Ab dem Moment »übernahm« die Baumwolle, und: »Von der Industrialisierungswelle getragen, überrollte eine frühe Globalisierung ganz Europa.« So Hans-Ulrich Grimm.

Die Anbauflächen von Lein in Deutschland reduzierten sich innerhalb weniger Jahrzehnte von 220 000 Hektar im Jahr 1875 auf unter 40 000 im Jahr 1900. Stattdessen säte man weniger arbeitsintensive Kulturpflanzen wie Getreide.

Auf der Strecke blieben auch Tausende von kleinen Ölmühlen, in denen die Landbevölkerung Leinsamen zu Öl verarbeitete. Je frischer das Öl ist, umso besser schmeckt es, und es hält sich ohnehin nur kurz ... Leinöl, Quark und Pellkartoffeln, das war ein Klassiker der Landküche, eine einfache, schmackhafte, von wertvollen Nährstoffen strotzende Mahlzeit.

Zudem wurde die lange Tradition des Leins als Heilmittel unterbrochen, zum Beispiel äußerlich gegen Gürtelrose und Schuppenflechte, innerlich gegen Magen-Darm- sowie Herz-Kreislauf-Erkrankungen, Entzündungen und vieles mehr.

Erst heute kann man sich erklären, worauf die durchgreifenden medizinischen Wirkungen des Leins beruhen und wie genau man ihn einsetzen kann. Zum Beispiel belegen eine ganze Reihe von aktuellen wissenschaftlichen Untersuchungen Folgendes: Eine regelmäßige, tägliche Einnahme oder ein ebensolcher Verzehr von Leinöl, zusätzlich zu den Medikamenten, die sich bereits als hilfreich erwiesen hatten, brachte Patienten in psychiatrischen Kliniken schnelle und nachhaltige Verbesserungen. Die Patienten litten an psychischen Störungen wie Depressionen, Schizophrenie und Ängsten.

Werdende Mütter und Frauen, die gerade ein Kind zur Welt gebracht hatten, bewahrten ihre Lebenskraft und erholten sich besonders schnell, wenn sie regelmäßig Leinöl zu sich nahmen. Nachgeburtlichen Depressionen wurde so vorgebeugt.

Zurückzuführen ist all dies vermutlich auf die im Lein enthaltenen hohen Mengen an Omega-3-Fettsäuren. Schon die tägliche Dosis von einem einzigen Teelöffel bringt viel. Das liegt laut Grimm »… an den Wirkstoffen: Sie haben gewissermaßen eine Hebelwirkung, weil sie an den zentralen Schaltstellen des Körpers ansetzen – und damit eine Fülle von [positiven, erwünschten] Folgereaktionen auslösen können.«

Zum einen seien es, wie gesagt, die Omega-3-Fette. Sie hätten direkten Einfluss auf das Gehirn, könnten damit eine Reihe von Körpervorgängen beeinflussen und bestimmten dort auch den Status quo von Verstand und Psyche. Die Fette wirkten aber zusätzlich in den Blutbahnen und besäßen damit unter anderem einen konstruktiven Einfluss auf Herz und Kreislauf.

Einen zweiten wesentlichen Bestandteil des Leins stellen die sogenannten Lignane dar, hormonartige Stoffe, bei denen schon winzige Mengen bedeutsam sind. Sie wirken wie das weibliche Geschlechtshormon Östrogen und können daher gegen hormonell bedingte Krebserkrankungen wie Prostata- und Brustkrebs vorbeugen. Die Lignane sind auch verantwortlich dafür, dass der Lein gegen Wechseljahresbeschwerden hilft und dass er heute als »Anti-Aging-Mittel« gilt.

Die Ausdrücke »blaues Wunder« und »ins Blaue fahren« haben mit den intensiv blauen Blüten von Flachs beziehungsweise Lein zu tun, die in früheren Zeiten überall das Auge erfreuten, wobei aber in dem blauen Blütenmeer immer gelbe Flecken auszumachen waren, die Blüten vom »Leindotter«. Es handelt sich wie gesagt um zwei ganz unterschiedliche Pflanzen, die sich jedoch miteinander sehr wohl fühlen und die bemerkenswerterweise beide hervorragendes Speiseöl mit einem hohen Anteil von Omega-3-Fettsäuren hergeben.

Eine deutsche Allgemeinärztin beschäftigt sich schon seit längerem mit den gesundheitlichen Vorteilen, die ein regelmäßiger Verzehr von Leindotteröl mit sich bringt. Etwa 90 Prozent ihrer Patienten litten an einem Mangel an Omega-3-Fetten, was sich ganz einfach durch eine Untersuchung des Blutes feststellen lasse, sagt sie. Und: »Schon eine Stunde nach dem Verzehr von Ölen, die reich an Omega-3-Fettsäuren sind, wird im Körper die Produktion von Cholesterin und Triglyzeriden vermindert.« Ein Vorteil, in dessen Genuss schon viele ihrer übergewichtigen Patienten kamen. Das Öl hilft, eine Schlankheitsdiät unbeschadet durchzustehen und das günstigere Gewicht zu halten.

Die Ärztin merkt an, häufig werde ja empfohlen, fetten Fisch und/oder Kapseln mit Fischöl zu sich zu nehmen, um dem Körper Omega-3-Fettsäuren zuzuführen. Das sei aber nur bedingt empfehlenswert, denn zum einen seien die Meere ohnehin schon überfischt. Diesen Trend brauche man nicht noch zu unterstützen. Zum anderen enthielten Fische, je fetter sie sind, umso mehr Schadstoffe. Für die in Kapseln gefüllten Fischöle gelte das ebenfalls. Ihr Rat lautet, möglichst viel Lein-, Leindotter-, Raps- und Walnussöl plus eine Fischmahlzeit pro Woche in den Speiseplan zu integrieren. Wenn die Patienten sich daran hielten, konnte sie bei ihnen wesentliche Fortschritte beobachten, nicht nur im Zusammenhang mit der Reduktion von Übergewicht, sondern auch zum Beispiel im Hinblick auf folgende Beschwerden und Krankheiten: rheumatische Erkrankungen und Arthrose, Hauterkrankungen wie Neurodermitis und Schuppenflechte, Diabetes, Herzerkrankungen, Menstruationsbeschwerden, Migräne, Morbus Crohn und Colitis ulcerosa, multiple Sklerose, Demenz, Allergien und Wechseljahresbeschwerden.

Da haben wir mit Lein- und Leindotteröl eine Lösung für viele unserer aktuellen gesundheitlichen Probleme, auch der Zivilisationskrankheiten. Kein »blaues« Wunder also, dass nicht nur im gesamten deutschsprachigen Raum, sondern vor allem auch in Kanada und den USA, dort unter dem Namen *flax*, Lein eine beachtliche Renaissance erlebt. Und dass sich Laien und Fachleute diesem »Stoff« wieder zuwenden, theoretisch und praktisch, auch Fachleute aus der Küche übrigens.

Im 19. Jahrhundert gab es in Deutschland rund 4000 Ölmühlen zur Herstellung von Leinöl. Heute sind es nur noch etwa 250, aber die Tendenz steigt seit kurzem wieder.

Anwendungen*

Leinöl darf wie gesagt auf die Haut aufgetragen werden, zum Beispiel zur Linderung der Beschwerden, die bei Neurodermitis oder Schuppenflechte auftreten. Diese Möglichkeit sollte aber jeweils mit dem behandelnden Arzt oder Heilpraktiker besprochen werden. Sie passt mit Sicherheit nicht für alle Patienten. Wenn die Anwendung vertragen, der Geruch aber als unangenehm empfunden wird, kann man ausprobieren, ob 1 bis 2 Tröpfchen ätherisches Öl, zum Beispiel vom Lavendel oder von der Zitrone, das Ganze überlagern und ob diese Mischung ebenfalls vertragen wird.

Bei einer Gürtelrose (Herpes Zoster), die in vielen Fällen ausgesprochen schmerzhaft ist, kann man versuchen, ob Folgendes Linderung bringt: ein Tuch mit Leinöl tränken und die Hautstellen damit vorsichtig betupfen.

Kommen wir nun zum Einnehmen beziehungsweise zum Verzehr dieses hochwertigen Öls. Leinöl schmeckt umso angenehmer, je frischer es ist. Es hält sich nur ganz kurze Zeit und wird daher praktischerweise buchstäblich in kleinen (Blech-)Dosen respektive in kleinen Fläschchen angeboten, deren Inhalt man schnell verbrauchen kann. Man darf es vor dem Verzehr in warme Gerichte einrühren, es soll aber selbst nicht erhitzt werden. Optimal eignet es sich für die kalte Küche, zum Beispiel für die Herstellung von Salatsoßen, die man mit Brot aufstippen kann, pikant angemachtem Frischkäse, »Obatzda«, Kräuterquark und Müsli.

In Frankreich wird Leindotteröl schon lange als Gour-

---

* Bitte beachten Sie auch das Rezept für ein Salatdressing am Schluss des Kapitels über Hanf. Das lässt sich nicht nur mit Hanf-, sondern auch mit Lein- oder Leindotteröl beziehungsweise mit einer Mischung von beiden realisieren.

metöl verwendet, denn der Geschmack ist von vornherein angenehm. Außerdem hält es sich gut. Es soll aber ebenfalls nicht erhitzt werden, sondern zum Schluss über warme Gerichte geträufelt oder für die kalte Küche hergenommen werden. Eine empfohlene Tagesration beider Öle beträgt 1 bis 2 Teelöffel pro Person.

Kräuterquark

Das Rezept gilt für 2 bis 3 Personen, wenn dazu Pellkartoffeln, gebackene Kartoffeln, geröstetes Brot oder eine ähnliche Beilage serviert werden.

250 Gramm Bio-Quark
3 Esslöffel Lein- oder Leindotteröl
5 bis 6 Esslöffel flüssige Sahne
2 Esslöffel frisch gepresster Zitronensaft
Etwas Wasser, um die gewünschte Konsistenz
des Kräuterquarks zu erreichen

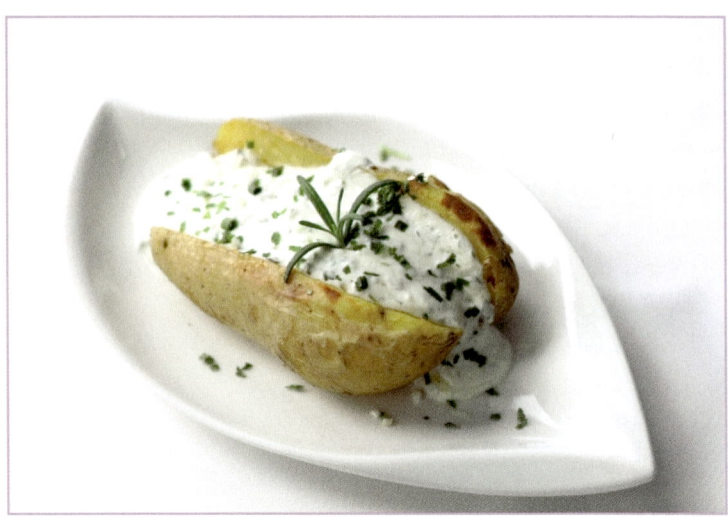

Nach Geschmack unraffiniertes Salz, frisch gemahlener Pfeffer,
1 Spritzer Tabasco, etwas Sojasoße, etwas kleingewürfelter
Knoblauch
1 Handvoll gewaschener, trockengetupfter, kleingehackter
frischer Kräuter wie Petersilie, Schnittlauch, Minze, Salbei,
Melisse, Rosmarin
Eventuell einige essbare Blüten, zum Beispiel Gänseblümchen,
Lavendelblüten, Blüten von der Kapuzinerkresse

Zerdrücken und vermischen Sie Quark und Flüssigkeiten mit einer Gabel. Hacken Sie bei den unterschiedlichen Kräutern jede Sorte für sich, denn die Vermischung während der Verarbeitung tut weder dem Geschmack noch der gesundheitlichen Wirkung gut. Mixen Sie die zerkleinerten Kräuter unter den glatt gerührten Quark und schmecken Sie mit Salz und Pfeffer ab. Stellen Sie ihn kurz kalt und garnieren Sie das Ganze vor dem Servieren mit einigen Kräutern und/oder essbaren Blüten.

Pesto

Auch Pesto lässt sich hervorragend mit Lein- und Leindotteröl herstellen. Wenn das Pesto nicht sofort verbraucht, sondern aufgehoben werden soll, ist Leindotteröl wegen seiner längeren Haltbarkeit vorzuziehen. Hier ein klassisches Rezept.

50 Gramm Pinienkerne oder Mandeln
100 Milliliter Leinöl oder Leindotteröl
1 Bund Basilikum oder andere frische Kräuter
2 Knoblauchzehen (dürfen entfallen)
20 Gramm Parmesan, frisch gerieben
Frisch gemahlener Pfeffer
Unraffiniertes Salz

Rösten Sie die Pinienkerne oder Mandeln bei geringer Hitze in einer Pfanne ohne Fett und lassen Sie sie abkühlen. Geben Sie sie zusammen mit dem Öl in einen Mixbecher. Waschen Sie die Kräuter, schütteln und tupfen Sie sie trocken und pflücken Sie die Blätter ab. Schälen Sie die Knoblauchzehen und schneiden Sie sie einige Male durch. Geben Sie sie zusammen mit den Kräutern in das Gefäß, pürieren Sie die Zutaten und schmecken Sie mit Pfeffer und Salz ab. Fügen Sie den Parmesan hinzu und geben Sie das Pesto in ein Glas mit Schraubverschluss. Wenn Sie die Masse mit einer dünnen Schicht Öl bedecken, hält sich das Pesto einige Wochen lang im Kühlschrank. Nach jeder Verwendung etwas frisches Öl aufträufeln. In diesem Fall eignet sich, wie gesagt, Leindotteröl besser als Leinöl, weil es sich länger hält.

Schmeckt gut zu Nudeln, Kartoffeln und als Aufstrich für Brot, geröstetes Brot sowie Bruschetta.

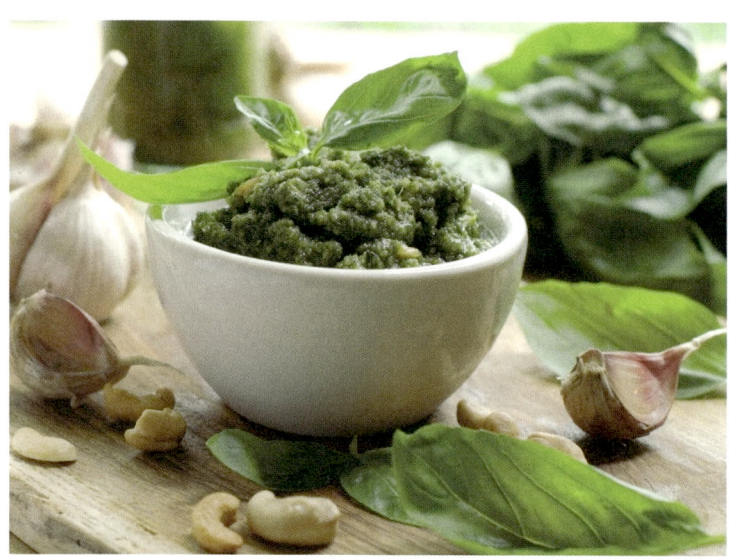

Pikanter Tomatensaft

Es gibt Zeiten im Leben, in denen uns aus bestimmten Gründen der Appetit vergeht. Viele Zeitgenossen freuen sich dennoch, weil sie dann mal ganz »ungezwungen« ihre Kalorienzufuhr einschränken können, denn das hilft dabei, die Figur zu halten.

Nach einigen Tagen aber fühlt sich der Körper schwach, und die Leistungsfähigkeit ist nicht mehr gegeben, vielleicht ist einem sogar tendenziell schlecht. Ein guter Tipp lautet dann, Kalorien und wertvolle Nährstoffe als Getränk zu sich zu nehmen, zum Beispiel frisch gepresste Fruchtsäfte mit Zusatz von etwas besonders vitaminhaltigem Zitronensaft und heilkräftigem Honig (siehe die entsprechenden Kapitel). Wer pikante Getränke mag, kann Gemüse wie Karotten, Sellerie oder Gurken frisch pressen und mit einem Schuss Lein- oder Leindotteröl versehen. Tomatensaft gibt es in hervorragender Qualität im Naturkostgeschäft oder im Reformhaus zu kaufen.

Wie man den besonders delikat, sättigend und »gesund« aufpeppt? So: Rühren Sie in ein Glas gekühlten Tomatensaft folgende Zutaten ein: 2 bis 3 Teelöffel frisch gepressten Zitronensaft, 1 Teelöffel Lein-/Leindotteröl, 1 bis 2 Spritzer Sojasoße, 1 Spritzer Tabasco, etwas vollwertiges Salz, etwas frisch gemahlenen Pfeffer.

Dieser Saft ist eine »Bombe« von wertvollen Nährstoffen, er schmeckt gut und sättigt. So passt er bestens in unfreiwillige wie freiwillige Abnehmprogramme hinein. Man darf ihn aber auch einfach aus »Genusssucht« zu sich nehmen.

➤ EXTRA: Budwigs Öl-Eiweiß-Diät

Das Lebenswerk der deutschen Apothekerin und Chemikerin Dr. Johanna Budwig (1908–2003) war das Thema Fettchemie. Schon während ihres Pharmaziestudiums interessierte sie sich dafür. Später entwickelte sie die nach ihr benannte Diät, die Patienten mit Hepatitis (Leberentzündung) und Krebs helfen sollte. Tatsächlich funktionierte es bei vielen, die Erfolge blieben aber, wie das so häufig passiert, in Wissenschaftlerkreisen umstritten.

Vor allem soll man bei der Budwig-Diät Leinsamen, kaltgepresstes Leinöl, Quark und Hüttenkäse verzehren, wobei die schwefelhaltigen Eiweißbausteine in den Milchprodukten die Fettsäuren im Leinöl optimal lösen und dem Körper zur Verfügung stellen. Verzichtet werden soll auf Fleisch, Fisch, Butter, Zucker, Nudeln, konservierte Nahrungsmittel und Tiefkühlkost.

Die Öl-Eiweiß-Diät wird von Fachleuten beziehungsweise in Kliniken empfohlen, wenn Menschen abnehmen und/oder ihre Ernährung umstellen wollen, also gar nicht unbedingt immer im Zusammenhang mit Leber- oder Krebserkrankungen.

Nach Johanna Budwigs Tod wurde eine Firma gegründet, in der man auf Basis ihrer wissenschaftlichen Arbeiten Öle und andere Produkte herstellt. Sie sind im Fachhandel erhältlich (Adressen im Anhang des Buches).

Lichtwurzel

Lateinischer Name: Dioscorea batatas. Dioscoreaceae – so lautet der Name der Familie der Yamswurzelgewächse. Der schwedische Naturforscher Carl von Linné (1707–1778) benannte die Lichtwurzel nach dem griechischen Pharmakologen Dioskurides, der als Erster mehr als 600 Heilpflanzen und andere Arzneimittel beschrieb. *Batatas* kommt von dem spanischen Wort *batata* oder *patata* für »Kartoffel, Süßkartoffel«.

Was ist es? Ein Wurzelgemüse, das ursprünglich aus China stammt und dort schon seit Jahrtausenden als Medizinal- und Nahrungspflanze kultiviert wird. Man nennt sie auch »Chinesische Süßkartoffel«.

Wächst gern: in China und Japan, wo sie sehr bekannt und verbreitet ist. Hier bei uns wurden im 19. Jahrhundert wenig erfolgreiche Versuche gestartet, sie anzubauen. Um 1930

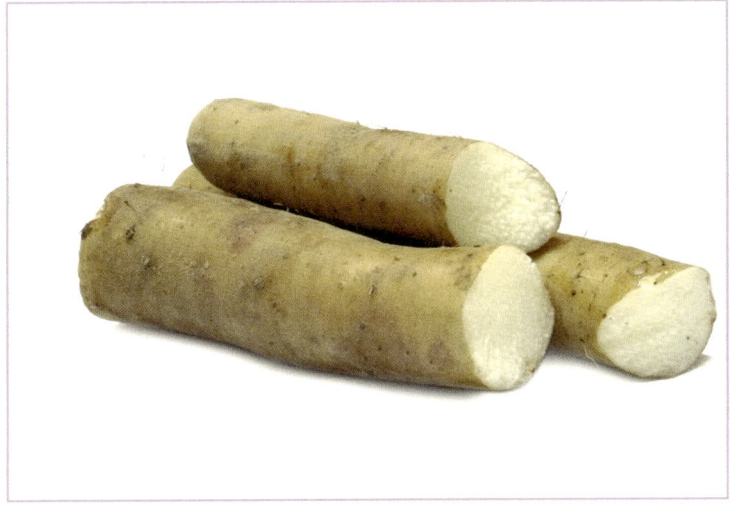

glückte in der Schweiz ein Experiment. Zur Zeit beschäftigen sich damit im gesamten deutschsprachigen Raum verschiedene Demeter-Bauernhöfe. Sie vertreiben auch Lichtwurzeln und Produkte, die Lichtwurzel enthalten.

Was verwendet man? Die Wurzeln. Sie sind geschmacksneutral und können als Ersatz für Kartoffeln verwendet werden. Man kann sie kochen, braten, backen, aber anders als Kartoffeln auch roh essen. Beim Schneiden der rohen Wurzeln entsteht ein Schleim, der beim Erhitzen verschwindet. Er ist allerdings sehr »gesund«.

Heilende Wirkung: Rudolf Steiner wies auf die besonders lichten, das heißt lichtspeichernden Qualitäten dieser Pflanze hin. Schon in einigen der ältesten Quellen über Traditionelle Chinesische Medizin (TCM) wird die Lichtwurzel als allumfassende Repräsentantin des Yang-Prinzips im Pflanzenreich dargestellt. Yang steht für die Sonne, also für das männliche Prinzip.

Folgende Heilwirkungen werden in der Literatur erwähnt, einige davon sind bereits wissenschaftlich bestätigt: hemmt Entzündungen, senkt Blutzucker- und Cholesterinspiegel, wirkt gegen Tumoren und Osteoporose. Verbessert bestimmte metabolische Beeinträchtigungen wie zum Beispiel Hyperglykämie und Fettsucht, fördert die Darmfunktion. Wirkt gegen unterschiedliche Wechseljahresbeschwerden, stärkt die Immunabwehr, die intellektuellen Fähigkeiten, wirkt allgemein stärkend, anregend und harmonisierend. Innerhalb der TCM sagt man, dass die Zirkulation der Lebensenergie Chi in den Leitbahnen der Energie, den Meridianen, durch die Lichtwurzel verbessert und harmonisiert wird.

Die Lichtwurzel wird nur innerlich verwendet, also gegessen. Über äußere Anwendungen ist nichts bekannt.

Gut zu wissen

Der Verzehr der Lichtwurzel sowie die Verwendung von Produkten, die Lichtwurzel enthalten, können bei empfindlichen Personen Allergien auslösen.

Porträt

»Yummy, yummy, yummy, I got love in my tummy« – frei übersetzt heißt das etwa: »Lecker, lecker, lecker, ich hab Liebe in meinem Bauch.« Dieser Popsong hat vor Jahren und Jahrzehnten die Hitparaden gestürmt und mit seinem witzig-frechen Text plus fetzigem Sound gute Laune verbreitet. Als Oldie kann man ihn immer wieder im Radio hören.

»Yum«, ausgesprochen »jam«, scheint überall auf der Welt als Laut für »wohlschmeckend« verstanden zu werden. Bei uns bietet man kleinen Kindern »Nam-nam« an, in der afrikanischen Wolofsprache bedeutet *nyam* »verkosten« und »schmecken«. Aus genau dieser Sprache leitet sich das Wort »Yam« oder »Yams« ab, das auch in Deutsch verwendet wird.

Es gibt etwa 600 unterschiedliche Yamsarten. Die meisten davon wachsen in den Tropen, einige aber auch in gemäßigten Regionen. Es sind schlanke Kletterpflanzen, die Knollen gleichermaßen über und unter der Erde bilden. Die wechselständigen Blätter sind herzförmig, die kleinen Blüten präsentieren sich in Trauben. Geflügelte Samen stecken in den Kapselfrüchten, woher der lateinische Name für die wichtigste kultivierte Yamswurzel kommt, Dioscorea alata. *Alatus* bedeutet »geflügelt«. Man baut sie fast überall auf den Karibischen Inseln und in Westafrika als Nahrungsmittel an.

Viele Yamsarten bilden giftige Knollen. Doch es werden ungefähr zehn Arten angebaut, die essbar sind, darunter die Lichtyams. Die braucht nicht einmal gekocht zu werden, sondern ist auch im Rohzustand genießbar.

In Europa wurde sie schon 1840 während der schlimmen Kraut- und Knollenfäule als Kartoffelersatz eingeführt, allerdings konnte sie sich wegen der aufwendigen Anbau- und Erntemethoden bis heute nicht durchsetzen. Deswegen ist sie auch so wenig bekannt. Leider, denn sie nimmt wegen ihrer gesundheitsfördernden Eigenschaften eine ganz besondere Rolle ein.

In der TCM nennt man die Lichtwurzel *shanyao*, das bedeutet »Bergmedizin«, und sie wird als stärkend für Muskeln und Augen dargestellt. Ebenso als allgemein anregend, besonders für Milz, Magen, Lunge und Nieren. Der Intellekt soll durch sie genauso stimuliert werden wie der Fluss der Lebensenergie Chi sowie die »Langlebigkeit«, von der in der chinesischen Kultur in allen denkbaren und undenkbaren Zusammenhängen ständig die Rede ist.

Früher wurde die Lichtwurzel dort als wichtiges Nahrungsmittel angebaut. Weil aber, wie gesagt, sowohl Anbau als auch Ernte enorm viel Aufwand erfordern, nimmt man dies heute nur noch dann in Kauf, wenn man sie medizinisch nutzen will.

Enthalten sind vor allem folgende wertvolle Inhaltsstoffe: Stärke, Proteine, Aminosäuren, Vitamine, Spurenelemente, pflanzliche Hormone, Allantoin und Schleimstoffe. Besonders Letztere sind der Gesundheit außerordentlich zuträglich.

Wie erwähnt ist die Lichtwurzel in Japan und China schon lange als Nahrungsmittel und medizinisch wirksame Pflanze bekannt. Rudolf Steiner lernte sie während einer Chinareise in den zwanziger Jahren kennen und schätzen. Er sagte, dass sie als einzige Pflanze fähig sei, auch in ihren unterirdischen Teilen »Lichtäther« aufzunehmen und zu speichern, »der für den Menschen der Zukunft unentbehrlich sein« werde. So war für ihn die Lichtwurzel ein qualitativ unübertroffenes Nahrungsmittel.

Aus anthroposophischer Sicht kann die Bewusstseinsentwicklung des Menschen durch hochwertige Lebensmittel wesentlich unterstützt werden. Es ist möglich, durch biologisch-dynamische Anbauweise die Qualität von Nahrungsmitteln enorm zu verbessern. Dieser Aufgabe haben sich die Demeter-Höfe verschrieben.

Die gesamte menschliche Evolution hängt mit unserer Fähigkeit zusammen, Licht aufzunehmen und zu nutzen. Das schreibt der Amerikaner Dr. Jacob Liberman, einer der wenigen »alternativen« Augenärzte, die es weltweit gibt. Gleichzeitig arbeitet Liberman als Lichtforscher und -therapeut. In seinem Buch *Die heilende Kraft des Lichts* beschäftigt er sich mit so bemerkenswerten Themen wie dem, dass Licht das Grundnahrungsmittel für die Augen darstellt oder dass man schon im alten Ägypten mit Farbe und Licht heilte.

Im Kapitel über die »Regenbogendiät« schreibt er, dass jede Substanz, die als Nahrung vom Körper aufgenommen wird, eine Reihe chemischer Reaktionen durchlaufen muss, die von einem bestimmten Ausschnitt des elektromagnetischen Spektrums katalysiert beziehungsweise gezündet werden. Zum Beispiel wird für die vollständige Vitamin-D-Synthese ultraviolettes Licht gebraucht. »So benötigt jede vom Körper aufgenommene Substanz die Interaktion mit einem spezifischen Ausschnitt des Spektrums, um vollständig ›verstoffwechselt‹ zu werden.« Fehle dieser spezielle Ausschnitt des Spektrums, also der jeweils benötigte Lichttyp, werde die Substanz nicht gänzlich verwertet.

Mehr oder minder ist alle natürliche Nahrung Licht, das sich manifestiert hat. Aber die Lichtwurzel oder der Honig stellen noch mal ganz besondere »Lichtträger« dar. Heute, wo solche Mengen von künstlichen Nahrungsmitteln konsumiert werden, die fast keinen gesundheitlichen Wert mehr aufweisen, sind diese Informationen und ihre Umsetzung besonders relevant.

In den dreißiger Jahren gelangen erste Versuche, die Lichtwurzel bei uns anzubauen. Aber durch die Wirren des Zweiten Weltkriegs blieb das Thema auf der Strecke. Außerdem besitzt die Wurzel allergieauslösende Stoffe, das heißt, sie wird nicht von allen vertragen – ein weiterer Grund dafür, das Ganze links liegen zu lassen. Wer sie aber verträgt und wer offen dafür ist, damit ein wenig zu experimentieren, wird enorm profitieren.

Mit Sicherheit wird man von dieser erstaunlichen Pflanze in Zukunft noch eine Menge hören und lesen.

Anwendungen

Kochen mit der Lichtwurzel

Die Lichtwurzel kann man kochen, braten, backen, frittieren und wie gesagt auch roh essen, wobei sie im rohen Zustand einen etwas befremdlichen Schleim entwickelt. Dieser Schleim ist allerdings für den Körper sehr wertvoll. Er verschwindet, sobald die Wurzel erhitzt wird.

Die Wurzel muss gründlich gewaschen werden, die Schale darf dranbleiben. In rohem Zustand kann sie gerieben als

Salat zubereitet werden, oder man nimmt sie als Zutat zu einem gemischten Salat. Auch dünne Scheiben oben auf einem Butterbrot mit Schnittkäse, Frischkäse, Tofu-Aufstrich oder Ähnlichem, eventuell mit Pfeffer und Salz bestreut, machen sich gut.

Wenn sie gekocht, gebraten, gebacken oder frittiert wird, ähneln Konsistenz und Geschmack Kartoffeln, Süßkartoffeln oder Topinambur. Weil sie eine sehr kurze Garzeit von nur etwa 5 Minuten hat, sollte man sie zeitverzögert beispielsweise auf ein Blech mit Gemüse zum Backen geben. Wenn dort beispielsweise Fenchel, Karotten und Kürbis weich werden sollen, muss man ihnen ein bisschen Vorlaufzeit geben, bevor die Lichtwurzel hinzugefügt wird. Genau wegen dieser kurzen Garzeit stellt die Lichtwurzel auch ein hervorragendes vegetarisches »Grillgut« dar.

Es gibt Mehl von der Lichtwurzel/Lichtyams zu kaufen. Das eignet sich zum Andicken von Soßen und zum Verfeinern von Backwaren. Es braucht aber genau wie die Wurzel selbst nicht unbedingt erhitzt zu werden. So kann man es auf Müsli, Salate und warme Gerichte streuen.

In den Webseiten von www.lichtyams.org, woher die gerade formulierten Informationen und das unten stehende Rezept stammen, wird folgender Rat gegeben: »Wir empfehlen Ihnen, Ihre Mahlzeiten regelmäßig mit einer kleinen Portion Lichtyams zu ergänzen. Nicht die Menge, sondern die Qualität der Lichtyams vermag unsere zum Teil stark verarmte Nahrung wieder mit Lebenskräften zu bereichern.«

Lichtwurzelrösti

Mit dieser einfachen Beilage, die übrigens kein Ei enthält und daher vegan ist (wenn sie nicht mit Käse bestreut wird), kann eine Mahlzeit enorm aufgewertet werden. Allein durch den Verzehr kommt man in den Genuss der vielen positiven gesundheitlichen Wirkungen dieser Wunderpflanze.

Etwa 800 Gramm Lichtwurzel (die Menge darf, wenn man möchte, einen kleinen Anteil sehr fein geraspelter Möhren enthalten; sehr fein geraspelt, weil Möhren vergleichsweise lange zum Garen brauchen)
Hervorragendes, hitzebeständiges Pflanzenöl zum Braten
Vollwertiges Salz
Frischgemahlener Pfeffer
Nach Geschmack Currymischung/Garam Masala*
Eventuell würziger geriebener Käse zum Bestreuen

Die Lichtwurzel gut reinigen und abtrocknen. Wie gesagt, sie braucht nicht geschält zu werden. Auf einer Reibe oder mit dem Schnitzelwerk einer Küchenmaschine raffeln. Dabei wird sie schleimig, sodass kein Ei benötigt wird, um alles zusammenzuhalten.

Die Masse gut würzen, das Öl in einer Pfanne erhitzen, allerdings nicht zu heiß werden lassen. In kleinen Portionen die Wurzelmasse einfüllen, anbraten und mit einer Gabel zu flachen Rösti herunterdrücken. Mehrmals wenden und so lange braten, bis sie gar sind. Eventuell mit Käse bestreuen und servieren.

Dazu passt sehr gut ein Salat aus frischen Zutaten.

---

*   »Garam Masala« bedeutet »brennend scharfes Gewürz« und ist die korrekte Bezeichnung für das, was wir unter Currygewürz verstehen.

Minze/Pfefferminze

Lateinischer Name: Mentha piperita. *Mentha* ist der lateinische Name für »(Krause)minze«. *Piperitus* stammt ebenfalls aus dem Lateinischen, und zwar von *piper*, dem Wort für »Pfeffer«.

Die Pfefferminze ist eine Kreuzung, die im 17. Jahrhundert in England zufällig entstanden sein soll, und zwar aus der Wasserminze (Mentha aquatica) und der Grünen Minze (Mentha spicata). *Aquaticus* leitet sich vom lateinischen Wort für »Wasser« ab: *aqua*. Der Begriff beschreibt also die »am Wasser wachsende Minze«. *Spica* ist das lateinische Wort für »Getreideähre«. *Spicatus* bedeutet »mit einer Ähre versehen«.

Was ist es? Es gibt Hunderte Minzsorten. Die Pfefferminze ist die bei uns bekannteste und am meisten verwendete. Außerdem ist sie diejenige, die im Hinblick auf ihre medizinischen Wirkungen am gründlichsten wissenschaftlich

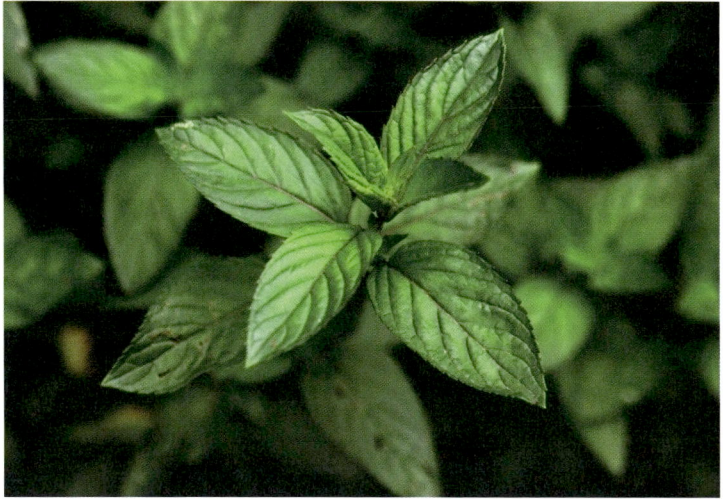

unter die Lupe genommen wurde. Alle Minzarten sind Lippenblütler (Lamiaceae), es gibt ein- und mehrjährige. Die Pfefferminze ist mehrjährig (ausdauernd). Eine Unterart ist die in den Tropen heimische, nicht winterharte Japanische Minze, aus der ein häufig verwendetes ätherisches Öl hergestellt wird. Pfefferminze kommt nicht als Wildpflanze vor.

Wächst gern: auf feuchtem und humusreichem, moorigem Boden und auf Kalk. Weil alle Minzarten wuchern und wandern, empfiehlt es sich, sie in Töpfe zu pflanzen und dadurch ihre Wanderlust einzuschränken. Man sollte darauf achten, dass Wasser aus den Töpfen abfließen kann. Minze hat die geniale Eigenschaft, unerwünschte Insekten zu vertreiben und nützliche wie Bienen anzuziehen.

Was verwendet man? In der Küche die Blätter, manchmal auch die Blüten (beide dürfen eingefroren werden). Die Blätter, frisch oder getrocknet, und das ätherische Öl, von dem die Pfefferminze und ihre Unterart Japanische Minze über besonders viel verfügt, werden für medizinische Zwecke eingesetzt, wobei auch von der Ackerminze ätherisches Öl destilliert wird. Das eignet sich besonders zur Heilung von Erkrankungen der Atemwege. Außerdem gibt es ätherisches Öl von der Krauseminze *(spearmint)*, das sich wegen seiner sanften Wirkung besonders für Kinder eignet, und von der Poleiminze. Dieses sollten nur Fachleute verwenden, denn in bestimmten Fällen kann es giftig wirken.

Zum Trocknen der Blätter können Sie folgendermaßen vorgehen: die Pflanze vor der Blütenbildung an einem sonnigen Tag mit einem Messer schneiden. Auf einem Gitter verteilen oder bündeln, an einem schattigen, luftigen Ort trocknen. Das ist normalerweise schon nach drei Tagen geschehen. In Gläsern oder Teedosen aufbewahren.

Heilende Wirkung: Man kann die Blätter aller Minzarten

als Erste-Hilfe-Mittel gegen Zahnschmerzen kauen, das wirkt schmerzstillend. Tee aus allen Arten wirkt gegen Bauchschmerzen, Krämpfe, Blähungen, Husten, Schnupfen und Einschlafstörungen. Diese Tees schmecken ausgezeichnet.

Was nun folgt, bezieht sich auf die innere Anwendung ausschließlich der Pfefferminze, die wie gesagt sehr gut wissenschaftlich durchgecheckt worden ist: Sie wirkt galle- und allgemein verdauungsfördernd, krampflösend, nervenberuhigend, erfrischend, belebend, gegen Kopfschmerzen, Migräne, Übelkeit, Appetitlosigkeit, Gastritis, Blähungen, Durchfall, Katarrhe der Atemwege, Husten. Fördert den Auswurf bei Erkältungskrankheiten, hemmt Entzündungen. Mit dem Tee kann man bei Beschwerden im Mund- und Rachenraum spülen und gurgeln. Hilft auch gegen Mundgeruch.

Im Gegensatz zu fast allen anderen ätherischen Ölen sind das Pfefferminzöl und das Öl der Japanischen Minze in Deutschland als Standardarzneimittel registriert und dürfen von Unternehmen mit entsprechender Zertifizierung mit verschiedenen Heilwirkungen angeboten werden.

Im Folgenden sind die Wirkungen vom Öl der Pfefferminze/der Japanischen Minze aufgeführt, wie gesagt, einer Unterart der Pfefferminze, die in verschiedenen asiatischen Ländern angebaut wird und nicht winterhart ist. Die genannten Wirkungen gelten für beide Öle, auch wenn nur von »Pfefferminzöl« gesprochen wird.

Das Öl sollte man äußerlich auftragen, wobei es auch für Beschwerden im Mund verwendet werden darf. Möglichst nicht schlucken.

Pfefferminzöl gilt als natürliches Antibiotikum, denn es vernichtet Bakterien, Viren und Pilze.

Es stärkt das Gedächtnis, erfrischt, kühlt, stillt Schmerzen, desinfiziert, desodoriert, löst Krämpfe und Schleim, beruhigt, gleicht aus, zum Beispiel bei Schwindel und Übelkeit. Wirkt antiseptisch und entzündungswidrig. Heuschnupfenpatienten sollen schon gute Erfolge durch Inhalationen mit Pfefferminzöl erlebt haben. Gegen Kopfschmerzen und Migräne, Husten und Heiserkeit (die Brust damit einreiben), Beschwerden nach Insektenstichen, Schmerzen bei Ischias, rheumatische Beschwerden, Gicht, Muskelschmerzen, Prellungen, Verstauchungen, Nervenschmerzen, Zahnschmerzen, Zahnfleischentzündungen.

Gut zu wissen

- Wegen seiner galletreibenden Eigenschaft sollen Menschen mit einem Gallenleiden keinen (Pfeffer-) Minztee trinken, denn er kann Koliken auslösen.
- Auch die Öle sollen bei Erkrankungen der Gallenblase nicht verwendet werden, ebenfalls nicht bei einem schweren Leberschaden, während der Schwangerschaft und Stillzeit.
- Pfefferminzöl auf keinen Fall in Erkältungsbädern verwenden, weil es kühlend wirkt.
- Bei Säuglingen und Kleinkindern nicht in der Nähe des Gesichts mit Minzöl umgehen, denn es wirkt nicht nur sehr scharf auf der Haut, sondern auch der Geruch geht schon in Richtung »ätzend«.
- Man soll den Tee und das Öl nicht über einen zu langen Zeitraum trinken und verwenden, weil die Heilwirkung nachlässt. Lieber pausieren und dann wieder neu beginnen.
- Manche Homöopathen raten davon ab, gleichzeitig homöopathische Medikamente und Pfefferminzöl zu nehmen.

Porträt

Zur Herkunft der Minze gibt es eine schöne Geschichte von den Göttern der alten Griechen.

Minthe, bezaubernde Tochter des Unterwelt-Flussgottes Kokytos, war das Objekt der Leidenschaft von Hades, dem Gott der Unterwelt. Dieser hatte allerdings sein Eheversprechen schon anderweitig getätigt. Des Hades Schwiegermutter Demeter wurde so wütend, dass sie Minthe in Stücke riss. Aus diesen Stücken erwuchs ein Kraut, »dem Hades seinen Penis gab«. So nahm es ein wunderbares Aroma an, das Menschen und Götter gleichermaßen entzückte. Lange Zeit wurde der Duft der Minze als Liebesmittel gesehen, ergo flocht man in der Antike aus den Stängeln Kränze für Brautleute.

Der Tee hilft wie gesagt gegen zahlreiche Beschwerden. Ob er als Aphrodisiakum durchgeht, müsste man ausprobieren. Auf alle Fälle erleichtert er das Einschlafen...

Seit jeher wurde die Minze von den Menschen genutzt und kultiviert, besonders in China und Japan, aber auch anderswo. Reste von Minzpflanzen fand man beispielsweise als Blumengebinde in ägyptischen Gräbern. Man nahm sie also nicht nur zum Genuss und zum Heilen her, sondern auch für rituelle und noch ganz andere Zwecke. So legten die Herrscher des Orients zum Zeichen ihrer Freundschaft Minzblätter in ihre Schriftrollen. Im Mittelalter trugen manche Ästheten Sträußchen von frischer Minze um den Hals, um sich vor Gerüchen zu schützen. Dass sie auf diese Weise auch vor Krankheitskeimen gefeit waren, war ihnen aber noch nicht bewusst.

Im England des viktorianischen Zeitalters gab es den Beruf des Kräuterstreuers. Diesen Fachmann baten wohlhabende

Menschen in ihre Häuser und Paläste, damit er auf dem Fußboden alle möglichen wohlriechenden und desinfizierenden Blättchen verteilte, besonders die von der Minze. Aber es ging nicht nur um den Wohlgeruch, sondern auch darum, dass Ungeziefer fernblieb.

In die Wassertanks der englischen Handels- und Kriegsschiffe warf man Minze, um das Trinkwasser frisch zu halten.

Zusammen mit der Kamille gehört Pfefferminz bei uns zu den beliebtesten und am meisten verwendeten Heilkräutern. Volksnamen lauten Edelminze, Englische Minze, Gartenminze, Teeminze. In vielen Teemischungen befinden sich Blättchen von der Pfefferminze, besonders in solchen, die gegen Magen-, Darm- und Leberleiden verordnet werden. Eine besonders gute, auch leicht zu Hause herstellbare Kombination ist die von Pfefferminzblättern und Kamillenblüten zu gleichen Teilen. Sie wirkt gegen alle Magen- und Darmbeschwerden.

Anwendungen

In der britischen Küche, die einerseits einen ziemlich schlechten Ruf hat, andererseits aber trotzdem sehr gut sein kann (das hängt vom Koch ab…), hat die (Pfeffer)minze einen festen Platz. Wir könnten uns daran ein Beispiel nehmen, denn die Blüten und Blättchen machen alle Gerichte bekömmlicher. Außerdem sehen sie als Garnierung von Desserts und Getränken sehr hübsch aus, und geschmacklich können sie Salaten und Suppen eine ganz besondere Note verleihen. Alles, wofür man frische Kräuter benötigt, darf durch Minze ergänzt werden: Kräuterbutter, Kräuterquark, Salatsoßen, Frankfurter Grüne Soße, Gemüsegerichte und so weiter. Besonders gut schmeckt Minze in Kombination mit Erbsen. Bis auf diese Ausnahme sollte man aber zusehen, dass auch andere frische Küchenkräuter wie Schnittlauch, Petersilie, Zitronenmelisse, Liebstöckel, Basilikum geschmacklich zum Zuge kommen, sprich, dass die Minze nicht vorschmeckt.

Gut eignen sich Stängel mit frischer Minze zum Dekorieren von Fruchtsalaten, gezuckerten Erdbeeren und anderen Obstsüßspeisen, auch von Desserts mit Schokolade (man denke an »After Eight«) sowie von Mixgetränken aller Art. Frische Minzblätter können mit etwas Zucker und anderen Zutaten vermörsert und so zu einer aromatischen Zutat von fruchtigen und/oder alkoholischen Mixgetränken werden.

Durch den Verzehr von Gerichten und den Genuss von Getränken, in denen Minze eine Zutat ist, bekommt man auch von den Heilkräften etwas ab.

Wenn man beim Kochen von Kohl etwas Minze mitverwendet, hält sich der unangenehme Geruch in Grenzen. Die beiden »Geschmäcker« harmonieren.

Tee aus Minze und Pfefferminze

Das Trinken von Tee aus frischen oder getrockneten Blättern kann schon als medizinische Maßnahme gelten. Er schmeckt frisch, und seine gesundheitlichen Wirkungen sind legendär: entzündungshemmend, beruhigend, von Blähungen befreiend, krampflindernd, die Verdauung fördernd.

1 bis 2 Teelöffel frische oder getrocknete (Pfeffer)minzblätter mit ¼ Liter kochendheißem Wasser überbrühen. 5 bis 10 Minuten lang ziehen lassen und abseihen.

Wenn er auf Eis getrunken werden soll, was im Sommer wunderbar erfrischt, lieber 2 statt nur 1 Teelöffel Blätter nehmen. Denn das Eis verdünnt ja den Aufguss, sobald es schmilzt.

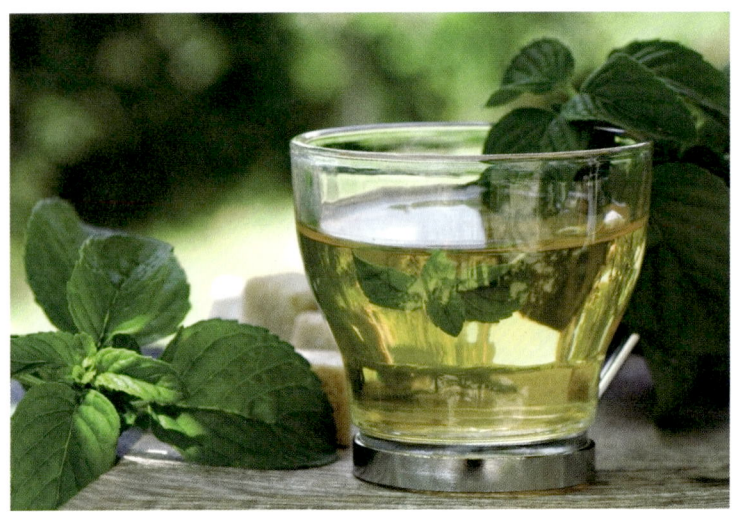

Möglich ist auch ein sogenannter Kaltauszug. Dafür 1 bis 2 Teelöffel frische oder getrocknete Minzblätter in ¼ Liter kaltes Wasser legen. 1 bis 3 Stunden zugedeckt ziehen lassen, durchseihen und sofort trinken.

Für die Zubereitung eines Tees oder Kaltauszuges kann man den Minzblättern weitere Kräuter hinzufügen, zum Beispiel Lavendel- oder Kamillenblüten, Blätter von Melisse oder Salbei. Möglich ist zudem, verschiedene Minzarten zu mischen.

Reiner Pfefferminztee kann zum Anrühren von Heilerde verwendet werden. Das Auftragen dieser Masse lindert Juckreiz auf der Haut. Nach dem Trocknen vorsichtig mit Wasser abwaschen.

Gegen heiße Füße kann man Pfefferminztee einem Fußbad hinzufügen.

Aromatherapie mit Minzöl

Lucas Rosenblatt und Theres Berweger schreiben in ihrem wunderbaren Buch *Minze – Feuer und Eis für Küche und Wohlbefinden*, aus dem viele Informationen in diesem Kapitel stammen: »Bei einer lokalen Anwendung von Minzöl auf der Haut, auch in geringer Menge, kommt es zur Sensibilisierung und Stimulation der Kälte- und Druckrezeptoren und zu einem lang anhaltenden Kältegefühl im aufgetragenen Bereich. Das Anregen der Kälterezeptoren unterdrückt die Weiterleitung des Schmerzes.« Bei gesunden Menschen führe das Einreiben mit Minzöl zu einer erheblichen Steigerung des Blutdurchflusses in den Hautkapillaren. Bei Spannungskopfschmerzen gelte die Maßnahme als echte Alternative zu anderen therapeutischen Mitteln. Eine Studie im Vergleich zwischen 10-prozentigem Minzöl und dem Schmerzmittel Paracetamol konnte belegen, dass die schmerzlindernde Wirkung gleich gut ist. Aber das ätherische Öl verursacht, anders als das Medikament, keine Nebenwirkungen. 5 Tropfen echtes ätherisches Minzöl entsprächen 1000 Milligramm Paracetamol, schreiben die Autoren.

Das Gesagte gilt selbstverständlich nicht nur für Kopfschmerzen, sondern auch für Muskelschmerzen, Beschwerden bei Rheumatismus und die obengenannten Leiden.

Weitere Anwendungsmöglichkeiten sind Verspannungen und schmerzende Insektenstiche.

Zur Abwehr von Insekten kann man Minzöl in der Duftlampe verdampfen lassen, die Wirkung wird durch eine Kombination mit Eukalyptusöl verstärkt.

Eine Einreibung der Brust oder des Bereichs direkt unter der Nase bringt bei Erkältung und Husten Linderung, außerdem verbessert es die Laune. Sparsam verwenden. Bei Blähungen und Bauchschmerzen, auch bei Menstruationsschmerzen den Bauch mit dem Öl massieren, eventuell mit etwas neutralem Pflanzenöl, zum Beispiel Mandelöl, verdünnen.

Kühlende Mixtur

Gegen Hitzewallungen in der Menopause oder wenn man im Sommer unter heißen Außentemperaturen leidet, hilft folgendes Rezept.

8 Esslöffel Wasser oder
4 Esslöffel Lavendelwasser (Hydrolat, in der Apotheke erhältlich)
4 Esslöffel Rosenwasser (Hydrolat, in der Apotheke erhältlich)
5 Tropfen Zypressenöl
2 Tropfen Rosenöl oder Öl von der Rosengeranie
2 Tropfen Pfefferminzöl

Geben Sie alle Zutaten nacheinander in ein Fläschchen mit Spritzverschluss. Vor Gebrauch gut schütteln. Bei Bedarf Gesicht, Hals, Nacken und Schultern damit besprühen, die Augen unbedingt aussparen.

Propolis

Lateinischer Name: Das Wort »Propolis« ist griechischen Ursprungs *(propólis)*. Es bedeutet »Vorstadt«, denn die Propolis, das Kittharz der Bienen, findet sich vor allem am Flugloch des Stocks, also *vor* der »Stadt«, in der die Bienen leben.

Was ist es? Von den Bienen wird Propolis aus unterschiedlichen Stoffen hergestellt, vor allem aus der harzigen Substanz an Knospen von Bäumen. Weil sie jeweils gerade das nehmen, was in ihrer Umgebung und zum entsprechenden Zeitpunkt zur Verfügung steht, kann die Zusammensetzung

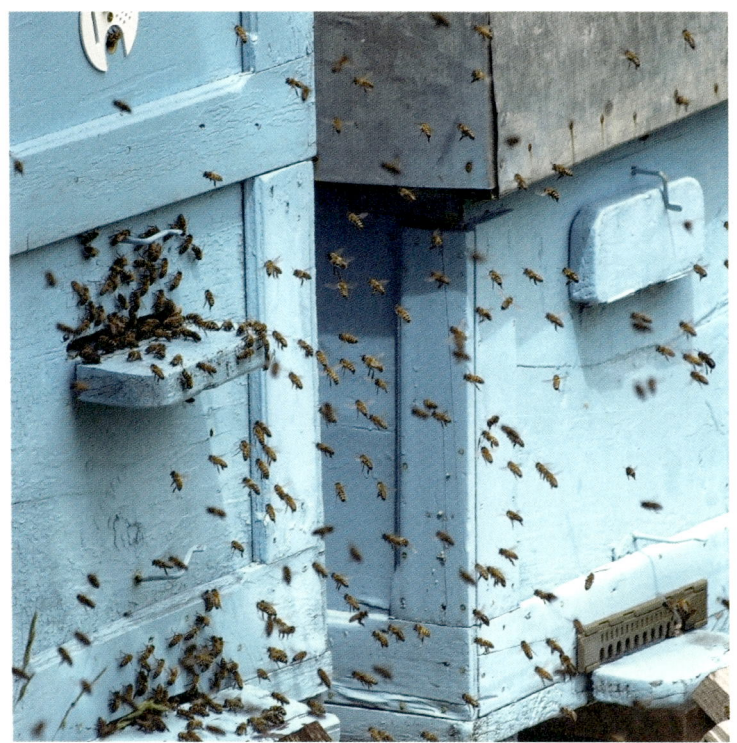

stark variieren. Sie reichern den Grundstoff mit von ihnen selbst produziertem Wachs, mit Pollen, ätherischen Ölen und Speichelsekret an. Das so entstandene klebrige Material dient zur Abdichtung von Ritzen und anderen kleinen Öffnungen in ihrem Zuhause, denn sie sind sehr empfindlich gegen Zugluft, Kälte, Nässe und Hitze. Außerdem wirkt Propolis gegen Viren, Bakterien und Pilze. So schützt es die Bienen, ihre Königin und ihre Brut nicht nur gegen Witterungseinflüsse, sondern auch gegen Gefahren solcher Art. Propolis sieht braun aus und duftet ausgesprochen angenehm. Ein Bienenvolk kann zwischen 50 und 500 Gramm pro Jahr einbringen.

Was verwendet man? Der Imker kratzt die Propolis von verschiedenen Stellen des Bienenkastens ab, vor allem von den Rahmen, in denen die Bienen ihre Waben gebaut haben. Man kann damit räuchern, was einen wunderbaren Duft hervorbringt. Möglich ist auch, kleine Stückchen davon zu lutschen, beispielsweise wenn man erkältet ist oder eine Entzündung im Mund, am Zahnfleisch, an den Zähnen hat. So entfaltet sich die entzündungshemmende, schmerzlindernde Wirkung sehr direkt. Es ist nicht ganz einfach, an reine Propolis zu kommen. So werden üblicherweise vor allem Propoliszubereitungen verwendet: Zahncreme, Tinktur, Creme, Salbe, Lutschtabletten, Kapseln und so weiter.

Heilende Wirkung: Genau wie Honig kann man Propolis innerlich und äußerlich nutzen. Innerlich verwendet, also »zubereitet« als Tablette, Kapsel, Lutschtablette, Tinktur, lindert sie Erkältungssymptome, Entzündungen in Mund und Hals, stärkt die Immunabwehr. Zahnärzte empfehlen Propoliszahnpasta.

Äußerlich, zum Beispiel in Form einer Salbe, wirkt die Substanz bei Verletzungen und Entzündungen der Haut und der Schleimhäute, zum Beispiel Schnitt- und Schürfwunden, entzündeten Pickeln, Lippenherpes, Nagelbettentzündungen, Verletzungen im Intimbereich. Auch gegen Candidapilz und Hautpilze, zum Beispiel Fußpilz, kann eine solche Salbe helfen. Es gibt Pflegeprodukte mit Propolis für problematische Haut, Kopfhaut, Haare. Bei Muskelkater und rheumatischen Beschwerden kann eine Einreibung mit Propoliscreme lindernd wirken.

Tieren wird Propolis innerlich verabreicht, um sie vor Wurmbefall zu schützen.

Die Heilwirkung der Propolis umfasst ein breites Spektrum. Sie ist bei zahlreichen Symptomen einsetzbar:

- Propolis hemmt Krankheitserreger in ihrer Aktivität oder vernichtet sie.
- Sie stärkt das Immunsystem, unterstützt die Immunabwehr und regt die Selbstheilungskräfte an. Sie kann deswegen auch vorbeugend eingesetzt werden.
- Propolis entgiftet, stillt Schmerzen und kräftigt den Körper und das Nervensystem. Sie zeigt bei alldem keine Gewöhnungseffekte oder Nebenwirkungen, außer jemand reagiert allergisch.

Besonders gute und zuverlässig dokumentierte Erfolge gibt es bei diesen Beschwerden:

- Herz-, Bronchial- und Lungenleiden,
- Hals-, Nasen- und Ohrenkrankheiten,
- Aphthen, Mundschleimhaut-, Zahnfleisch-, Zungenentzündungen, Zahnschmerzen und -infektionen,
- Hautkrankheiten wie Abszesse, Akne, Brandwunden, auch vom Sonnenbrand, Eiterungen, Frostschäden, Furunkel,

Gerstenkörner, schmerzende Hornhaut, Hühneraugen, Warzen, Nagelbettentzündungen, Nagelpilz, Schnitt- und Schürfwunden sowie verlangsamte Vernarbung.

- Bei Beschwerden wie Tennisarm, Sehnenscheiden- und Schleimbeutelentzündungen haben sich Umschläge mit Propolissalbe als sehr hilfreich erwiesen, die in der Regel dreimal täglich gewechselt werden. Dabei muss aber selbstverständlich die entsprechende Körperstelle geschont werden.

- Bei Muskelschmerzen, Hexenschuss, Arthritis, Arthrose und rheumatischen Beschwerden wirkt Propolissalbe ausgesprochen lindernd.

Gut zu wissen

Allergiker müssen bei der Verwendung von Propolis genau wie bei anderen »Bienenprodukten« Vorsicht walten lassen.

Porträt

Es ist weithin unbekannt, welch enorme Wichtigkeit Propolis besitzt: für die Bienen selbst, ihre Gesundheit und ihr Fortbestehen. Der Bienenstock ist die einzige sterile Tierbehausung – kaum zu glauben, dass es eine solche überhaupt gibt!

Auch für uns Menschen und unsere Gesundheit ist Propolis wegen ihrer antibiotischen Wirkung schon immer sehr nützlich gewesen. Zudem hat die Substanz noch eine wichtige kulturelle Bedeutung.

All dies ist nur wenig bekannt, sogar der Name stößt häufig auf Unverständnis. Das Stichwort wird bis heute in einer ganzen Reihe vielbändiger Lexika nicht einmal aufgeführt.

Beispielsweise balsamierten die alten Ägypter mit Propolis ihre Verstorbenen ein. Maler verwendeten die Substanz, um ihre Farben haltbar zu machen und die Leuchtkraft ihrer Gemälde zu bewahren. Instrumentenbauer behandelten damit das Holz für ihre Streichinstrumente. Eine Stradivari würde nicht über ihren göttlichen Klang verfügen, wäre ihr Gehäuse nicht gleich beim Bau durch das magische Bienenprodukt geschützt und gestärkt worden. Berühmte Bilder hätten nicht ihre Schönheit und Ausstrahlung.

Schon sehr früh also verstanden die Menschen, um welch eine vielseitige und nützliche Sache und um was für ein kraftvolles Heilmittel es sich bei der Propolis handelte. Den besten Beweis für die Wirksamkeit liefern die Bienen selbst. Sie existieren seit vierzig Millionen Jahren nahezu unverändert, während die meisten Tierspezies aufgrund von Seuchen eliminiert wurden.

Der wertvollste Bestandteil von Propolis sind die natürlichen Antibiotika. Sie können das Immunsystem des Menschen auf Vordermann bringen, und zwar im Sinne einer abgeschlossenen Heilung. Nicht wie ein künstliches Antibiotikum, das eine Erkrankung nur unterdrückt und gegen das zudem bei wiederholtem Gebrauch Resistenzen auftreten können.

Trotzdem geriet Propolis im Zuge des Aufkommens von Penicillin und anderen künstlichen Antibiotika bei uns über lange Zeit fast vollständig in Vergessenheit. Seit etwa dreißig Jahren aber beschäftigt man sich theoretisch und praktisch erneut damit.

Wie alle Bienenprodukte ist Propolis licht-, wärme- und kälteempfindlich. Die wissenschaftlichen Forschungen zu den

Inhaltsstoffen sind bis heute nicht abgeschlossen, folgende aber sind belegt: ätherische Öle, Aminosäuren, Enzyme, hormonähnliche Substanzen, Mineralien, Pflanzenschutzstoffe/ Bioflavonoide, Vitamine. Und diese Spurenelemente wurden zuverlässig nachgewiesen: Chrom, Eisen, Kobalt, Kupfer, Mangan, Nickel, Silizium und Strontium.

Kubanischen Universitäten gelang es, Propolisprodukte zu entwickeln, die Antibiotika weitgehend ersetzen können. Das bedeutet einen Segen für Menschen, die keine Antibiotika vertragen oder diese schon so häufig nehmen mussten, dass ihr Körper sich an sie gewöhnt hat, weswegen die Medikamente nicht mehr wirken.

In Frankreich gibt es eine Kombination aus Propolis, Pollen und Bienengift, die von namhaften Wissenschaftlern als Vorsorge gegen Aids empfohlen wird.

Bewiesen ist wie erwähnt, dass Propolis zahlreiche Bakterienstämme abtötet, ebenso Viren der verschiedensten Gattungen und Pilze.

Ein Heilpraktiker, der sich sehr erfolgreich als Forscher und Behandler mit Patienten beschäftigt, die an schwersten chronisch-degenerativen Erkrankungen leiden, ist der Münchner A. E. Baklayan. Unter anderem arbeitet er mit der Bioresonanztherapie. In der »Grundtherapie«, die den Organismus des Kranken erst einmal stabilisieren und harmonisieren soll, setzt er Propolis ein. Und sagt: »Das ist ein Universalheilmittel.«

Menschen, die schwere Krankheiten haben und/oder für deren Beschwerden keine schlüssige Diagnose gefunden werden konnte, leiden häufig an Pilzbefall, zum Beispiel im Darm. Erst wenn man den in den Griff bekommen hat, kann sich der Organismus für andere therapeutische Maßnahmen öffnen. Dafür muss der Patient eine bestimmte Diät einhal-

ten und zusätzlich einige naturheilkundliche Mittel einnehmen, darunter Propolistinktur. Wenn er sich an die Empfehlungen hält und wirklich dranbleibt, verschwinden die Pilze
in relativ kurzer Zeit, und zwar ganz und gar ohne »Chemie«
und negative Nebenwirkungen.

Gegen Vaginalpilz können in der Apotheke Zäpfchen mit
Propolis hergestellt werden, die keinerlei Nebeneffekte haben.

Baklayan ist nicht auf Apitherapie, also die Therapie mit
Bienenprodukten, spezialisiert. Dennoch kann er sie vor dem
Hintergrund seiner ausgezeichneten Erfahrungen mit Propo-
lis und auch mit Bienengift nur empfehlen.

Anwendungen

Wie erwähnt ist es nicht ganz einfach, an reine Propolis zu
gelangen. Wer einen Imker kennt, kann ihn danach fragen. In
manchen Apotheken kann man Propolis bestellen.

Das Lutschen einer winzig kleinen Menge von reiner Propolis lindert Schmerzen im Mund, beispielsweise bei Zahnschmerzen, entzündetem Zahnfleisch, einer Halsentzündung. Das Harz lässt sich besonders gut »handeln«, wenn
man es in einen Gefrierbeutel gibt und einfriert. Danach
kann man es herausnehmen und in einem Mörser zu gro-
bem Pulver zerstoßen. Mit etwas Honig vermischt und auf
die entsprechende Stelle aufgetragen, hilft es gegen schmerzende Insektenstiche und Lippenherpes.

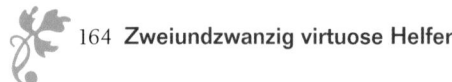

Propolistinktur

10 Gramm Propolis
20 Milliliter 70- bis 90-prozentiger Weingeist
(aus der Apotheke)

Die Propolis wie beschrieben einfrieren und mit dem Mörser zerstoßen. In ein kleines Glas mit Schraubverschluss füllen, mit dem Weingeist übergießen, Deckel zuschrauben. Bei Zimmertemperatur 2 bis 3 Wochen lang ziehen lassen. Die Rückstände aus dem Harz herausfiltern. Tinktur in ein dunkles Fläschchen füllen, kühl lagern. Sie hält sich maximal 1 Jahr lang.

Man kann damit Wunden desinfizieren oder mehrmals täglich 1 Teelöffel davon mit ½ Glas Wasser verdünnt zur Vorbeugung oder Therapie einnehmen: zur Stärkung des Immunsystems, bei Magen-Darm-Problemen, Husten, Heiserkeit, Erkältungen…

Propolissalbe

Zur Behandlung von Prellungen, blauen Flecken, rheumatischen oder arthritischen Beschwerden, Hexenschuss, Schleimbeutelentzündungen, Hauterkrankungen und so weiter empfiehlt sich diese Salbe.

50 Milliliter Sonnenblumenöl
3 Gramm reines Bienenwachs
½ Teelöffel Honig
20 bis 30 Tropfen Propolistinktur

Öl und Wachs im Wasserbad erwärmen, bis das Wachs schmilzt. Herausnehmen. Sobald die entstandene Paste wieder dicker wird, den Honig einrühren und die Tinktur nach und nach hineinträufeln. Gründlich rühren und in einen verschließbaren Tiegel füllen.

Wenn Sie sich selbst nicht an die Zubereitung herantrauen oder die entsprechenden Zutaten nicht zur Verfügung haben, können Sie diese beiden Rezepte kopieren und in Ihrer Apotheke abgeben. Dort stellt man die Tinktur und/oder Salbe für Sie her.

Es gibt aber in der Apotheke auch bereits fertige entsprechende Zubereitungen, außerdem besagte Cremes, Kapseln, Lutschtabletten, Zahnpasten, Haut- und Haarpflegeprodukte und vieles mehr. Für Kinder, die noch keine Tabletten oder Kapseln schlucken können, eignet sich ein Pulver zum Einnehmen mit Flüssigkeiten.

Auch in Naturkost- und Reformhäusern, auf Bauernmärkten und dergleichen kann man fündig werden. Alles steht und fällt aber mit der Qualität, Natürlichkeit und Reinheit der Produkte.

Bis heute ist in Deutschland nicht geklärt, ob Propolis als Arznei- oder Nahrungsergänzungsmittel gelten soll. Deswegen gibt es immer wieder gewisse Unklarheiten damit, vor allen Dingen rechtlicher Art. In Österreich sieht es damit anders aus. Propolisprodukte kann man ohne Schwierigkeiten in den unterschiedlichsten Geschäften kaufen.

Ringelblume

Lateinischer Name: Calendula officinalis. Woher der Name stammt, wird an unterschiedlichen Stellen unterschiedlich erklärt. Vielleicht leitet er sich vom lateinischen *caltha* her. Das bedeutet »gelbe Blume (Ringelblume, Goldlack)«. Oder er hat mit dem »Kalender« zu tun (lateinisch *calendula* für »kleiner Kalender«), denn die Blüte zeigt durch Öffnen und Schließen des Blütenstandes die Tage an. Außerdem kann sie das Wetter vorhersagen (siehe unten). *Officinalis* (»offizinell« oder »offizinal«) bedeutet »arzneilich, als Heilmittel durch Aufnahme in das amtliche Arzneibuch anerkannt«.

Was ist es? Die Blüte eines einjährigen, ausnahmsweise auch zweijährigen Korbblütlers (Asteraceae).

Wächst gern: Heute ist die Ringelblume weltweit verbreitet, sie wächst also praktisch überall, ist nicht sehr empfindlich gegen Kälte, allerdings bevorzugt sie die Sonne. Sie mag

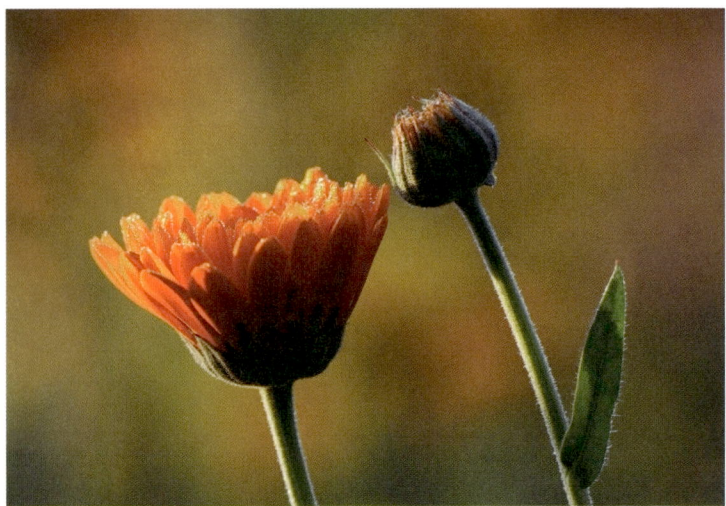

nahrhaften, lockeren Boden. Es gibt sie in einer Wildform. Ringelblumen und besonders ihre Wurzeln tun der Gartenerde gut.

Was verwendet man? Die leuchtend gelben oder orangefarbenen ganzen Blüten respektive die Blütenblätter. Man kann sie frisch verzehren beziehungsweise als Tee oder Beimischung zu einem Tee verwenden, man kann sie auch trocknen. Für medizinische Zwecke erntet man sie am besten von April bis Juni oder im September/Oktober. Man sollte sie bei strahlendem Sonnenschein pflücken, weil dann die Heilkräfte besonders aktiviert sind: locker aufschichten und schnell trocknen. Es werden daraus zahlreiche unterschiedliche Zubereitungen hergestellt, zum Beispiel Badezusätze, Salben, Cremes, Öle, Tinkturen.

Heilende Wirkung: Heute wird die Ringelblume nur noch selten innerlich angewandt. Das ist unberechtigt, denn sie hilft, wenn man sie isst, als Tee trinkt oder wenn man die Tinktur einnimmt, gegen Menstruations- und Gallebeschwerden sowie Magenreizungen. Sie senkt die Blutfettwerte und soll gegen Tumoren wirken. Generell, also innerlich und äußerlich angewandt, wirkt sie antiseptisch, antibakteriell, -viral, -fungal (gegen Pilze), entgiftend, entzündungshemmend, wundheilend, abschwellend, schmerzlindernd, hautgenerierend, lymphanregend, immunstimulierend, krampflösend, harn- und galletreibend. Sie gilt als natürliches Antibiotikum.

Entzündungen im Mund und Hals werden durch Spülen und Gurgeln mit Ringelblumentee abgemildert und in ihrer Heilung unterstützt.

Äußerlich wirkt Calendula gegen schlecht heilende Wunden, auch gegen Brandwunden, Abszesse, Narben, Geschwüre, Hautprobleme. Heilt die Haut nach Strahlenschäden, auch nach Bestrahlungen beispielsweise während einer Krebstherapie. Gegen Quetschungen, Blutergüsse, Verstauchungen und Verrenkungen. Zur Verhinderung des Wachstums von »wildem Fleisch«.

Es gibt eine Tinktur, die sich zur äußerlichen und auch zur innerlichen Anwendung eignet, zum Beispiel zum Reinigen von kleinen Schnitten und Wunden. Damit kann man auch gegen schmerzhafte und hartnäckige Nagelbettentzündungen vorgehen.

Salben werden beispielsweise gegen Krampfadern, Venenentzündungen, Fisteln, Frostbeulen, Brandwunden, Verletzungen im weiblichen Intimbereich und vieles mehr empfohlen. Sie kurieren die Beschwerden erstaunlich schnell und durchgreifend.

Das Homöopathikum Calendula wird zur Anregung der Wundheilung gegeben.

Gut zu wissen

Die Ringelblume darf man nicht bei einer Überempfindlichkeit gegen Korbblütler verwenden!

Porträt

Ursprünglich stammt die Ringelblume aus dem Orient. Sie wurde im 11. oder 12. Jahrhundert bei uns eingeführt. Von Anfang an wurde sie als Heilpflanze geschätzt und in Apotheker- und Hausgärten gezogen. Heute baut man sie vor allem in Deutschland und in den Niederlanden kommerziell an. Es gibt mehrere Dutzend Arten davon. Für den Pfarrer Sebastian Kneipp war sie die Heilpflanze schlechthin. Im Jahr 2009 wurde sie zur Heilpflanze des Jahres gekürt. Pharmazeutisch bedeutsam sind besonders die enthaltenen Flavonoide, aber auch der Bitterstoff Calenden.

Die leuchtend gelben oder orangefarbenen, ausgesprochen schönen und üppigen Blüten scheinen schon Heilkraft auszustrahlen, wenn man sie bloß anschaut. Ein Strauß Ringelblumen kann regelrecht high machen.

Der deutsche Name geht auf die Form der Früchte zurück, die sich nach dem Trocknen zu kleinen Ringen zusammenziehen. Andere Namen lauten Ringelrose, Ringella, Feminell, Engelröschen, Sonnwendblume, Goldblume.

Wenn die Blüten morgens noch geschlossen sind, steht ein Regentag bevor. Diese Vorhersage, die mit der Reaktion der Pflanze auf die Luftfeuchtigkeit zu tun hat, wurde in Zeiten, als es noch keine Wettervorhersage im Radio oder Fernsehen gab, von Bauern sehr geschätzt. Denn sie konnten ihre Aktivitäten auf dem Feld und im Garten darauf ausrichten. Ein Volksname für die Pflanze lautet »Barometerblume«.

Marigold ist der klangvolle englische Name, was auf eine Beziehung zu Maria hinweist. Als »Liebfrauenblume« sollte sie, als Tee zubereitet, Frauen mit unregelmäßiger Menstruation helfen.

Margret Madejsky schreibt in ihrem *Lexikon der Frauenkräuter*, besonders nach Dammschnitten, also nach Geburten, empfehle sie tägliche Einreibungen mit einer Calendulazubereitung, zum Beispiel einer Salbe. Das fördere die Heilung sehr. Sogar seelische Wunden würden durch die Heilkräfte der Ringelblume geheilt. Dafür empfiehlt sie, die Urtinktur einzunehmen.

Außerdem schreibt sie Folgendes: »Als Hauptwirkstoffe gelten … speziell die Carotinoide. Doch diese sind fettlöslich, weshalb die Ringelblumen in der Volksmedizin zum innerlichen wie auch äußerlichen Gebrauch traditionell in Milch, Öl, Butter oder Schweinefett ausgezogen werden.« In einer klinischen Studie habe sich gezeigt, dass Calendulasalbe, unmittelbar nach der Behandlung bei Brustkrebs aufgetragen, die Hautentzündung und auch Ödeme reduziert. Sebastian Kneipp, Maria Treben und viele andere Volksheiler hätten die Pflanze sogar gegen Krebs, zum Beispiel Brustkrebs, und bösartige Hautgeschwüre eingesetzt.

Für eine Liebesweissagung im Traum trockneten junge Mädchen früher Ringelblumen zusammen mit anderen Sommerkräutern. Sie verarbeiteten diese Mischung mit Honig und Essig zu einer Art Salbe, die sie abends vor dem Schlafengehen auftrugen. Dann wünschten sie sich, von ihrer großen Liebe zu träumen, was bestimmt häufig in Erfüllung ging. Denn allein der ganze Aufwand und die intensive Beschäftigung mit dem Thema dürften ja schon enorm anregend gewesen sein. Ob Amor dann auch wirklich auf Dauer günstig gestimmt war, stand freilich auf einem anderen Blatt.

Schon immer verwendeten die Menschen diese Blüten, um Nahrungsmittel zu färben und dadurch appetitlicher aussehen zu lassen, zum Beispiel Suppen, Soßen oder Butter. Bis heute werden in der Nahrungsmittelindustrie Butter und Käse mit Ringelblumenblüten gefärbt. Calendula galt als »Safran des kleinen Mannes«, denn das teure, heilkräftige Gewürz, das »den Kuchen gehl« macht, war für einfache Menschen unerschwinglich.

Die Blumensprache des 19. Jahrhunderts sieht in der Ringelblume ein Sonnensymbol. Und die Pflanze steht dafür, dass jemand seinem Lebensweg folgt, so wie die Blüte der Sonne im gesamten Tagesverlauf ihr Gesicht zuwendet. Allerdings hat sie auch die genau entgegengesetzte Bedeutung und wird als Totenblume auf Gräber gepflanzt. Darüber hinaus steht sie als Symbol für Unvergänglichkeit.

Anwendungen

In den Genuss der Heilkräfte kann man kommen, indem man frische Ringelblumen-Blütenblätter in der Küche verwendet. Anders als zum Beispiel Lavendelblüten oder die Blüten von Rosmarin und Salbei ist der Geschmack allerdings nicht überragend. Aber er ist durchaus angenehm, außerdem sieht die Farbe in den Gerichten schön aus. So passen die Blütenblätter ganz wunderbar in Salate, auch in Fruchtsalate. Man kann sie über alle Arten von warmen und kalten Leckereien streuen und sie als Zutat für Eiergerichte, Kräuterfrischkäse, Kräuterquark und Kräuter- oder Blütenbutter verwenden.

In der Volksheilkunde gibt man zerdrückte frische Ringelblumenblüten und -stängel auf Warzen, damit sie sich zurückbilden. (Man sollte sie mit einem Wundpflaster fixieren.) Weil Warzen geheimnisvolle Entitäten sind, die auf alles Mögliche reagieren oder gerade nicht reagieren, ist dieses Vorgehen auf jeden Fall einen Versuch wert.

Ringelblumentee

3 Teelöffel frische oder getrocknete Ringelblumenblüten mit ¼ Liter kochendem Wasser überbrühen, 10 Minuten ziehen lassen und abseihen. Immer frisch zubereiten.

Dieser Tee wirkt gegen Bauchschmerzen, zudem reguliert er die Monatsblutung und den Gallenfluss. Gegen Verbrennungen, Frostbeulen und andere Wunden helfen Umschläge mit sauberen Leintüchern oder Mullbinden, die damit ge-

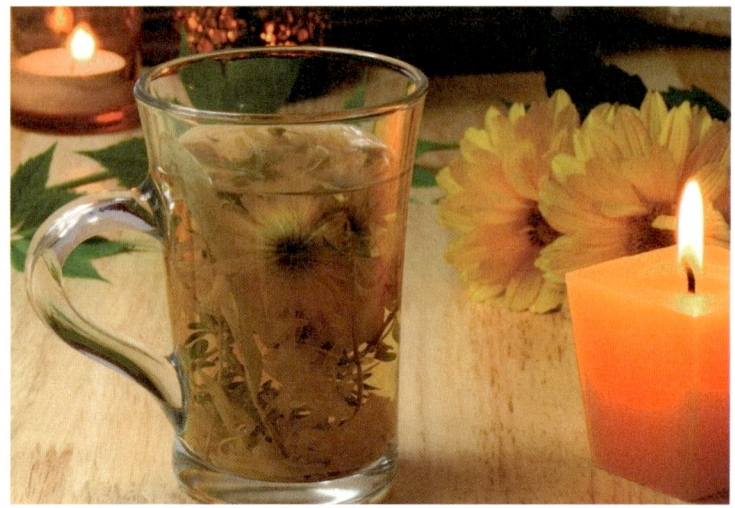

tränkt werden. Man darf damit gurgeln und den Mund spülen, wenn Entzündungen und Schmerzen bekämpft werden sollen.

Die doppelte oder dreifache Portion kann man in ein Wannenbad geben, was lindernd, abschwellend und flüssigkeitszuführend wirkt, gemeint ist hier die Gewebeflüssigkeit.

Ringelblumentinktur und -salbe gegen Infektionen

In der Apotheke erhältliche Tinkturen und/oder Salben aus Ringelblumen können bei folgenden Problemen direkt auf die Haut aufgetragen werden und zeitigen zum Teil ganz erstaunlich durchgreifende und schnelle Erfolge: Insektenbisse und -stiche, offene Stellen, schmerzende Scheidenregion, Pilz- und Bakterieninfektionen, Windeldermatitis, schmerzende Windpocken, Schnittwunden, schlechtheilende Narben, Sonnenbrand und andere Verbrennungen. Als Erste-Hilfe-Mittel passen diese Zubereitungen gut in eine private Reiseapotheke.

Von der Firma Weleda wird eine Calendula-Babycreme angeboten. Dazu steht auf der Tube: »pflegt und schützt wirksam vor Wundsein im Windelbereich«. Naturheilkundlich orientierte Ärzte schwören darauf noch in ganz anderen Zusammenhängen auch für Erwachsene, zum Beispiel bei Hämorrhoiden. Ein anderer Einsatzbereich sind Ekzeme im Gesicht oder an den Händen, sogar zwischen den Fingern. Die Creme ist weiß. Das kommt daher, dass sie Puder enthält. Dieser Pudergehalt bewirkt, dass leicht nässende Hautstellen besser heilen, denn er wirkt sanft austrocknend. Die Heilkräfte der Ringelblume tun das Ihre dazu.

Der Schweizer Heilpraktiker Bruno Vonarburg stellt eine spezielle Essenz aus wildwachsenden Ringelblumen her, die er gestressten, gehetzten, kommunikationsgestörten Menschen gibt. Er schreibt in seinem Buch *Energetisierte Heilpflanzen:* »Die Blütenessenz fördert die kommunikative, warmherzige Gesprächsbereitschaft.«

Rosmarin

Lateinischer Name: Rosmarinus officinalis. Die lateinische Bezeichnung *ros marinus* lässt sich mit »Meertau« übersetzen (*ros* heißt »Tau« und *mare* »Meer«). Sie geht darauf zurück, dass die Büsche rund ums Mittelmeer und häufig ganz nah am Strand wuchsen. *Officinalis* (»offizinell« oder »offizinal«) bedeutet »arzneilich, als Heilmittel durch Aufnahme in das amtliche Arzneibuch anerkannt«.

Was ist es? Ein immergrüner, mehrjähriger Lippenblütler (Lamiaceae).

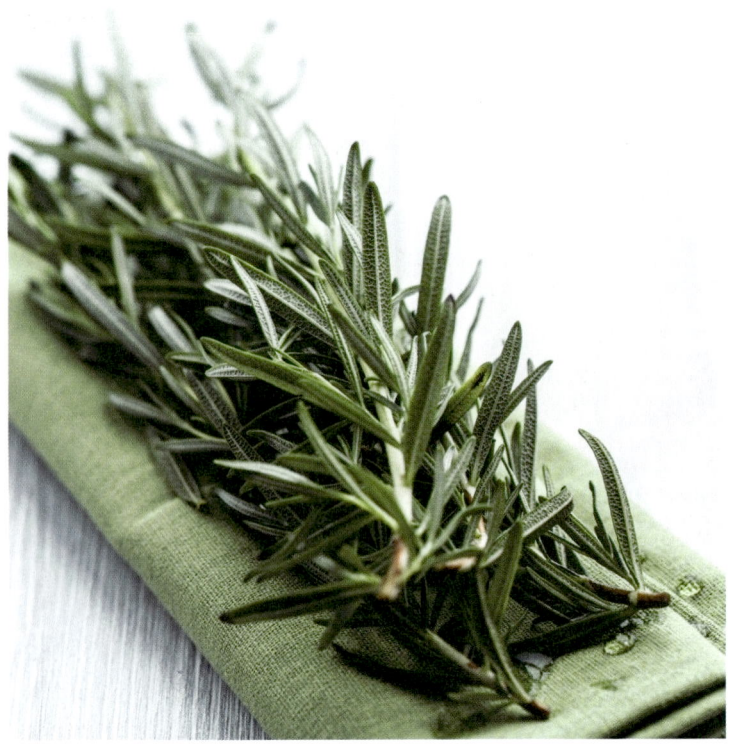

Wächst gern: geschützt und in der Sonne. Rosmarin reagiert auf Kälte sehr empfindlich. Am besten pflanzt man ihn in einen Topf, den man im Winter ins Haus holt. Weil sich die immergrünen Blätter das ganze Jahr über ernten lassen, lohnt sich das Trocknen nicht unbedingt.

Was verwendet man? Blüten und Blätter, die ganzen Zweige. Die Blüten sind manchmal rosa und weiß, meistens blau. Für medizinische Zwecke sind nur die Blätter relevant, gesammelt werden die jungen Zweige mit den Blättern, nicht die verholzten Teile. Sie erhalten viel Kalzium, Eisen, Niacin und Vitamin C. Aus den jungen Zweigen und den Blättern wird auch das ätherische Öl destilliert, das in der Aromatherapie einen festen Platz hat.

Heilende Wirkung: Innerlich angewandt, wirkt Rosmarin kreislaufanregend beziehungsweise -stabilisierend, herz- und nervenstärkend, wärmend, entzündungshemmend, antiseptisch, entblähend, appetitanregend, menstruationsfördernd und schmerzstillend. Steigert Blutdruck, Kreislauf und Herztätigkeit. (Diese Wirkung wird in der Literatur und in der Praxis immer wieder besonders betont: Rosmarin spielt eine wichtige Rolle bei der Vorbeugung gegen und Therapie von Herzerkrankungen.)

Fördert Durchblutung, Verdauung, die Bildung von Galle, Harn und Schweiß. Wirkt gegen Kopfschmerzen, Migräne und Erschöpfung, auch in der Rekonvaleszenz. Das gilt für Erwachsene wie für Kinder. Reguliert den Monatszyklus, beruhigt bei Keuchhusten. Kann möglicherweise Diabetes abschwächen (siehe Porträt). Rosmarin enthält viele Antioxidanzen und beugt Arteriosklerose vor.

Äußerlich angewandt, als Tee und in Form des ätherischen Öls, das als natürliches Antibiotikum gilt, stillt Rosmarin Schmerzen, besonders auch rheumatische Beschwerden und Halsstarre. Fördert die Durchblutung. Das Öl wirkt antiseptisch, fördert generell die Heilung und eine gute Vernarbung, außerdem regt es an. Es lindert Husten, Erkältungen und Grippe, Magen-, Darm- und Leberprobleme. Erfrischt, klärt das Bewusstsein, stärkt das Gedächtnis und vertreibt Depressionen.

In der Kosmetik wirken Bäder, Cremes, Lotionen, Deodorants mit Rosmarin erfrischend und desodorierend. Zahnpasten und Mundwässer straffen das Zahnfleisch.

Aus den frischen Blättern stellt man eine homöopathische Zubereitung her. Sie wird gegen Erkrankungen des Zentralnervensystems und der weiblichen Geschlechtsorgane verschrieben.

Gut zu wissen

Rosmarin sollte man nicht bei erhöhtem Blutdruck, einer Neigung zu Epilepsie oder in der Schwangerschaft verwenden.

Porträt

In ihrem *Lexikon der Heilpflanzen* bezeichnet Iris Schmidt den Rosmarin als »Tausendsassa, was seine Heilwirkung angeht… Immer mehr der traditionellen Anwendungsbereiche werden heute wissenschaftlich bestätigt.« Besonders empfiehlt sie das Trinken von 2 bis 4 Tassen Rosmarintee täglich, wenn jemand nach einer Infektionskrankheit wieder auf die Beine kommen möchte.

In einer Art Tagebuch soll Donna Isabelle, eine ungarische

Königin im 14. Jahrhundert, über die Wunderkräfte eines alkoholischen Pflanzendestillats aus Rosmarin berichten. Im Alter von 72 Jahren, sehr gebrechlich und an Gicht leidend, habe es ihre Kräfte völlig wiederhergestellt. Als »Wasser der Königin von Ungarn« erlangte das Destillat später große Beliebtheit und wurde gegen rheumatische und nervliche Beschwerden eingenommen. Madame de Sévigné schrieb: »Es ist göttlich … die Linderung für alle Leiden.« Der wichtigste Bestandteil des Destillats waren Rosmarinblüten, die destilliert und mit Honig vergoren wurden.

Im Mittelalter gab man Hochzeitsgästen vergoldeten Rosmarin zum Andenken mit. Die Pflanze steht nämlich für Liebe, Hochzeit, auch für treues Gedenken, Tod und Unsterblichkeit. Volksnamen lauten »Hochzeitskraut« und »Gedenkemein«. Dass der Duft beziehungsweise das ätherische Öl das Gedächtnis stärkt, wusste man offenbar schon immer.

In der Antike war der Duft einer Pflanze höher angesehen als ihr Äußeres. So schätzte man den Rosmarin sehr, der in all seinen Teilen – Wurzeln, Stängeln, Blättern und Blüten – über ein starkes Aroma verfügt. Er war eine heilige Pflanze, mit der man Götterstatuen bekränzte. Apollo oder Aphrodite soll den Rosmarin den Menschen geschenkt haben. Später schmückte er christliche Altäre.

Um die Götter gnädig zu stimmen, ihnen zu danken oder sich mit ihnen zu versöhnen, wurden Rosmarin und Thymian zusammen mit Tieropfern verbrannt. Das ersetzte den oft extrem teuren Weihrauch, ein Baumharz, das von weit her importiert werden musste.

Der Name bedeutet wie gesagt »Meertau«. Auch deswegen galt die Pflanze als ein Attribut der Liebesgöttin Aphrodite. Denn die soll aus dem Schaum des Meeres geboren und an ihrem Kraftort auf der Mittelmeerinsel Zypern an Land gegangen sein.

In vielen Liedern, welche die Troubadoure sangen, war Rosmarin ein Symbol für unwandelbare Treue.

In England hängte man früher zu Weihnachten Rosmarinzweige als Willkommensgruß für Feen und Elfen auf, und zwar bemerkenswerterweise in Kirchen.

Der berühmt-berüchtigte französische *vinaigre des quatre voleurs*, das bedeutet »Essig der vier Diebe«, enthielt Rosmarin. Damit rieb man den Körper ein, um Infektionskrankheiten abzuwehren. Im Zuge einer Pestepidemie 1630 machten sich diese »Technik« vier Diebe zunutze, um Leichen zu plündern und eine Ansteckung zu vermeiden. Andere Bestandteile des auf Apfelwein oder -essig beruhenden Rezepts waren Salbei, Absinth, Zimt, Gewürznelken, Muskat, Knoblauch, Zitronensäure und Kampfer.

Anthroposophisch orientierte Ärzte beobachten bei Patienten mit Diabetes II, dass sich ihr Zustand verbessert, wenn sie verstärkt Rosmarin zu sich nehmen. Offenbar verzögert das Heilkraut die Aufnahme von Kohlenhydraten aus dem Darm. Das bewirkt nach dem Essen einen langsameren Anstieg des Blutzuckerspiegels, und so tritt eine Besserung ein.

Anwendungen

Rosmarintee

1 Teelöffel frische oder getrocknete, gehackte Rosmarinblätter mit 150 Milliliter kochendem Wasser überbrühen, etwa 10 Minuten lang zugedeckt ziehen lassen, abseihen und in kleinen Schlucken genießen.

Aus den frischen oder getrockneten nadelartigen Blättern

des Rosmarins kann man diesen Tee zubereiten, der innerlich angewandt verdauungsfördernd, hustenlindernd, harntreibend und allgemein kräftigend wirkt. Er empfiehlt sich also ganz besonders während einer Rekonvaleszenz, aber auch als »Reisetee«, um Übelkeit vorzubeugen. Er schmeckt frisch und würzig, ganz ausgezeichnet.

Man kann sich damit auch waschen, besonders, wenn man zum Schwitzen neigt, und man kann damit gurgeln und den Mund spülen, was gegen Entzündungen wirkt und einen angenehmen Atem macht. Außerdem kann man ihn zur Pflege und Kräftigung der Kopfhaut und zur Vorbeugung gegen fettiges Haar verwenden. Nach dem letzten Spülgang ins Haar und auf die Kopfhaut geben, möglichst nicht mehr ausspülen.

Rosmarinwein

1 bis 2 Handvoll frische Rosmarinblätter, die gewaschen, abgetrocknet und von den Zweigen gezupft wurden, in 1 Liter weißem Südwein 1 Woche lang ziehen lassen, danach filtern.

Bruno Vonarburg empfiehlt in seinem Buch *Energetisierte Heilpflanzen*, diesen Rosmarinwein gegen Menstruations- und Herzbeschwerden, Schwächezustände und Nervosität zu trinken, und zwar ein- bis zweimal täglich nach dem Essen 1 Likörgläschen voll.

Aromatherapie mit Rosmarinöl

Rosmarinöl gehört zur aromatherapeutischen Grundausstattung, denn es besitzt viele unterschiedliche Eigenschaften. Man kann damit beispielweise sehr gut inhalieren, was gegen Husten, Halsschmerzen und eine verstopfte Nase hilft. Einige Tropfen in heißes Wasser geben und den aufsteigenden Dampf vorsichtig tief einatmen.

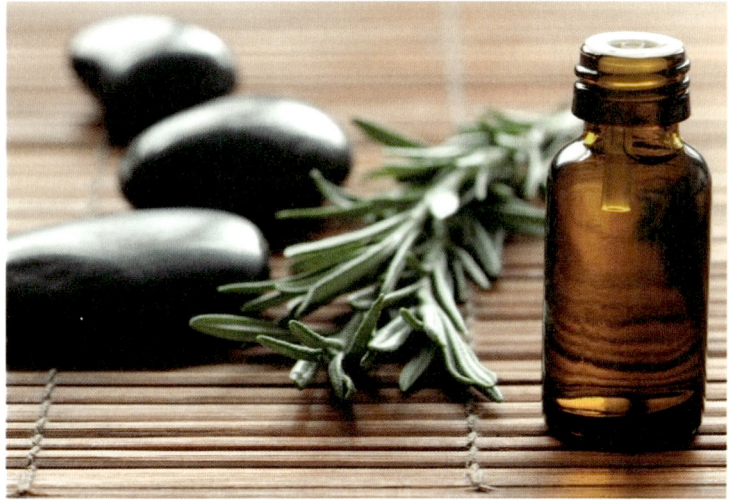

Mit Salz oder Honig emulgiert und ins Badewasser gerührt, bringt es eine Menge gegen eine Erkältung. Zudem kann solch ein Bad bei Krampfadern, Ödemen und Orangenhaut lindernd oder sogar regelrecht verbessernd wirken.

Bei Muskelschmerzen, auch bei Verrenkungen und Arthritis, bei Kopfschmerzen, Bauchweh oder unregelmäßiger Menstruation wirken Bäder, Einreibungen und Massagen mit Rosmarinöl lindernd. Eine diskrete Kurzanwendung kann sein, ein Tröpfchen davon auf den Puls am Handgelenk zu geben, es mit dem Puls des anderen Unterarms zu verreiben und dann daran intensiv zu schnuppern. Das wirkt gegen leichtes Kopfweh, Stress und Müdigkeit, es vertreibt einen kleinen »Durchhänger«.

➤ EXTRA: Schmerz, lass nach

Wie gefährlich sich die Einnahme von chemischen Schmerzmitteln auswirkt, hat sich herumgesprochen, und es haben schon viele Menschen am eigenen Leibe erfahren. Dass »Cocktails« von solchen Medikamenten, vermischt mit Antidepressiva, Schlafmitteln und anderen Substanzen, sogar tödlich sein können, wurde gerade in jüngster Vergangenheit wieder durch den plötzlichen Tod von jungen, begabten, weltberühmten Künstlern deutlich: Heath Ledger, Michael Jackson, Amy Winehouse, Whitney Houston …

Klar, dass gegen einen kurzfristigen Gebrauch von Schmerzmitteln in einem Ausnahme- oder Notfall beziehungsweise nach einer Operation überhaupt nichts einzuwenden ist. Aber wenn solche Chemikalien über lange Zeit konsumiert werden, können sie abhängig machen, und sie schädigen den Körper extrem, besonders Organe wie Magen und Leber, was noch gar nicht so lange bekannt ist.

Unter dem Titel »Schmerz, lass nach« brachte *Die Zeit* am 11. Februar 2011 einen mehrseitigen Beitrag zu dieser Problematik. Der Text begann mit dem Beispiel einer praktizierenden Narkoseärztin, also einer hervorragenden Spezialistin für Schmerzmittel. (Narkose bedeutet nicht nur, dass ein Patient in tiefen Schlaf geschickt wird, sondern auch, dass er von dem Eingriff nichts spürt.) Die Ärztin selbst litt jahrelang an schlimmen Kopfschmerzen. Sie bekämpfte sie mit der praktisch ununterbrochenen Einnahme von immer neuen Medikamenten. Was sogar sie als Fachfrau nicht wusste: Werden Schmerzmittel, »Analgetika«, zu häufig eingenommen, sind sie *Auslöser* (!) von Schmerzen.

Wie aber, bitte schön, soll die eine Pein von der anderen unterschieden werden können? Welcher Schmerz ist das Original, welcher die Fälschung?

In dem Artikel heißt es: »Obwohl später in der Praxis sicher die Hälfte aller Patienten an irgendeiner Art von Schmerz leiden, ist für die Feinheiten einer gezielten Schmerztherapie im Studium kein Platz.« Das bedeutet, die Anästhesistin war trotz allem nicht ausreichend und angemessen ausgebildet. Sie erfuhr erst in dem Moment Hilfe, wo sie sich in eine Schmerzklinik einweisen und dort intensiv informieren und behandeln ließ.

Die Deutschen geben für rezeptfrei verfügbare Analgetika pro Jahr rund 900 Millionen Euro aus: Acetylsalicylsäure (ASS/Aspirin), Ibuprofen, Diclofenac, Naproxen, Paracetamol und ihre Kombinationspräparate. Schnell kann eine Abhängigkeit eintreten. Doch auch Menschen, die nur hin und wieder zur Tablette greifen, begeben sich in Gefahr. Sogar bei nur gelegentlichem Gebrauch kann beispielsweise Paracetamol zu Nieren- und Leberschäden führen. Bei Alkoholkranken, Menschen mit beeinträchtigter Leberfunktion oder mit vorgeschädigten Nieren ist es möglich, dass bereits eine ganz normale Dosis zu Vergiftungen führt. Außerdem kann es einen Zusammenhang geben, wenn Schwangere das Medikament eingenommen haben und bei ihrem Kind später Asthma auftritt.

Acetylsalicylsäure kann Magenblutungen auslösen. In den letzten drei Monaten der Schwangerschaft darf die Substanz nicht genommen werden. Auch soll man sie nicht schlucken, wenn eine Operation bevorsteht, denn ASS macht das Blut dünnflüssiger und verzögert die Gerinnung. Bei Kindern und Jugendlichen, die an Grippe oder Windpocken leiden, kann ASS das lebensgefährliche Reye-Syndrom hervorrufen, eine akute Leberschädigung.

Bestimmt erinnern sich noch viele Leser daran, wie bis vor wenigen Jahren aus professionell wirkenden Kreisen die Einnahme von ASS/Aspirin »einfach so« empfohlen wurde, zum Erhalt der Gesundheit. Wie man etwa den Verzehr von frischem Obst zum

Erhalt des körperlichen Wohlbefindens nahelegt. Eine fatale Fehlinformation.

ASS und Paracetamol stammen aus der Frühzeit synthetischer Arzneimittel. Die Tests, die damals für die Zulassung durchlaufen werden mussten, sind im Vergleich zum heute üblichen Vorgehen bei einer Zulassung ein Witz. Wie schädlich die Medikamente wirklich sind, hat sich wie gesagt erst vor gar nicht langer Zeit herausgestellt.

Die Zahl der kritischen Studien und Expertenwarnungen wächst, wobei die Pharmakontrolleure nur langsam hellhörig werden. Mehr und mehr stellt sich die Frage, ob Schmerzmittel künftig der Verschreibungspflicht unterliegen sollen. Bis dahin bleibe nur, so der Autor des *Zeit*-Artikels, auf die Gefahren eines leichtsinnigen Schmerzmittelkonsums hinzuweisen.

In der Spezialklinik, wo die geplagte Anästhesistin Hilfe fand, arbeitet man vor allem verhaltenstherapeutisch. Andere Möglichkeiten sind Achtsamkeitstraining, Meditation und Ähnliches – alles wirksame Hilfen. Was aber außerdem nicht unterschätzt werden sollte, das sind beruhigende und lindernde Substanzen, die Mutter Natur im Laufe von Jahrmillionen hat wachsen und entstehen lassen, die sich völlig mit dem menschlichen Körper im Einklang befinden, seine Selbstheilungskräfte anregen, ihn stärken und ihm bestens bekommen. Ätherisches Rosmarin- und Lavendelöl, die effektiv gegen Kopfschmerzen, rheumatische Beschwerden, Insektenstiche und anderes Unangenehme wirken. Hanf und Weihrauch gegen alle Arten von Pein, sogar wenn sie chronisch sind. Aloe-vera-Gel, wenn die Haut juckt, spannt oder wehtut, zum Beispiel nach einem Sonnenbrand, bei Pilzbefall, Ekzemen oder Nagelbettentzündungen. Arnika nach Unfällen und Sportverletzungen. Tea-Tree-Öl oder Propolistinktur, wenn man sich geschnitten hat – oder bei fiesen Entzündungen im Hals und im Mund.

Gegen all diese quälenden und nervenraubenden Beschwerden stehen selbstverständlich schwere Geschütze aus dem Chemielabor zur Verfügung. Außerdem haben alle möglichen Bereiche der Naturheilkunde eine Menge in petto. Aber besonders die Universalheilmittel, mit denen sich dieses Buch beschäftigt und die nebenwirkungsfrei, sanft und komplett natürlich sind, können gegen Schmerzen eingesetzt werden. Es lohnt sich daher unbedingt, in den Abschnitten »Heilende Wirkung« der jeweiligen Kapitel und auch im Index ganz am Schluss des Buches nachzuschauen.

Noch etwas: Im Kapitel über Minze wurde schon gesagt, dass eine Studie im Vergleich zwischen 10-prozentigem Minzöl und dem Schmerzmittel Paracetamol belegen konnte, dass die schmerzlindernde Wirkung gleich gut ist. 5 Tropfen echtes ätherisches Minzöl entsprechen 1000 Milligramm Paracetamol. Nebenwirkungen: keine.

Salbei

Lateinischer Name: Salvia officinalis. Das lateinische Wort *salvare* heißt »retten«. Eine andere Herkunft könnte *salvus* sein, was »gesund« bedeutet. Der Name zeigt also, dass der Salbei lange als das Heilmittel par excellence galt. *Officinalis* (»offizinell« oder »offizinal«) bedeutet »arzneilich, als Heilmittel durch Aufnahme in das amtliche Arzneibuch anerkannt«.

Was ist es? Ein ein- oder mehrjähriger Lippenblütler (Lamiaceae).

Wächst gern: In der Sonne, er braucht davon möglichst sechs Stunden am Tag. An den Boden stellt er keine besonderen Anforderungen. Man sollte ihn im Herbst zurückschneiden. Er ist eine ausgesprochen schöne Pflanze und verträgt sich nicht nur geschmacklich, sondern auch im Garten oder auf der Terrasse ganz hervorragend mit Rosmarin. Salbei lockt Bienen an.

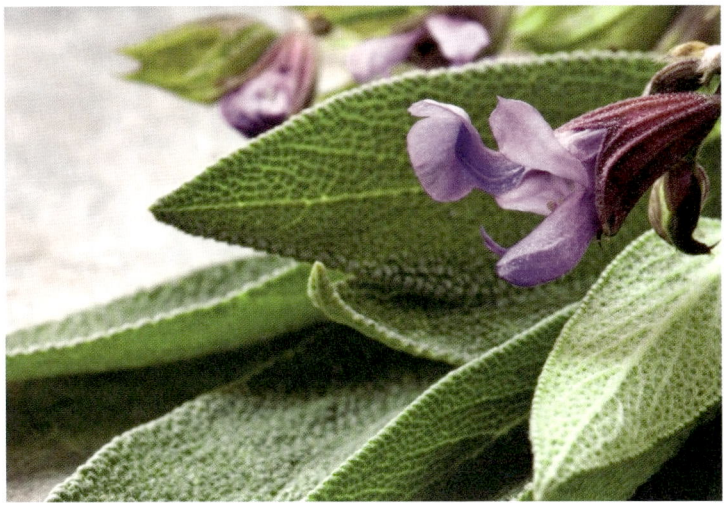

Was verwendet man? Meistens die Blätter, aber auch die Blüten, und zwar nicht nur für Heilzwecke, sondern ebenso für kulinarische. Weil aber die Blüten so schön und so rar sind, verwendet man sie vor allem in der Küche, das heißt zum Bestreuen von Getränken, Suppen, Dips, Blütenbutter (das ist etwas Ähnliches wie Kräuterbutter, nur mit vielen essbaren Blüten zubereitet), Salaten, auch Fruchtsalaten und Süßspeisen. Die Blätter wachsen meist üppig, sind also nicht ganz so kostbar und können daher guten Gewissens für medizinische Belange eingesetzt werden. In getrockneter Form kann man damit wunderbar räuchern. Das vernichtet Krankheitskeime, es bringt einen angenehmen Duft und klärt die Atmosphäre.

Heilende Wirkung: innerlich gegen Mandelentzündung, Angina, Halsweh, Husten. Allerdings nicht bei trockenem Husten, weil Salbei selbst austrocknend wirkt.

Salbei kräftigt den gesamten Körper, auch die Nerven und das Gehirn. Er hilft zum Beispiel gegen Verwirrtsein und kann möglicherweise den Ausbruch der Alzheimer-Krankheit verzögern.

Er vertreibt Bakterien, Pilze und Parasiten und fördert die Wundheilung. Wirkt antiseptisch, krampflösend, blähungswidrig, zusammenziehend, beruhigend, geruchsbindend, schmerzlindernd. Regt die Gallentätigkeit an, unterstützt die Fettverdauung. Hilft gegen Magen- und Darmbeschwerden, auch nach Antibiotikabehandlungen.

Salbei enthält kleine Mengen von Östrogen, was gegen Wechseljahresbeschwerden hilfreich sein kann. Um die Schmerzen bei Zahnfleisch- und Mundraumentzündungen zu lindern, kann man die Blätter kauen. Überhaupt wirkt Salbei gegen Zahnfleischschwund und -geschwüre, lockere Zähne, Eiterherde an Zähnen und Mundgeruch. Zudem gegen Zittern, Nieren-, Leber-, Magen- und Darmleiden, Gallenstau und als Hilfe zum Abstillen. Beugt gegen Schlaganfälle vor. Kann nach Schlaganfällen helfen, Lähmungen wieder loszuwerden. Salbei gilt als natürliches Antibiotikum.

Vom Salbei wird ein ätherisches Öl zur äußeren Anwendung hergestellt, mit dem man aber vorsichtig umgehen muss. Das heißt, man soll sich möglichst von einem Spezialisten beraten lassen, es sei denn, man kennt sich selbst mit der Aromatherapie aus.

Es gibt eine homöopathische Zubereitung aus den frischen Blättern, Salvia officinalis. Sie wird meist als schweißhemmendes Mittel eingenommen.

Gut zu wissen

Salbei und Salbeiöl sollte man nicht während der Schwangerschaft, bei Neigung zu Epilepsie und bei Erkrankungen des Nervensystems verwenden. Die Blätter beziehungsweise Blüten verzehrt man in diesem Fall besser auch nicht.

Porträt

Jäger sollen sich früher die Blätter des Salbeis auf die Haut gerieben haben, um sich durch das Aroma zu tarnen und so näher ans Wild heranzukommen. Dass die Blätter der Mundflora sehr gut tun, haben die Menschen ebenfalls früh verstanden, denn sie nutzten sie zur Desinfektion von Zahnfleisch und Mund, indem sie sie kauten.

Salbeisaft gab man im alten Ägypten, Griechenland und

Rom Frauen, um ihre Fruchtbarkeit anzuregen. In der antiken Welt hatte die Pflanze zudem den Ruf eines »Verjüngerers« und »Potenzverstärkers«. In Rom galt Salbei, »der Retter«, als Geschenk der Götter, als *ambrosia deorum* (»Götterspeise«) und Allheilmittel.

Die gallischen Druiden maßen der Pflanze die Macht zu, Tote zum Leben erwecken zu können. Andererseits streute man Salbeiblätter auf frische Gräber und bepflanzte Grabstätten damit. In seinem Buch *Die Magie der Pflanzen* schreibt der Botanikexperte Jacques Brosse: »Wenn er auch nicht die Toten auferstehen lässt, so hat der Salbei doch die Macht, denen die Lebenskraft wiederzugeben, die die Freude am Leben verloren haben.«

Die griechischen Philosophen kauten Salbeiblätter, um auf gute Ideen zu kommen. Mittlerweile hat die moderne Medizin die gehirnstimulierenden Eigenschaften der Pflanze entdeckt und arbeitet an Medikamenten daraus gegen Schlaganfälle und die Alzheimer-Erkrankung.

Einer christlichen Legende nach fand Maria mit ihrem kleinen Sohn auf der Flucht vor den Soldaten des Herodes unter einem Salbeibusch Schutz. Zum Dank soll sie der Pflanze gesagt haben: »Ich gebe dir die Kraft, die Menschen von jeder Krankheit zu heilen. Errette sie vom Tod, so wie du es mit mir getan hast.«

Der offizinelle Salbei gelangte von Rom über die Alpen in die mitteleuropäischen Klostergärten und von dort in die Bauerngärten. Sebastian Kneipp empfahl, in jedem Garten Salbei anzupflanzen. Die an seiner Lehre orientierte Kräuterkundige Maria Treben schreibt: »Bei Nachtschweiß ist Salbei außer Lavendel die einzige Heilpflanze, die Abhilfe schafft. Sie heilt die Krankheit aus, die den Nachtschweiß verursacht.«

Es gibt mehr als 500 verschiedene Salbeiarten, zum Beispiel Ananas- oder Purpursalbei. Viele von ihnen sind ausgesprochen schön. Die Blüten haben meist eine violette Farbe, andere sind blau, weiß, gelb, rosa und rot. Nicht alle Sorten sind winterhart. Wer aber eine winterharte in Reichweite hat, kann davon das ganze Jahr über die Blätter ernten.

Der hier bei uns wild vorkommende Wiesensalbei (Salvia pratensis) trägt zwar köstliche und attraktive essbare Blüten, wird aber für arzneiliche Zwecke nicht verwendet, denn sein Gehalt an ätherischem Öl ist viel geringer als der des offizinellen Salbeis. Den findet man wild im Mittelmeergebiet, vor allem in Dalmatien. Bei uns wächst er nur kultiviert. Volksnamen lauten Edelsalbei, Salbine, Salbino, Salver, Donnerbesen, Götterspeise (!) und Müsliblätter. Neben dem heilkräftigen ätherischen Öl enthält er viel Vitamin B3, Vitamin E, Kalium, Calcium und Eisen.

Das englische Wort *sage* bedeutet sowohl »Salbei« als auch »weise«. Im Mittelalter hieß es, die Pflanze gedeihe nur dort richtig gut, wo ein Weiser lebe und/oder wo die Frau im Hause das Sagen habe.

Im *Lexikon der Frauenkräuter* schreibt Margret Madejsky, Salbei wirke östrogenartig. Daher werde er in der Frauenheilkunde sehr geschätzt. Salbeitee helfe beim Abstillen, er wirke gegen Schweißbildung und auch gegen andere Wechseljahresbeschwerden. Zubereitungen aus der Pflanze könnten unter Aufsicht eines Spezialisten, männlich oder weiblich, gegen Scheidenpilz und Genitalherpes eingesetzt werden.

Bruno Vonarburg schreibt in *Energetisierte Heilpflanzen:* »Neueste Forschungen bestätigen die Wirksamkeit des Salbeis als vortrefflicher Radikalfänger. Freie Radikale werden durch die Wirkstoffe von Salvia officinalis neutralisiert, vor allem durch die Polyphenole (natürlichen Antioxidanzien).«

Und noch etwas zum Bereich Salbei gegen Demenz. In seinem Buch *Heilende Nahrungsmittel* berichtet James A. Duke über eine medizinische Studie, bei der Alzheimer-Patienten vier Monate lang regelmäßig entweder eine Salbeitinktur oder ein Scheinmedikament erhielten. Die Patienten, die vom Salbei profitieren konnten, zeigten eine bessere Gedächtnisleistung. Er empfiehlt das Trinken von Salbeitee, um Gedächtnisverlust vorzubeugen.

Anwendungen

Die kräftigende, belebende, heilende Wirkung von Salbei kann man sich ganz einfach dadurch zunutze machen, dass man die Blätter kaut (bei Beschwerden an den Zähnen, im Mund, im Hals) beziehungsweise dass man sie verzehrt. Als Beigabe zu Salat(soßen), zu Kräuterbutter und zu den unterschiedlichsten pikanten Gerichten, in Pflanzenöl oder Butter gebraten und über Pellkartoffeln oder Nudeln gegeben – wer auch nur ein bisschen kochen kann und wem der Geschmack mundet, der hat mit den grünen Blättern und den wunderschönen Blüten etwas Besonderes und Vielseitiges zur Verfügung.

Allerdings mögen nicht alle das Aroma. Für diese Personengruppe entfällt also die kulinarische Nutzung. Und sie wird sich zu therapeutischen Zwecken an Tinkturen, Säfte, Spülungen, Lutschtabletten ... halten und/oder sich mit dem alten Spruch trösten müssen: »Was bitter dem Mund, ist dem Herzen gesund.«

Salbeitee

Ganz einfach ist die Zubereitung eines Tees aus Sal-
beiblättern, der für viele
Zwecke eingesetzt werden
kann: innerlich und äußerlich. Er eignet sich besonders zum Gurgeln, Spülen

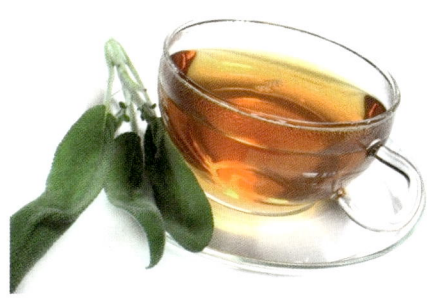

und für Wundumschläge. Verdünnt kann man ihn gegen
alle Beschwerden trinken, die bereits unter »Heilwirkungen« genannt wurden. Außerdem ist er ein guter »Reisetee«,
um Übelkeit vorzubeugen. Und er eignet sich zur Stärkung
schwacher Kinder. In dem Fall sollte er wegen seines herben
Geschmacks mit Honig gesüßt und eventuell noch mit einem anderen süßen oder säuerlichen Tee oder Saft vermischt
angeboten werden, zum Beispiel mit erwärmtem Apfelsaft.

2 bis 3 Teelöffel voll zerkleinerter frischer oder getrockneter Salbeiblätter mit ¼ Liter kochendem Wasser überbrühen.
Etwa 10 Minuten ziehen lassen und durchseihen.

Wie gesagt, die Dosierung ist relativ hoch, daher zum Trinken verdünnen.

Einige Kräuterkundige empfehlen, die Salbeiblätter nicht
zu überbrühen, sondern sie einige Minuten lang in Wasser
zu kochen und dann abzuseihen. In diesem Fall sollten Sie
etwas mehr als ¼ Liter Wasser nehmen, weil ja etwas davon
verdunstet. Und den Topf mit einem Deckel versehen.

Etwa die doppelte Menge in warmes Wasser gemischt er-
gibt ein Fußbad gegen Pilz oder Schweißfüße. In einen Eimer
oder eine kleine Wanne geben, die Füße 10 Minuten lang darin baden. Gut abtrocknen, auch zwischen den Zehen, wozu
man einen Föhn benutzen kann. Praktizieren Sie dies täglich,
bis sich die Beschwerden bessern.

Einen noch höher dosierten Salbeiaufguss kann man für ein Wannenbad oder zum Waschen nehmen, wenn man zum Schwitzen neigt. Man kann mit einem solchen Wannenbad außerdem Erkältungskrankheiten und Beschwerden im Verdauungstrakt lindern.

Salbeiessig zum Einreiben

1 Handvoll frische Salbeiblätter, wenn vorhanden, vermischt mit frischen Salbeiblüten, in ½ Liter Apfelessig legen. Einige Tage lang ziehen lassen, durch ein Sieb geben und in einer dunklen Flasche aufbewahren. Zum Einreiben verwenden, zum Beispiel wenn jemand schwer krank ist und sich nicht waschen (lassen) kann. Eine solche Einreibung fördert die Durchblutung, sie wirkt wohltuend, erfrischend und belebend.

Salz

Lateinischer Name: Natrium chloratum. *Natrium* ist die neulateinische Bildung zum spanischen *natrón* mit der Bedeutung »doppelt kohlensaures Natrium«. Dieses Wort wiederum stammt aus dem Ägyptischen. *Chloratus* ist lateinisch und heißt »Chlor enthaltend, mit Chlor chemisch verbunden«. Ursprünglich stammt dieser Begriff aus dem Griechischen. Das lateinische Wort für »Salz« ist *sal*.

Was ist es? Natriumchlorid (NaCl), das Natriumsalz der Salzsäure, ist eine farblose bis weiße, meist in Würfeln kristallisierende und gut wasserlösliche Substanz. Sie kommt in der Natur weit verbreitet vor, was man in früheren Zeiten nicht wusste. Deswegen galt Salz damals als außerordentlich kostbares Gut.

Natriumchlorid ist Hauptbestandteil des Steinsalzes in Salzlagerstätten und liegt gelöst in Solen (Salzwasser), Salz-

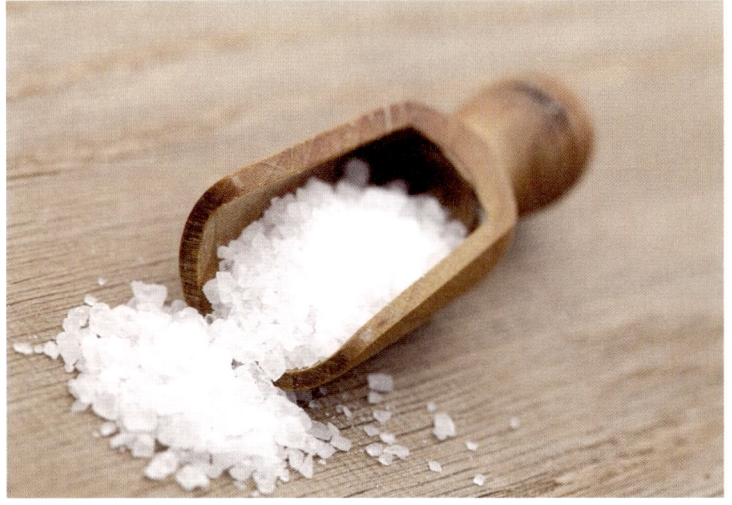

pfannen, Salzseen und Meerwasser vor, und zwar überall auf der Welt. Es gehört zu den wichtigsten Mineralstoffen der menschlichen und tierischen Ernährung und hat zum Würzen eine unübertroffene Bedeutung.

Im Meerwasser sind die gleichen Mineralien und Spurenelemente vorhanden, die sich auch im Körper des Menschen befinden. Deswegen sollen im Zweiten Weltkrieg Ärzte der Marine erfolgreich Meerwasser als Ersatz für Bluttransfusionen verwendet haben.

Heilende Wirkung: Salz ist insofern ein bisschen etwas anderes als die übrigen in diesem Buch behandelten Universalheilmittel, als jeder Mensch unbedingt Kochsalz braucht, das er über Essen und Trinken zu sich nimmt. So ist es im wahrsten Sinne des Wortes ein Lebens-, zusätzlich aber noch ein Heilmittel.

Es heißt, ein Erwachsener müsse sich pro Tag mindestens etwa 0,5 Gramm NaCl zuführen. Empfohlen wird ein Verzehr von etwa 3 Gramm täglich, bei starkem Schwitzen oder Durchfall mehr. Salz unterstützt, wenn es in der angemessenen Dosis innerlich angewandt wird, die Körperfunktionen. Es baut Energie auf und führt Mineralien zu, jedenfalls, wenn es sich um nichtraffiniertes, naturbelassenes Salz handelt (mehr darüber im Porträt). Es hilft dabei, Pilz- und Parasitenbelastungen zu reduzieren sowie die Hormone zu verteilen. Es regt die Tätigkeit von Leber, Nieren und Verdauung an und reguliert das Gleichgewicht zwischen »sauer« und »basisch«, beziehungsweise es unterstützt die Entsäuerung des Organismus. Salz lässt den Flüssigkeitshaushalt im Körper funktionieren, ist wichtig für die Nerven und hat eine bedeutende Funktion bei der Bildung von Magensäure.

Äußerlich angewandt, schützt Salz vor krankheitserregenden Keimen, denn es besitzt eine antibakterielle Wirkung.

Daher enthalten viele auf natürlicher Basis hergestellte Augentropfen Salzwasser. Das Gurgeln mit Salzwasser lindert Beschwerden im Hals und im Mund. Auch wenn man eine Zahnoperation überstanden oder sich am Essen verbrannt hat, sind Spülungen mit Salzwasser empfehlenswert.

Bäder in Meer- respektive Salzwasser helfen gegen die unterschiedlichsten Hautkrankheiten, auch gegen Allergien, rheumatische Beschwerden, Infektneigung und Frauenleiden. Das Inhalieren mit Salzwasser ist bei chronischen Erkrankungen der oberen und unteren Luftwege, bei chronischen Nasennebenhöhlen- und bei Tubenerkrankungen sinnvoll. Auch regelmäßige Nasenspülungen mit Salzwasser können hilfreich sein (siehe »Anwendungen«).

Es gibt eine homöopathische Zubereitung, Natrium chloratum (Kochsalz), die unter anderem gegen folgende chronische Krankheiten gegeben wird: Kopfschmerzen, Nasennebenhöhlenentzündung, Bronchitis und Darmbeschwerden. Im *Homöopathischen Repetitorium*, herausgegeben von der Deutschen Homöopathie-Union (DHU), steht folgende Anmerkung: »Kochsalz gilt in der Homöopathie als Polychrest* und Konstitutionsmittel. Die Gegner der Homöopathie argumentieren fast ausnahmslos mit der scheinbaren Unsinnigkeit, hohe Kochsalzpotenzen zu verordnen, obwohl bekanntlich massive Dosen davon täglich mit der Nahrung eingenommen werden.« Seitens der Homöopathie spreche jedoch eine anderthalb Jahrhunderte alte Erfahrung für die Wirksamkeit. Man vermute eine Wirksamkeitssteigerung durch die Eigenart der homöopathischen Zubereitung.

---

* Homöopathisches Arzneimittel, dessen Symptombild umfangreich und gut bekannt ist.

Gut zu wissen

Das Kochsalz, das kleine Kinder für ihre Körperfunktionen brauchen, erhalten sie in ausreichendem Maße durch das Getreide und das Gemüse, das sie verzehren. Deswegen sollten Kinder, die jünger sind als zwei Jahre, kein zusätzliches Salz bekommen. Wenn sie an den gemeinsamen Mahlzeiten teilnehmen, sollten Sie salzfrei kochen, die Portion für das Kleine wegnehmen und erst dann salzen. Bei fertiggekauften Gerichten sollten Sie den Salzgehalt prüfen.

Erst im Alter von etwa 24 Monaten sind die Nieren eines kleinen Menschen so ausgereift, dass sie mit der Menge an Kochsalz in der Nahrung fertigwerden, die von Erwachsenen als normal empfunden wird.

Porträt

71 Prozent der Erdoberfläche sind von Wasser bedeckt. So gesehen könnte man unseren Planeten auch »Wasser« statt »Erde« nennen …

Schätzungsweise umfasst die gesamte Menge über 1,3 Milliarden Kubikkilometer Wasser. Bis auf 2,5 Prozent befindet es sich als Salzwasser in den Meeren und Ozeanen. Wenn man von diesen 2,5 Prozent das Eis der Polarkappen, das erstaunlicherweise aus Süßwasser besteht, und die gesamte Menge der Inlandsgletscher abzieht, verbleibt für alle Kontinente zusammen ein winziger Rest von ungefähr 1 Prozent Süßwasser. Wobei sich das Süßwasser immer wieder durch Meerwasser erneuert, das verdunstet und Salz zurücklässt. Es bildet Wolken und fällt dann als Regen oder Schnee auf die Erde. Aus genau solchem Wasser stammt das Eis am Nord- und Südpol.

Auch der Mensch besteht zu mehr als zwei Dritteln aus Salzwasser. Dr. Henner Krauss, Kurarzt und Facharzt für Innere Medizin im Soleheilbad Bad Reichenhall, formuliert es folgendermaßen: »Was mich am Salz so fasziniert, das ist, dass die ersten Zellen ja vor unendlich langer Zeit in einem Urozean entstanden sind. Aus den Zellen wurden Lebewesen. Der Urozean hatte einen bestimmten Salzgehalt. Und genau diesen Salzgehalt hat unser Körper bis heute. Wir haben es gelernt, den Urozean in uns zu behalten. Wir sind aus dem Wasser gestiegen, das Meer um uns herum haben wir abgelegt. Dafür haben wir jetzt die Luft. Aber hätten wir, abgeschlossen durch die Haut, nicht den Ozean in uns selbst, könnten wir nicht leben. Die Salzlösung von 0,9 Prozent ist unser Ozean, der ungeheuer genau überwacht wird. Wehe, der Salzgehalt von 0,9 Prozent ändert sich auch nur ein ganz kleines bisschen! Es ist wirklich bemerkenswert, dass wir auf diese Weise ein Stück Urgeschichte in uns bewahrt haben.«

Krauss erklärt, das Besondere an Bad Reichenhall sei, dass es eine sogenannte voll gesättigte Salzlösung als natürliche Quelle hat. Das heißt, immer wieder sickern große Mengen Wasser aus Regen und Schnee in den Berg hinein. Wenn sie lange genug auf dem Salz stehen, wird daraus eine Lösung von 26 Prozent. Krauss sagt: »Das Wasser ist absolut sauber. Zum Teil befindet es sich schon seit Jahrzehnten, sogar schon seit Jahrhunderten im Berg. Es ist steril, in einer solchen Salzlösung hält sich kein Bakterium. Wir verwenden die Sole für therapeutische Zwecke genau so, wie sie aus dem Berg kommt.«

Erwiesenermaßen hervorragende Wirkung haben Bäder

mit dieser Sole bei Patienten mit Neurodermitis und Schuppenflechte, Hautkrankheiten, die normalerweise nur sehr schwer zu behandeln sind. Zusätzlich werden die Kranken noch mit intensivem UVB-Licht bestrahlt.

Auch Patienten mit Krankheiten des Bewegungsapparats und der Atemwege sowie Patientinnen mit Frauenleiden kommen gern zur Behandlung in die kleine Kurstadt.

Die Pumpanlage in der Alten Saline, einem imponierenden Industriedenkmal mit Fenstern des berühmten Künstlers Moritz von Schwind, steht seit 150 Jahren nicht still. Bis heute fördert sie auf althergebrachte Weise das kostbare Salzwasser zutage. Aber schon in keltischer Zeit siedete man hier Salz und begründete damit den Reichtum dieser Region. »Reichenhall« – das bedeutet »reich an Salz« oder »reich durch Salz«.

Es gab Epochen, da war Salz so wertvoll, dass man dieses »weiße Gold« buchstäblich mit Gold aufwog. Es hatte einen gesalzenen Preis!

Dass Salz aus dem Urmeer vor Hunderten von Millionen von Jahren durch Sonne und Wind verdunstete und überall auf der Welt in großer Menge in den Gebirgen lagert – das wusste man wie gesagt lange nicht. Seit diese Tatsache bekannt ist, stellt Salz keine Kostbarkeit mehr dar, sondern es ist ein Massenprodukt sozusagen. Wobei es durchaus große Qualitätsunterschiede gibt, die beim Verzehr ins Gewicht fallen.

In der heutigen industriellen Produktion von Salz stehen entsprechend dem Verwendungszweck verschiedene Arten zur Verfügung: Auftausalz für den Winterdienst, reinstes Natriumchlorid für Infusionen, Dialysen und andere pharmazeutische, hygienische und auch für kosmetische Präparate. In der Industrie als einer der wichtigsten Rohstoffe und zudem als Basis für Produktionsprozesse zum Beispiel von Kunststoffen, Glas und Aluminium.

Auf der Welt werden daher heute mehr als 200 Millionen Tonnen Salz jährlich benötigt und verwendet. Nur ein geringer Prozentsatz davon ist für den Verzehr bestimmt.

Für viele Hersteller bedeutet es rationelleres und kostengünstigeres Arbeiten, wenn sie das von der Industrie geforderte reine NaCl von allen »Störfaktoren« befreien und es einfach auch als »Tafelsalz« auf den Markt bringen, statt es auf schonende Weise abzubauen. Oder Meerwasser an Stellen, wo es noch relativ sauber ist, in sogenannten Salzgärten verdunsten zu lassen – genau wie man es früher machte und wie es hier und da bis heute gemacht wird, Stichwort »Fleur de Sel«.

Industriesalz, also solches, das als sogenanntes Tafelsalz im Supermarkt erhältlich ist, enthält praktisch nichts als Natriumchlorid. Es schmeckt unangenehm scharf und bringt der Gesundheit wenig, trotzdem sind wir daran gewöhnt. Weil es in der Nahrungsmittelindustrie zum Beispiel in Wurstwaren, Käse, Gebäck, Fertiggerichten in großen Mengen verwendet wird und viele Menschen damit überfüttert sind, schadet es sogar. Häufig sind auch in diesem Salz nicht deklarierungspflichtige Stoffe enthalten, die dem Körper alles andere als guttun, zum Beispiel Aluminiumhydroxid als »Rieselhilfe«.

Aber die Zeiten ändern sich. Das Bewusstsein dafür, wie fantastisch vollwertiges Salz schmeckt und wie sehr es der Gesundheit nützt, ist in den vergangenen Jahren enorm gewachsen. Mittlerweile sind Gourmetsalze in vielen Geschäften und Supermärkten erhältlich.

Die Anzahl der Inhaltsstoffe von natürlichem, unraffiniertem Stein-, Siede- (das heißt aus Sole hergestelltem) und Meersalz wird in der Literatur unterschiedlich beziffert. Die höchste genannte Zahl ist 92. Wobei wie bei allen Natur-produkte die Inhaltsstoffe nicht überall die gleichen bezie-hungsweise in gleichen Mengen vorhanden sind. Sogar im selben Berg, im selben Kubikmeter Salzablagerungen dieses Berges können beträchtliche Unterschiede bestehen.

Enthalten sind unter anderem Kalium, Calcium, Natrium, Magnesium, Eisen, Strontium, Mangan, Kupfer, Kobalt, Ni-ckel, Chrom, Titan, Wismut und Zinn. Außerdem Kohlen-stoff, Sauerstoff, Stickstoff, Schwefel, Phosphor, Fluorid, sogar Spuren von Silber, Gold und Platin. Und auch Lithium, das in hohen Dosen als Medikament zur Behandlung von Men-schen mit bipolarer affektiver Störung (manisch-depressi-ver Erkrankung) eingesetzt wird. Vor allem in Meersalz, aber auch hier in unterschiedlichem Ausmaß, ist Jod enthalten.

Diese Inhaltsstoffe sind nur in winzigen Spuren vorhan-den, aber genau in diesen mikrofeinen Dosierungen kann sie der Körper auch verwerten. So ist es wichtig, regelmäßig aus-reichend, aber nicht zu viel vollwertiges Salz zu sich zu neh-men. Wobei sich der Salzhunger, an dem viele Menschen lei-den, von selbst reguliert, wenn so weit wie möglich auf den Verzehr von »Industriesalz« verzichtet und stattdessen hoch-wertiges Salz eingesetzt wird. Auf diese Weise kann der Kör-per von gespeichertem Wasser loslassen. So kann eine Um-stellung sogar eine Gewichtsabnahme unterstützen.

Manchmal ist naturbelassenes Salz grünlich (von Algen), oder es ist apricotfarben (von enthaltenem Eisen) oder grau, es kann aber auch weiß sein. Meersalz, das beim Trocknen noch dazu von der Sonne gebleicht wurde, kann sogar strah-lend weiß sein und genauso aussehen wie künstlich gebleich-tes »Tafelsalz«. An der Farbe allein wird man die Qualität also nicht ablesen können. Im Zweifelsfall sollte man sich im Fachgeschäft beraten lassen.

Anwendungen

Vollwertiges, unraffiniertes Salz bekommen Sie im Reformhaus und Naturkostladen, mittlerweile aber auch in vielen herkömmlichen Geschäften. Es gibt Weinhandlungen mit einer kleinen Feinkostabteilung, wo bestes Meersalz oder Fleur de Sel (das bedeutet »Blume des Salzes«) angeboten wird. In Gewürzgeschäften, zum Beispiel denen des bekannten Kochs Alfons Schuhbeck, bestehen regelrechte Spezialabteilungen für Gourmetsalze aus aller Welt. Es ist heute nicht mehr schwierig, an qualitativ hochwertiges Salz zu kommen. Man sollte immer wieder mal eine andere Sorte kaufen, weil wie gesagt die Inhaltsstoffe variieren. Sogar der Geschmack ist unterschiedlich. Wie bereits erwähnt schmeckt das »Tafelsalz«, an das die meisten Menschen heute gewöhnt sind, scharf und eher unangenehm. Vollwertiges Salz ist viel milder, und je nach Inhaltsstoffen wie Eisen oder Jod können die Aromata unterschiedlicher Salze überraschende Richtungen einschlagen.

Wenn Sie sich Stein- oder auch »Himalajasalz« besorgt haben, das es nur in größeren Stücken gibt, können Sie etwas davon in Wasser legen und die auf diese Weise entstandene Sole für gesundheitliche Anwendungen beziehungsweise zum Salzen in der Küche verwenden. Wenn Sie es direkt einsetzen wollen, könnten Sie zum Zerkleinern folgenden Trick nutzen. Legen Sie ein oder mehrere Stücke Salz in ein sauberes Tuch, zum Beispiel ein frisch gewaschenes Geschirrtuch. Ganz zudecken und vorsichtig mit einem Hammer mehrfach daraufschlagen. Die Stückchen sind entweder so verwendbar, oder sie können in einer Mühle noch weiter zerkleinert werden.

Salz im Haushalt

Wenn Sie Meersalz kaufen, das am Boden der Tüte oder der Schachtel leicht feucht ist, so bedeutet das nichts Schlechtes, sondern im Gegenteil etwas Gutes. Denn Salz soll leicht feucht sein, damit alle Inhaltsstoffe vom Körper ohne Schwierigkeiten aufgenommen werden können. Falls das, was man salzen möchte, nicht schon von sich aus feucht oder flüssig ist, soll man auf jeden Fall ein wenig Feuchtigkeit zugeben.

Früher füllte man ein bisschen ungekochten Reis in den Salzstreuer, der das Salz trocken halten sollte. Dies ist also überhaupt nicht sinnvoll, zumal die Reiskörnchen zu schimmeln anfangen können, und Schimmel tut alles andere als gut.

Eine Wärmflasche bleibt länger heiß, wenn man dem Wasser etwas Salz zugibt.

Einer Eispackung, bei der man ein Stoffbeutelchen oder einen Waschhandschuh mit Eiswürfeln füllt, was zum Auflegen gegen Kopfschmerzen und geschwollene Augen wirkt, kann man etwas Salz zugeben: Das stabilisiert die Kälte.

NaCl wirkt hervorragend als Emulgator, das heißt, er verbindet Fett und Wasser. Für ein Fußbad können Sie einfach die Menge von 1 Esslöffel Salz, zum Beispiel Meersalz, mit

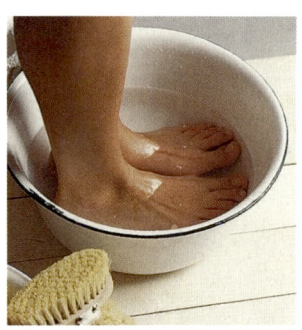

1 oder 2 Tropfen ätherischem Öl verkneten. Das geht ganz einfach in der Hand. Dann warmes oder heißes Wasser über die Hand in einen Eimer oder eine große Schüssel laufen lassen und die Füße darin baden.

Für ein Wannenbad nehmen Sie die gleiche Menge Salz, aber

4 bis 5 Tropfen ätherisches Öl. Besonders gut eignen sich Rosmarin-, Weihrauch- oder Lavendelöl. Schlagen Sie in den entsprechenden Kapiteln die jeweilige Wirkungsweise nach.

Und noch ein Tipp für Allergiker: Weichspüler kann durch Salz ersetzt werden. 1½ Teelöffel davon in die Weichspülkammer der Waschmaschine geben, und die Wäsche wird weich, Nebenwirkungen ausgeschlossen.

Salzwasser inhalieren

Das Inhalieren von Salzwasser wirkt sich heilsam bei Erkrankungen der Atemwege aus, zum Beispiel bei Asthma. Für Menschen mit Atemwegserkrankungen ist die extrem feine Verteilung des Salzes in ganz kleine Tröpfchen wichtig, die mit einem einfachen Dampfbad zu Hause nicht erreicht wird. Sie müssen sich mit ihrem Arzt beraten und eventuell ein spezielles Gerät kaufen oder ausborgen.

Zur Vorbeugung oder Behandlung einer Erkältung allerdings eignet sich ein improvisiertes Dampfbad zu Hause aus-

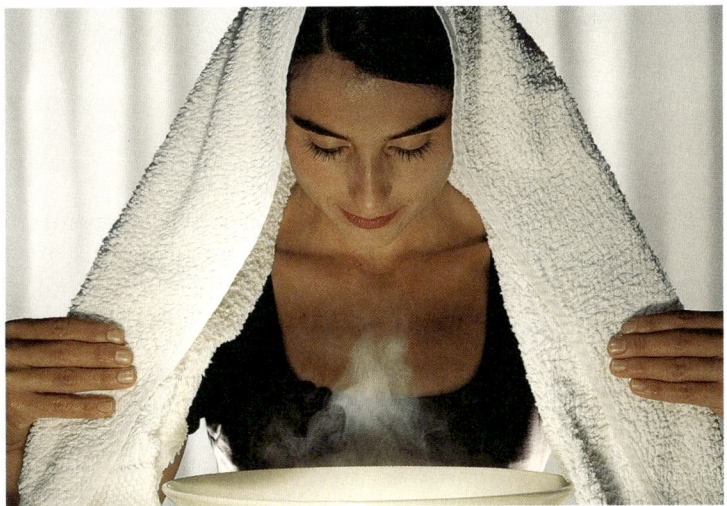

gezeichnet: Wasser in einem mittelgroßen Topf zum Kochen bringen und vom Herd nehmen. 1 gehäuften Esslöffel vollwertiges Salz einrühren und den aufsteigenden Dampf vorsichtig so einatmen, dass man sich nicht verbrennt. Wenn die Temperatur stimmt, sollte tief eingeatmet werden. Das kann eine verstopfte Nase oder verstopfte Nasennebenhöhlen öffnen. Die desinfizierende Wirkung des Salzes nutzt den Atemwegen und kann bei der Überwindung der Krankheit helfen.

Nasenspülungen mit Salzwasser

Das regelmäßige Spülen der Nase mit Salzwasser kann Erkältungen wirkungsvoll vorbeugen. Es ist eins der denkbar besten Immuntrainings, zumal über die Nase reflektorisch eine Verbindung zu allen Schleimhäuten im Körper und zum gesamten Immunsystem besteht. Auch Menschen mit akuten oder chronischen Nasennebenhöhlen- oder Stirnhöhlenentzündungen, Allergiker und Schnarcher profitieren enorm.

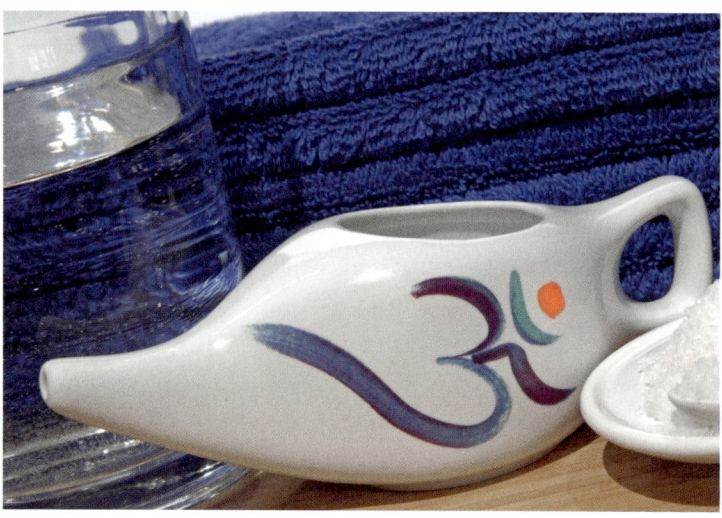

Ebenso solche, die in verschmutzten, staubigen oder klimatisierten Räumen arbeiten müssen.

Durch das Spülen werden Staub, Säuren und Schleim abgebaut, die sich festgesetzt haben. Die Schleimhäute, die häufig ausgetrocknet sind, werden befeuchtet und schwellen ab. Dieser abschwellende Effekt wird besonders dann erreicht, wenn man nicht mit körperwarmem, sondern mit kühlem oder sogar mit kaltem Salzwasser spült, was allerdings ein wenig Training erfordert. Zu Beginn haben Menschen mit wirklich schweren chronischen Entzündungen manchmal Kopfschmerzen und müssen daher ganz vorsichtig mit körperwarmem Wasser und einer kurzen Spülung beginnen. Sie sollten die Länge der Spülungen allmählich steigern und im Laufe der Zeit das Wasser immer ein bisschen kühler werden lassen.

Es lohnt sich aber unbedingt, durch mögliche Anfangsschwierigkeiten hindurchzugehen, denn der gesundheitliche Nutzen ist gigantisch, dabei kostet das Ganze weder viel Zeit noch Geld.

In Indien ist diese ayurvedische Praxis schon seit Jahrtausenden verbreitet und wird sehr geschätzt. »Jala Neti« – so lautet die ursprüngliche Sanskritbezeichnung für die Reinigung der Atemwege im Bereich der Nase.

Körperwarmes, leicht gesalzenes Wasser ist dem inneren Milieu der Nase komplett angepasst. Die Tränenkanäle münden im Nasenraum. Ständig fließt ein feiner Strom salziger Tränenflüssigkeit dorthin wie eine natürliche Spülung. Auch wenn Ihnen die Idee, hier von außen mit Salzwasser »durchzuputzen«, vielleicht zunächst befremdlich erscheinen mag: Diese Praxis befindet sich ganz im Einklang mit den Vorgängen im Körper.

Besorgen Sie sich ein Nasenspülkännchen aus Keramik oder Glas, nicht aus Kunststoff. Solche Kännchen sehen aus wie Schnabeltassen, man nennt sie auch »Neti-Kännchen«. Sie sind in der Apotheke, beim Heilpraktiker, im Yogakurs, über das Internet erhältlich.

Achten Sie darauf, dass die kleine Kanne vor dem Benutzen immer ganz sauber ist. Wenn ein Kalkbelag aufgetreten ist, können Sie ihn mit Essig entfernen, eventuell dabei ein Wattestäbchen verwenden.

Geben Sie etwas feinkörniges natürliches Salz in das Gefäß und lösen Sie es mit etwas warmem Wasser vollständig auf. Oder geben Sie etwa 1 Teelöffel vorbereitete Sole hinein. Sie werden innerhalb kürzester Zeit herausgefunden haben, wie viel Salz oder Sole Sie brauchen, damit Sie die Nasenspülung als angenehm und dabei effektiv empfinden.

Füllen Sie also die Salzlösung mit körperwarmem oder etwas kühlerem Wasser auf. Führen Sie nun den Schnabel des Kännchens leicht in ein Nasenloch ein. Neigen Sie den Kopf nach vorn und dann zur Seite. Öffnen Sie den Mund und heben Sie das Kännchen, bis das Wasser von selbst durch das andere Nasenloch wieder herausläuft. Sie werden spüren, dass Sie dabei tief drinnen in der Nase eine Art Schalter umlegen müssen. Den gleichen »Schalter«, den Sie benutzen, wenn Sie unter Wasser schwimmen.

Während das Salzwasser durchläuft, kann es zu einem Niesreflex kommen. Ziehen Sie dann den Schnabel aus dem Nasenloch, niesen Sie, schnäuzen Sie sich und spülen Sie danach weiter.

Wiederholen Sie die ganze Prozedur mit dem anderen Nasenloch. Die Menge Salzwasser, die in ein Kännchen passt, ist gut für die Spülung einer Nasenseite. Aber Sie dürfen auch gern mit einer geringeren Dosis beginnen.

Wer mit Klimaveränderungen Probleme hat, sollte sein Kännchen unbedingt auf Reisen dabeihaben. Es lässt sich in der kleinen Pappschachtel, in der es verkauft wird, sehr gut transportieren. Man kann es aber auch in einen Waschhandschuh stecken, um es zu schützen.

Nasenspülungen werden übrigens von professionellen Sprechern und von Opernsängern zur Pflege und Gesunderhaltung des gesamten für sie so unabdingbaren körperlichen Bereichs empfohlen.

Salz für die Zahnpflege

Sofern sie am Meer lebten, hatten unsere frühen Vorfahren folgenden Trick, um ihre Zähne sauber zu halten. Sie zerbissen eine faserige Wurzel und benutzten sie in ähnlicher Weise wie wir heute unsere Zahnbürsten. Statt Zahnpasta verwendeten sie Meerwasser.

Hildegard von Bingen empfahl Salz zur Zahnpflege und gegen Zahnfleischbluten. Recht hatte sie, denn wie erwähnt wirkt Salz antibakteriell und beugt daher Mundgeruch und Entzündungen vor.

Wenn einmal keine Zahnpflegeutensilien zur Verfügung stehen, können wir bis heute auf dieses Wissen zurückgreifen. Ein befeuchteter und mit etwas feinem Salz bestreuter Finger tut in diesem Fall beste Dienste. Ein Tröpfchen Tea-Tree-Öl darf gern noch hinzugefügt werden. Allerdings sollten Sie nur ausnahmsweise Salzkristalle nehmen, denn die können auf die Dauer Zahnschmelz und Zahnfleisch verletzen. Auf Nummer sicher geht man, wenn man Salz mit etwas warmem Wasser vermischt und diese Sole auf die Zahnbürste träufelt.

Zur Reinigung einer Zahnbürste kann man sie über Nacht in ein Glas mit Salzwasser stellen.

Normalerweise steht uns wesentlich mehr zur Verfügung als den Menschen in früheren Zeiten, um Mund und Zähne gesund, sauber und frisch zu halten. Zahnbürsten und -pasten verschiedenster Art, Mundduschen, Hölzchen, Seide… Salz ist dabei noch immer beliebt, zum Beispiel als feingemahlenes und mit Kräuterextrakten versetztes Zahnsalz zum Putzen oder in Form von Solezahnpasten und -zahngels, die unter anderem von sensibel arbeitenden anthroposophisch orientierten Firmen angeboten werden.

Zahnärzte legen ihren Patienten ans Herz, nach Operationen im Mund häufig und üppig mit warmem Salzwasser zu spülen, damit Nahrungsreste entfernt werden, eine neutrale Mundflora aufgebaut wird und die desinfizierende Wirkung, die das Salz besitzt, Entzündungen und schlechten Atem verhindert.

Auch wenn man sich aus Versehen an zu heißem Essen oder einem zu heißen Getränk die Zunge verbrannt hat, bringt das Spülen mit Salzwasser die Sache schnell wieder in Ordnung, denn es lindert den Schmerz und beschleunigt die Heilung.

Schwarzkümmel

Lateinischer Name: Nigella sativa. *Nigella* ist der spätlateinische Name für »Schwarzkümmel«. Er leitet sich vom lateinischen Wort *nigellus* her: »schwärzlich«. *Niger* heißt schwarz, *nigellus* ist die Verkleinerungsform. Der Name bezieht sich auf die millimeterkleinen schwarzen Samen, die das heilkräftige Öl enthalten. *Sativus* ist ebenfalls lateinisch und heißt »gesät, angebaut«. Das bedeutet, Nigella ist schon sehr lange eine Kulturpflanze.

Was ist es? Die Samen eines Gewächses aus der Familie der Hahnenfußgewächse (Ranunculaceae). Mit Kümmel oder Kreuzkümmel hat Schwarzkümmel nichts zu tun.

Wächst gern: in Südeuropa, Nordafrika und Indien, wo die Pflanze zu Hause ist. Sie gedeiht aber auch bei uns. Sträuße mit den zarten blauen Blüten und fiedrigen hellen

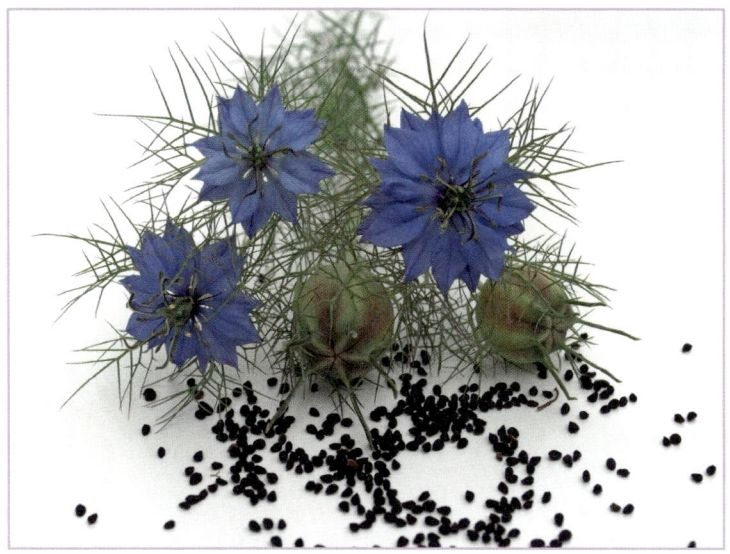

Blättern der »Jungfer im Grünen« sind im Sommer auf unseren Bauernmärkten zu bewundern und käuflich zu erwerben.

Was verwendet man? Die winzigen schwarzen, bucheckernförmigen Samen beziehungsweise das aus ihnen gepresste sogenannte fette Öl. Das ist also ein Öl, wie man es auch aus Sesamsamen herstellt.

Ein ganz geringer Prozentsatz von 0,5 bis 1,5 Prozent dieses fetten Öls ist allerdings ätherisches Öl, das viele Heilkräfte besitzt.

Die Samen finden sich auf (türkischem) Fladenbrot, auch in deftigen Roggenbroten. Daher lautet ein Name für die Pflanze und ihre Samen »Brotwurz«. Manchmal ist Schwarzkümmel in gemahlener Form Bestandteil von Curry- und anderen Gewürzmischungen. Die englische Bezeichnung lautet unter anderem *black onion seed*, »schwarzer Zwiebelsamen«. Bei uns gibt es Schwarzkümmel auch unter der Panjabi-Bezeichnung »Kalonji«. Man kann damit in der Küche viel experimentieren und dann ganz einfach durch den Verzehr der entsprechenden Gerichte in den Genuss der Heilwirkungen kommen. Der scharfe, in Richtung Anis, Kampfer und Muskatnuss gehende Geschmack ist angenehm. Ebenfalls in der Küche verwendet werden darf das Öl, man kann es aber auch einfach so mit dem Löffel einnehmen und/oder in Form von Kapseln schlucken.

Heilende Wirkung: Schwarzkümmel unterstützt das Abwehrsystem des Körpers und bringt es in ein natürliches Gleichgewicht. So wirkt er, innerlich angewandt, beispielsweise gegen Erkältungen, Entzündungen, Darmbeschwerden, Allergien, besonders Heuschnupfen, Asthma und Hautleiden. (Dafür darf das Öl zusätzlich auf die befallene Haut aufgetragen werden.) Beschleunigt die Wundheilung und Zellerneuerung. Tötet Bakterien, Viren und Pilze, wirkt entzündungshemmend. Löst Sekrete und erweitert die Bronchialgefäße. Hilft, einen erhöhten Blutdruck, den Cholesterinspiegel und den Blutzuckerspiegel zu senken, lindert die Symptome von Diabetes. Wirkt harntreibend und gallefreundlich, außerdem gegen Schwangerschaftsbeschwerden. Mildert die Nebenwirkungen von Chemotherapien. Wehrt sogenannte freie Radikale ab. Zudem stabilisiert Schwarzkümmel, innerlich angewandt, Psyche und Nervensystem und wirkt daher beruhigend. Er findet übrigens nicht nur in der Human-, sondern auch in der Tiermedizin Verwendung.

Porträt

Der Prophet Mohammed (570–632) soll gesagt haben: »Schwarzkümmel heilt jede Krankheit, außer dem Tod.« Schon vor 3000 Jahren verwendete man in Ägypten die Samen und das daraus gewonnene Öl als Gewürz und Heilmittel. Im Grab des Tutanchamun entdeckten Archäologen ein Fläschchen mit Schwarzkümmelöl. Man hatte es ihm als hilfreichen Reiseproviant in die andere Welt mitgegeben.

Im Alten und Neuen Testament wird Schwarzkümmel ebenso erwähnt wie in der Medizin des alten Griechenland.

Im frühen Mittelalter fand die Pflanze von ihrer Heimat Nordafrika und Westasien ihren Weg nach Europa. Man nannte sie »Schwarzer Koriander«, und zunächst aromatisierte man Brot damit. Dann brauchte man sie für Duftwasser und Puder. Gemahlen wurden die Samen in ein Stück Stoff gewickelt und sorgfältig erhitzt. Durch den so präparierten Stoff zu atmen sollte helfen, den Geruchssinn zu schärfen oder wiederherzustellen.

Bis vor etwa 200 Jahren wurde Schwarzkümmel dann auch bei uns in der Volksmedizin gern und vielseitig verwendet, zum Beispiel gegen Geschwülste, Entzündungen, Schlangenbisse und Tollwut. Später geriet er zugunsten anderer Heilpflanzen in Vergessenheit.

Aber vor einigen Jahren wurde er für die Naturheilkunde wiederentdeckt, und zwar so:* Anfang der neunziger Jahre bekam bei uns ein wertvolles Dressurpferd Asthma. Hätte man es nicht kurieren können, wäre der Verlust für den Besitzer (oder sollte man besser formulieren: den menschlichen Freund?) sehr schmerzlich und teuer geworden. Von einem ägyptischen Arzt holte er sich den Tipp, es mit Schwarzkümmelsamen zu probieren, die man in Nordafrika schon seit Jahrhunderten Pferden ins Futter streut, um ihre Widerstandskräfte zu stärken. Und tatsächlich, es funktionierte. Das Pferd fraß den Schwarzkümmel und wurde sein Asthma los.

Nachdem in der Folgezeit auch in der Humanmedizin Schwarzkümmel erfolgreich gegen Asthma und Neurodermitis eingesetzt worden war, begannen sich Wissenschaftler in aller Welt mit den Inhaltsstoffen dieser Heilpflanze zu beschäftigen. Sie wiesen nach, dass vor allem die mehrfach ungesättigten Fettsäuren im Öl der Schwarzkümmelsamen das Immunsystem stärken beziehungsweise ins Gleichgewicht bringen, allergische Reaktionen vermindern und verschiedene Stoffwechselvorgänge positiv beeinflussen.

Forscher entdeckten in Schwarzkümmelsamen mehr als hundert Inhaltsstoffe, die den Organismus in vielen Funktio-

---

* Diese und weitere Informationen in diesem Zusammenhang stammen aus dem Buch *Schwarzkümmel – Heilkraft aus der Natur* von Maren Franz.

nen unterstützen, unter anderem die mehrfach ungesättigten Fettsäuren Linol-, Alpha-Linolen- und Stearinsäure. Ihnen kommt neben den ätherischen Ölen, die wie gesagt in einem geringen Prozentsatz von etwa 0,5 bis 1,5 Prozent enthalten sind und die infektiöse Keime vernichten können, eine hohe Bedeutung für die Abwehrfunktion zu. Vitamine und Mineralien in dem Öl erfüllen weitere wichtige Aufgaben für das Immunsystem. Erfahrungen zufolge sorgen die im Schwarzkümmelöl vorhandenen Substanzen unter anderem dafür, dass die Überreaktionen, die bei Heuschnupfen auftreten, auf ein akzeptables Maß zurückgefahren werden. Das aus dem Gleichgewicht geratene Immunsystem kommt wieder in Harmonie. Zur Linderung der unangenehmen Symptome, die mit einem Heuschnupfen einhergehen, sollte man 3 bis 6 Monate lang jeden Tag 3 Kapseln einnehmen.

Hier noch einmal eine Übersicht über das, was dieses Gewürz und sein fettes Öl alles können: Schwarzkümmel

- hat eine harntreibende und gallefreundliche Wirkung,
- beschleunigt die Wundheilung und Zellerneuerung,
- wirkt als Radikalfänger,
- verhindert oder lindert die Symptome einer Allergie,
- fördert die Verdauung,
- entwässert und entgiftet,
- beugt Gefäßkrankheiten vor,
- senkt den Blutzuckerspiegel,
- löst Sekrete, öffnet die Bronchialgefäße und
- tötet Bakterien, Viren und Pilze.

In seinem Buch *Schmerzmittelersatzstoffe*, in dem auch ein Abschnitt über Schwarzkümmel enthalten ist, zitiert Dr. Jörg Zittlau Untersuchungen des Krebsforschungslabors in Hilton

Head Island, USA. Die Ergebnisse dieser Untersuchungen wiesen nach, dass Schwarzkümmel in der Vorbeugung und Therapie von Krebserkrankungen hilft. Es zeigte sich, dass Schwarzkümmel(-öl) nicht nur die Abwehr stärkt, sondern auch die Zellen vor aggressiven Substanzen schützt.

Wichtig allerdings ist, dass man den echten Schwarzkümmelsamen beziehungsweise dessen Öl nimmt, Nigella sativa, und nicht eine verwandte Sorte oder Kreuzung. Außerdem muss das Öl auf sensible Weise erzeugt sein. Über die Qualität beraten lassen kann man sich dazu in der Apotheke, im Reformhaus, Naturkostladen oder Gewürzfachgeschäft. Auf jeden Fall empfiehlt es sich, ein bisschen mehr Geld auszugeben, wenn man dabei sicher sein kann, beste Qualität zu erhalten.

Anwendungen

Wie gesagt, Schwarzkümmel schmeckt sehr gut, und man kann seine Heilkräfte ganz einfach durch den Verzehr nutzen. In einer Gewürz- oder umfunktionierten Kaffeemühle fein gemahlen, macht er sich gut in allen Arten von scharfen Gerichten, zum Beispiel in Gemüsecurrys, auch in Salatsoßen. Apropos Kaffeemühle, er schmeckt sogar in gewürztem Kaffee.

Ungemahlen kann man ihn auf Backwerk streuen oder Frischkäsebällchen damit »panieren«. Die Körnchen eignen sich auch zum Panieren von Tofu, den man braten möchte. Wie im Grunde alle Gewürze unterstützt Schwarzkümmel die Tätigkeit der inneren Organe, vor allem des Darms.

Schwarzkümmelöl gegen Darmbeschwerden

Bei Blähungen schäumt der Darminhalt auf, weil Gase gebildet werden. Der Bauch kann spannen und auf Druck empfindlich reagieren. Bei länger anhaltenden und starken Beschwerden sollte der Arzt klären, ob es sich um eine ernsthafte Erkrankung handelt.

Bei weniger starken beziehungsweise bei akuten Beschwerden 1 Esslöffel voll frisch gemahlene Schwarzkümmelsamen in ein Glas heißes Wasser rühren und trinken oder dreimal täglich 2 Kapseln Schwarzkümmelöl einnehmen. Helfen kann auch, etwas Schwarzkümmelöl vorsichtig in die Bauchdecke einzumassieren.

Menschen, die zu Sodbrennen, Völlegefühl, Krämpfen, Durchfall oder Verstopfung neigen, sollten vorbeugend vor dem Essen ein Glas warme Schwarzkümmelmilch trinken. Wenn die Beschwerden sehr stark sind, zusätzlich dreimal täglich 1 Kapsel schlucken: 1 Glas Milch in einem Topf langsam erwärmen. Nicht aufkochen! 1 Esslöffel Schwarzkümmelöl zugeben. Etwas abkühlen lassen, dann 1 Esslöffel Honig zugeben. Umrühren und in langsamen Schlucken trinken.

Schwarzkümmelöl gegen Asthma

Wie schon im Zusammenhang mit dem Beispiel vom kranken Dressurpferd ausgeführt, hilft Schwarzkümmel(-öl) gegen Asthma. Empfohlen wird, mindestens 3 Monate lang dreimal täglich 2 Kapseln einzunehmen. Regelmäßige Inhalationen können eine sinnvolle Ergänzung sein. Zusätzlich wirkt Schwarzkümmelhonig, von dem regelmäßig jeden Tag vor dem Frühstück 1 Teelöffel voll langsam gelutscht wird. Der Honig kann auch zum Süßen von schwarzem oder Kräutertee verwendet werden, wobei die heilenden Wirkstoffe des Honigs selbst durch zu große Hitze zerstört werden; nur die Süßkraft bleibt. Soll auch der Honig wirken, muss die Flüssigkeit auf höchstens 40 Grad, das heißt lauwarm heruntergekühlt und erst dann mit Honig vermischt werden:

2 kleine Knoblauchzehen
2 Teelöffel frisch gemahlene oder gemörserte Schwarzkümmelsamen
2 reichlich gefüllte Esslöffel naturreiner Honig

Den Knoblauch so fein schneiden wie möglich, in winzige Würfelchen. Auf diese Weise präpariert, entfaltet er seine Heilkraft besser, als wenn er zerdrückt wird. Zusammen mit den pulverisierten Schwarzkümmelsamen unter den Honig mischen. Wenn er aufgebraucht ist, wieder neu zubereiten. Je frischer er ist, umso besser.

Inhalationen bei Asthma, Erkältung und Hautproblemen
Asthma, Heuschnupfen und Erkältungssymptome können Sie mit Schwarzkümmelinhalationen sehr wirksam bekämpfen:

25 Gramm gemahlene oder gemörserte Schwarzkümmelsamen
5 bis 20 Tropfen Schwarzkümmelöl
2 Liter Wasser

Die Zutaten mit kochend heißem Wasser in eine Schüssel geben, umrühren und etwa 15 Minuten lang den aufsteigenden Dampf inhalieren. Den Kopf dabei mit einem großen Handtuch bedecken. Bei Bedarf etwas kochendes Wasser nachschütten. So können die ätherischen Öle ihre schleimlösende Wirkung direkt in der Lunge, in den Bronchien und im Nasen-Rachen-Raum entfalten.

Wegen Verbrühungsgefahr sollten Kinder und gebrechliche Menschen nur unter Aufsicht inhalieren.

Tea-Tree-Öl

Lateinischer Name: Melaleuca alternifolia. Der erste Teil stammt aus dem Griechischen. Dort bedeutet *mélas* »schwarz«, *leukós* bedeutet »hell, glänzend, weiß«. Das ganze Wort kann man also mit »schwarzweiß« übersetzen, es ist der Name der Pflanze Myrtenheide. So heißt sie auf Deutsch. *Alternifolius* ist lateinisch und bedeutet »wechselblättrig«.

Was ist es? Ein Myrtengewächs (Myrtaceae). Zu dieser Familie wird auch der sehr hoch wachsende Eukalyptus gezählt. Melaleuca alternifolia ist dagegen vergleichsweise kleinwüchsig, wird nur maximal 7 Meter hoch, der Stamm bleibt relativ dünn. Die Pflanze wirkt wie ein großer Busch.

Wächst gern: Down Under: in Australien – nur dort, und zwar besonders in sumpfigen Gebieten, vor allem in New South Wales und dem südlichen Queensland. Die Pflanze ist sehr widerstandsfähig und praktisch nicht auszurotten, denn

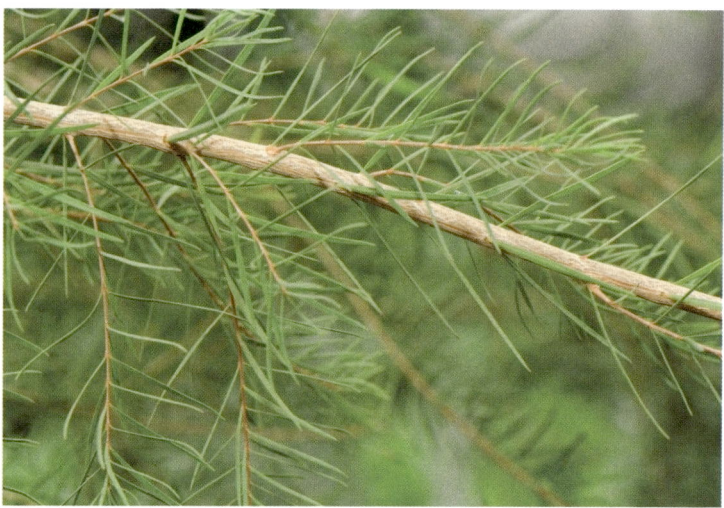

die Wurzeln bilden immer wieder neue Ableger. Sie wächst wild, wird aber auch kultiviert.

Was verwendet man? Das ätherische Öl aus den Blättern. Es wird per Wasserdampfdestillation gewonnen. Noch viele weitere Pflanzen aus der Teebaumgruppe produzieren ätherische Öle, die über gewisse Heilwirkungen verfügen. Doch sie sind nur regional bedeutsam, und sie sind nicht so vielseitig einsetzbar wie Melaleuca alternifolia. Das hier bei uns erhältliche Teebaumöl stammt ausschließlich von dieser Pflanze.

Heilende Wirkung: Das Besondere am Tea-Tree-Öl ist, dass es einerseits enorm durchgreifend wirkt, andererseits aber nicht auf der Haut brennt und ausgesprochen mild ist. Es vernichtet gleichermaßen Bakterien, Viren und Pilze, schadet aber nicht der Haut. Es wird nur äußerlich eingesetzt.

Tea-Tree-Öl stimuliert das Immunsystem, hemmt Entzündungen, lindert Schmerzen und unterstützt die Heilung. So kommt es bei Hauterkrankungen wie Akne, Pickeln, Furunkeln, Geschwüren, Ekzemen, Herpes, Warzen, Dornwarzen, Hühneraugen, Nagelbettentzündung, Windelausschlag, Fußpilz, Candida, bei Insektenstichen, Verbrennungen (auch bei Sonnenbrand), bei Verletzungen durch Schnitte, Tierbisse, Splitter, Prellungen zum Einsatz. Fettiges Haar, Schuppen, juckende Kopfhaut, Befall mit Kopfläusen sind ebenfalls Einsatzgebiete. Genauso Husten, Halsschmerzen, Nasennebenhöhlenentzündung, Schnupfen, Grippe, Fieber, Entzündungen im Mund beziehungsweise am Zahnfleisch, Schmerzen durch Gicht und Rheuma, Beschwerden bei Masern und Windpocken. Das Öl kann das venöse System entstauen.

Auch Tiere dürfen damit behandelt werden, allerdings nicht Katzen, sie vertragen es nicht. Zudem eignet es sich ausgezeichnet zur Desinfektion beispielsweise von Arbeitsflächen, Kachelwänden, Wäsche.

Gut zu wissen

- Wichtig ist, ätherisches Öl von hervorragender Qualität zu kaufen, entweder in einem zuverlässigen Fachgeschäft oder in der Apotheke. Dann ist es normalerweise weder giftig, noch reizt oder sensibilisiert es. Wie gesagt, nicht die gesunde Haut wird durch die Behandlung damit zerstört, sondern einzig und allein die Krankheitserreger. Nur ungewöhnlich sensible Menschen brauchen vielleicht eine Verdünnung mit einem neutralen Öl, zum Beispiel Mandelöl. Sie sollten vor der Anwendung einen kleinen Test durchführen, ob sie damit zurechtkommen. Das gilt auch für kleine Haustiere. (Zur Erinnerung: Bei Katzen sollte man es grundsätzlich nicht verwenden!)
- Bei Anwendungen im Mund darf man das Öl nicht schlucken.
- Babys, Kleinkinder und schwangere Frauen sollten es meiden.
- Das Öl sollte man dunkel und kühl lagern und nicht allzu lange aufbewahren: möglichst innerhalb von 6 Monaten verbrauchen.

Porträt

»Allround-Heilmittel der Aborigines«, »Erste-Hilfe-Köfferchen in Flaschenform«, »natürliches Wundermittel« – dies sind nur einige Bezeichnungen für das Tea-Tree- oder Teebaumöl, die man in der Literatur finden kann.

Als Kapitän Cook Ende des 18. Jahrhunderts bei seiner Erforschung des pazifischen Raumes Australien entdeckte, beobachtete sein Botaniker Sir Joseph Banks dort immer wieder, wie die Ureinwohner aus zerdrückten Blättern von »Melaleuca« Kompressen für Wunden und Hautverletzungen herstellten. Und wie sie den öligen Extrakt daraus höchst erfolgreich gegen verschiedene Beschwerden einsetzten, zum Beispiel gegen Erkältungen, Verletzungen, Erkrankungen der Haut, in letzteren beiden Fällen gern kombiniert mit Schlammpackungen.

Mehrere Bäume und Sträucher in Australien und Neuseeland erhielten in den folgenden Jahren in der Umgangssprache den Namen »Tea Tree«, weil die Mannschaft von Kapitän Cook aus den Blättern einen Tee gekocht haben soll. Diesen »Tee« beziehungsweise das ätherische Öl, das nach langem Kochen übrig blieb, verwendeten in der Folgezeit die weißen Einwanderer genauso, wie sie es sich bei den Aborigines abgeschaut hatten. Sie lernten die effektiven Heilwirkungen der Pflanze schnell kennen und schätzen, und dann aktivierten sie die gesamte ihnen zur Verfügung stehende Maschinerie von offizieller Präsentation und wissenschaftlicher Absicherung. Im Jahr 1923 stellte Arthur Penfold vom »Museum für angewandte Kunst und Naturwissenschaft« in Sydney das Tea-Tree-Öl der Royal Society von England als zuverlässiges Erste-Hilfe-Mittel vor. Im Zweiten Weltkrieg setzten es Militärärzte der australischen Truppen erfolgreich gegen verschiedene Verletzungen und Krankheiten ein.

Seit den dreißiger Jahren wurde die Wirkung des Öls weltweit wissenschaftlich untersucht und bestätigt. Bis heute liegen einige Dutzend Studien mit zuverlässigen Ergebnissen vor. Wirklich bekannt geworden ist das Teebaumöl jedoch erst Mitte der neunziger Jahre, zumindest bei uns in Mitteleuropa. Seither kann man sogar einen regelrechten Boom verzeichnen, auch wenn das merkwürdig erscheinen mag. Denn eigentlich sollte man doch meinen, dass das ätherische Öl einer Pflanze nicht irgendwelchen Modeströmungen unterliegen kann. Etwas, was innerhalb einer alten Kultur seit Jahrtausenden von Generation zu Generation weitergegeben wurde …

Doch es ist zu beobachten, dass die gesamte Welt der Aborigines seit einiger Zeit eine große Faszination auf uns ausübt. Offenbar spüren wir, dass Menschen, für die ihre Träume, ihr Im-Einklang-Stehen mit der Natur, ihre Kunst so wichtig sind, uns für unsere auf allen Ebenen verfahrene Lage etwas zu geben haben.

Dass das Öl ihres heimischen Teebaums nicht nur gegen Erkältungen, Verletzungen und Hauterkrankungen hilft, mit denen sich die Menschen schon seit Urzeiten auseinandersetzen müssen, sondern auch gegen ausgesprochene Zivilisationsgebrechen wie alle möglichen Arten von Pilzen und Immunschwächesymptomen, das grenzt schon fast an ein Wunder.

In ihrem informativen Buch *Das Teebaum-Öl*, aus dem viele Informationen und Tipps in diesem Kapitel stammen, schreibt die Aromatherapeutin Julia Lawless, im Gegensatz zu synthetisch hergestellten Medikamenten und Antibiotika zeige »… das Teebaum-Öl keinerlei Nebenwirkungen und kurbelt das Immunsystem sogar noch an, indem es die natürlichen Heilkräfte des Körpers unterstützt«. Dabei tritt Julia

Lawless in ihrem Text aber nicht gegen die Schulmedizin an, sondern sie plädiert für eine Zusammenführung von moderner Wissenschaft und traditionellem Wissen.

Ihrer Beobachtung nach werden Medikamente, in denen Teebaumöl enthalten ist, in zunehmendem Maße auch von eher »orthodoxen« Ärzten eingesetzt, weil sie wie gesagt in den vergangenen Jahrzehnten Thema einiger intensiver wissenschaftlicher Untersuchungen waren.

Zum Beispiel berichtete Dr. Henry Feinblatt 1960 in der amerikanischen Fachzeitschrift *The Journal of the National Medical Association*, dass er 25 Fälle von schwerer Furunkulose mit großem Erfolg behandelt hatte, indem er zweimal täglich reines Tea-Tree-Öl auf die entsprechenden Stellen auftrug. Nach acht Tagen war in fünfzehn Fällen eine vollständige Heilung eingetreten, neun Furunkel hatten sich wesentlich verkleinert, und nur eins musste er aufschneiden.

Im Jahr 1972 führte der amerikanische Arzt Dr. M. Walker eine Studie mit sechzig Patienten durch, die alle unter Fußerkrankungen wie Verhornungen, Fußpilz und Hühneraugen unter den Zehennägeln litten. Er behandelte sie mit reinem Tea-Tree-Öl und hatte bei 58 dieser Patienten Erfolg.

Im Jahr 1983 veranlassten die Nationalen Australischen Ernährungswissenschaftlichen Labors eine Untersuchungsreihe zur Hautsterilisation mit Teebaumöl. Bei der direkten Verwendung des Öls auf den ungewaschenen Händen reduzierte sich die Anzahl der Bakterien von 3000 auf drei pro 50 Quadratzentimeter – ein sensationelles Ergebnis.

Im Jahr 1991 führten die beiden Fachleute A. Shemesh und W. L. Mayo aus Kalifornien eine relativ allgemein gehaltene Studie durch. Über einen Zeitraum von sechs Monaten setzten sie das ätherische Öl vom Teebaum pur ein, aber auch Cremes und Pastillen, die das Öl enthielten. Die Patienten – achtzehn Männer, dreißig Frauen und zwei Kinder – litten an unterschiedlichen Beschwerden wie Akne und anderen Hautproblemen, Candida im Mund-Rachen-Bereich, Lippenherpes oder Nagelbettentzündungen. Nur ein Patient, der an Ekzemen litt, zeigte sich gegen die Behandlung resistent. Alle anderen wurden geheilt oder erreichten mindestens eine wesentliche Verbesserung.

In der Dezemberausgabe des *International Journal of Alternative and Complementary Medicine* fassten Shemesh und Mayo zusammen: »Teebaumöl stellt eine natürliche, kostengünstige und wirkungsvolle Alternative zu den augenblicklich gegen die in dieser Studie beschriebenen Krankheitsbilder verabreichten Medikamente dar. Es ist sicher, leicht zugänglich, und sein Nebenwirkungsprofil ist den meisten Produkten, die zur Zeit bei diesen medizinischen Problemen verschrieben werden, weit überlegen.«

Allerdings muss man sich häufig in Geduld fassen. Gerade so unangenehme Beschwerden wie Warzen oder Hühneraugen verschwinden nicht von jetzt auf gleich, sondern man muss sie häufig wochenlang regelmäßig mindestens zweimal täglich mit Tea-Tree-Öl beträufeln. Dann allerdings funktioniert es praktisch immer.

Ein weiterer Punkt ist, dass nicht jeder den Geruch mag. Mancher empfindet ihn als relativ angenehm oder mindestens akzeptabel, manchem aber geht er regelrecht gegen den Strich. Wenn das so ist, kann man Teebaumöl nur in der warmen Jahreszeit und nur draußen anwenden, wo man sich durch den Geruch nicht gestört fühlt. Oder man mischt beziehungsweise greift auf andere, ähnlich wirkende ätherische Öle zurück, zum Beispiel Lavendel- oder Zimtblätteröl.

Tea-Tree-Öl ist eine außerordentlich komplexe Substanz, die sich aus fast hundert organischen Verbindungen zusam-

mensetzt, darunter Alpha-Pinen, Alpha-Terpinen, Para-Cy-
men, Cineol, Gamma-Terpinen, Alpha-Terpineol und Terpi-
nolen. Erstaunlicherweise besitzt keine dieser Substanzen für
sich irgendwelche herausragenden Wirkungen, sondern die
Kombination macht's. Die Bestandteile sind allerdings nicht
ständig im gleichen Maße vorhanden, sondern es gibt beträchtliche Schwankungen.

Ganz besonders am Tea-Tree-Öl ist, dass es sowohl gegen
Bakterien und Viren als auch gegen Pilze wirkt. Es handelt
sich erwiesenermaßen um ein Breitspektrummittel. Zudem
hemmt es Entzündungen, lindert Schmerzen und stimuliert
das Immunsystem. Das heißt, es aktiviert die Selbstheilungskräfte des Körpers, wenn schon etwas passiert ist, es wirkt
aber auch vorbeugend. So kann es als »Rundumschlag« wirken, als Allround-Heilmittel, und deshalb sollte ein Fläschchen davon in keiner Haus- und Reiseapotheke fehlen.

Anwendungen

Tea-Tree-Öl im Haushalt

Mit Tea-Tree-Öl lässt sich im Haushalt unglaublich viel machen. So kann man damit Windeln, Verbandsmaterial, Handtücher, stark verschmutzte Wäsche desinfizieren: Wäsche
in die Maschine füllen, Waschmittel dosieren, darauf einige
Tropfen (sogar, falls notwendig, bis zu 50 Tropfen…) des
ätherischen Öls geben und den Kochwaschgang durchlaufen lassen.

Wer den Geruch von Tea Tree nicht mag, kann zusätzlich
einige Tropfen anderes intensiv duftendes Öl hinzufügen,
zum Beispiel Lavendel, Rosmarin oder Zitronengras.

Wenn die Wäsche nach dem Trocknen heiß gebügelt wird,

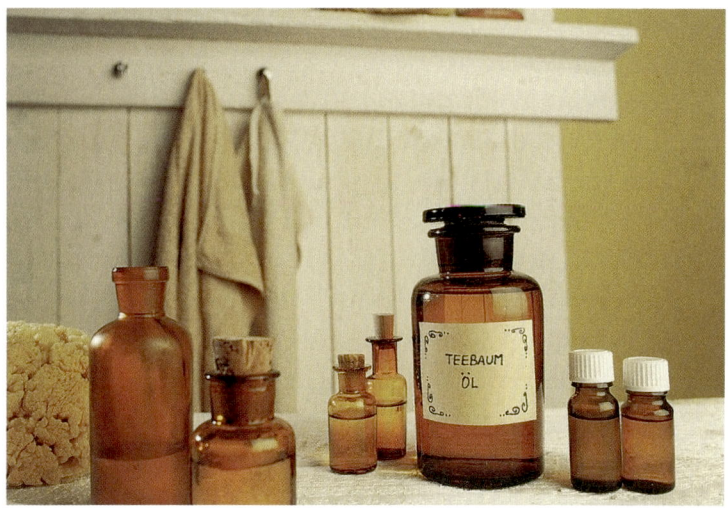

ist das Ergebnis perfekt, denn die Hitze des Bügeleisens desinfiziert noch einmal zusätzlich.

Zum gründlichen Reinigen von Kacheln, Fußböden, Waschbecken und Toiletten einige Tropfen (auch hier gegebenenfalls bis zu 50 Tropfen) Tea-Tree-Öl mit einem Schuss Essig vermischen und ins Putzwasser geben. (Der Essig stellt die Verbindung zwischen Wasser und Öl her.) Um die Hände zu desinfizieren, ebenfalls einige Tropfen mit einem Schuss Essig vermischen. Damit gründlich die Hände waschen, mit heißem Wasser nachspülen, gründlich abtrocknen, auch zwischen den Fingern, und gegebenenfalls mit einer Handcreme oder -lotion einreiben.

Teebaumöl gegen Insekten

Teebaumöl in der Duftlampe oder im Luftbefeuchter reinigt die Luft in einem Krankenzimmer von Keimen und beseitigt unangenehme Gerüche. Außerdem wirkt es auf subtile Weise gegen Husten, Erkältung und Fieber. Vor allen Dingen aber hält es Insekten fern. Man kann im Sommer eine Duftlampe auf dem Balkon, der Terrasse oder auf dem Gartentisch platzieren, um die Plagegeister zu vertreiben. Die Öle vom Lavendel, von Gewürznelken, Zitronengras, von der Zitrone und andere dürfen ganz nach individuellem »Duftgeschmack« beigemischt werden. Auch sie schlagen nämlich Insekten in die Flucht.

Wenn es trotzdem passiert ist, wenn also Bremsen, Mücken, Wespen, Bienen »zugeschlagen« haben, lindert das Auftragen von Teebaumöl Schmerzen, Brennen und Jucken. (Bei einem Bienenstich sollte man immer erst den Stachel vollständig entfernen. Allergiker müssen unbedingt die ihnen bekannten Maßnahmen ergreifen.)

Wenn eine Zecke oder ein Blutegel sich festgesaugt haben, unverdünntes Tea-Tree-Öl auf das lebende »Viech« und auf die umliegende Haut verteilen. Mindestens 20 Minuten einwirken lassen. Wenn es nicht von sich aus abgefallen ist, vorsichtig mit den Fingern abnehmen. Anschließend 1 Woche lang das Öl dreimal täglich auf den Biss auftragen, um die Irritation zu beruhigen und eine mögliche Infektion zu vermeiden.

Nach Verletzungen und gegen Schmerzen

Tea-Tree-Öl ist das perfekte Erste-Hilfe-Mittel. Bei Verletzungen im Haushalt wie Schnitten oder Verbrennungen die Stelle unter fließendes kaltes Wasser halten, mit einem sauberen Handtuch oder frischen Kosmetiktuch oder Küchenkrepp abtrocknen, mit Tea-Tree-Öl beträufeln und verbinden, eventuell mit einem Druckverband. Meist ist die Sache damit schon ausgestanden. Einerseits wirkt das Öl durchgreifend desinfizierend und die Heilung unterstützend, andererseits brennt es kaum auf der Haut, sondern lindert im Gegenteil die Schmerzen. So eignet es sich auch besonders für Kinder.

Nach der Entfernung eines Splitters immer 1 Tropfen Teebaumöl auf die Stelle träufeln, um eine Entzündung zu verhindern. Falls ein Stückchen des Splitters im Gewebe verblieben und es zu einer Entzündung gekommen ist, reines Tea-Tree-Öl auftragen, ein Pflaster darüberkleben und 2 Stunden lang warten. Jetzt sollte das Splitterchen leicht mit einer Pinzette zu entfernen sein. Falls nicht, den Vorgang wiederholen. Wenn alles ausgestanden ist, die Wunde nochmals mit dem Öl beträufeln und zum Schutz ein Pflaster draufkleben.

Schmerzen bei Rheumatismus, Arthrose, Arthritis, Gicht können durch Bäder und Massagen gelindert werden, bei denen man Tea-Tree-Öl verwendet. 8 bis 10 Tropfen davon in etwas Apfelessig oder 1 Esslöffel voll flüssigem Honig aufgelöst dem Badewasser hinzufügen oder 30 Tropfen auf 50 Milliliter pflanzliches Öl wie Mandel- oder Aprikosenkernöl geben. Eine Massage damit hilft auch gegen Muskelkater und Muskelschmerzen, gegen Schmerzen bei Hexenschuss, trockene und rissige Haut sowie gegen Sonnenbrand. Zusätzlich beruhigt es die Psyche.

Für Haut und Haare

Erkrankungen der Haut können durch Teebaumöl (übrigens auch durch Lavendel- und Kamillenöl, siehe die entsprechenden Kapitel) geradezu auf wundersame Weise geheilt werden. Julia Lawless schreibt, warum Melaleuca-alternifolia-Öl dem Ideal des Hautdesinfektionsmittels am nächsten kommt:

- Es verfügt über einen fast neutralen pH-Wert.
- Es bewirkt keine Hautirritationen, ist nicht giftig, beschädigt Gewebezellen nicht und hat keine erwähnenswerten Nebenwirkungen.
- Es wirkt gegen Bakterien, Viren und Pilze gleichermaßen.
- Es besitzt bemerkenswerte reinigende Eigenschaften und eignet sich nicht nur für fettige und pickelige, sondern auch für trockene Haut.

Entzündete Pickel, Furunkel und Abszesse sollte man nach dem Waschen der Haut mit Hilfe eines Wattestäbchens oder eines kleinen Wattebauschs vorsichtig mit Teebaumöl bestreichen. Auch Lippenbläschen dürfen so behandelt werden, das kürzt die Zeit des Leidens deutlich ab. Die Bläschen bei Windpocken und Gürtelrose kann man ebenso behandeln, allerdings mit verdünntem Öl. Auch Bäder (siehe oben) helfen gegen die Beschwerden, die bei Windpocken, Gürtelrose und Masern auf der Haut auftreten.

Entsprechende Fußbäder empfehlen sich bei Schweißfüßen. Betupft werden dürfen auch Entzündungen am Zahnfleisch beziehungsweise im Mund, jeweils nach dem Zähneputzen.[*]

Windelausschlag kann dadurch gemildert werden, dass die für eine Behandlung passende Portion Babycreme (am liebsten solche auf reiner Pflanzenbasis) mit 1 Tröpfchen Tea-Tree-Öl vermengt und auf den wunden Po aufgetragen wird. Wenn Sie Stoffwindeln verwenden, sollten Sie dem Wasch-

---

[*] Ein Rezept für ein besonders desinfizierendes, schmerzlinderndes, die Heilung von Entzündungen förderndes Mundwasser finden Sie bei den »Anwendungen« im Kapitel über Zimt. Dort wird die Verwendung von Zimtblätteröl empfohlen, Tea-Tree-Öl passt aber auch, und es wirkt in ganz ähnlicher Weise.

gang in der Waschmaschine Tea-Tree-Öl beifügen, ebenso für die Reinigung der Babykleidung sowie der benutzten Waschlappen und Handtücher.

Warzen im Gesicht, an den Händen, Füßen oder sonst am Körper können dadurch verschwinden, dass sie dreimal täglich mit Teebaumöl betupft werden. Es kann wie gesagt jedoch einige Zeit dauern, bis sich ein Erfolg zeigt.

Die Verwendung von Teebaumöl in der Haarpflege hilft, die Aktivität der Talgdrüsen zu regulieren, die Kopfhaut von Infektionen zu reinigen und der Schuppenbildung entgegenzuwirken. Es eignet sich für alle Haartypen.

Einem knappen Esslöffel mildem oder pH-neutralem Shampoo 2 bis 3 Tropfen von dem Öl hinzufügen und die Haare wie gewohnt waschen. Wenn eine Spülung verwendet wird, genauso vorgehen: einem knappen Esslöffel voll 2 bis 3 Tropfen Teebaumöl beimengen und die Haare damit wie üblich behandeln.

Es gibt fertige Zubereitungen in der Apotheke. Dort können nach dem Rezept eines Arztes oder Heilpraktikers auch Medikamente zubereitet werden, die Teebaumöl enthalten, zum Beispiel Vaginalzäpfchen gegen Scheidenpilz. Darüber hinaus gibt es Salben, Cremes, Lotionen, Shampoos, Haarspülungen, Seifen, Deodorants, Zahnpasten, Mundwässer und vieles mehr, worin Tea Tree enthalten ist. Zum Teil handelt es sich um ganz hervorragende und wirksame Produkte. Beispielsweise ist die Wirksamkeit und Milde des Deorollers einer australischen Firma (siehe Adresse im Anhang), der auch in den USA erhältlich ist, kaum zu übertreffen. Aber man sollte immer genau die aufgedruckte Liste der weiteren Inhaltsstoffe prüfen. Je weniger es sind und je mehr davon auf pflanzlicher Basis, desto besser.

Das Gute an der Verwendung von reinem Tea-Tree-Öl beziehungsweise von einem hausgemachten Massageöl, Badezusatz, Mundwasser und so weiter ist, dass Sie genau wissen, was enthalten ist, und ganz entspannt auf die Wirkung zählen können.

Weihrauch

Lateinischer Name: Boswellia serrata und Boswellia sacra.
Der Name »Boswellia« geht auf den schottischen Botaniker John Boswell (1719–1780) zurück. *Serratus* ist lateinisch und heißt »gesägt«, was sich auf den gezackten Rand der Laubblätter des Baumes bezieht. *Sacra* stammt ebenfalls aus dem Lateinischen, es ist die feminine Form des Wortes *sacer;* das bedeutet »heilig, einer Gottheit geweiht«. Nicht nur das heilkräftige, wohlduftende Harz des Baumes, sondern auch der Baum selbst wurde als heilig angesehen.

Was ist es? Das Harz von Weihrauchbäumen. Sie gehören zur Familie der Balsamstrauchgewächse (Burseraceae). Es gibt davon über zwanzig Arten, von ihnen allen wird Harz gewonnen und für gesundheitliche Zwecke verwendet.

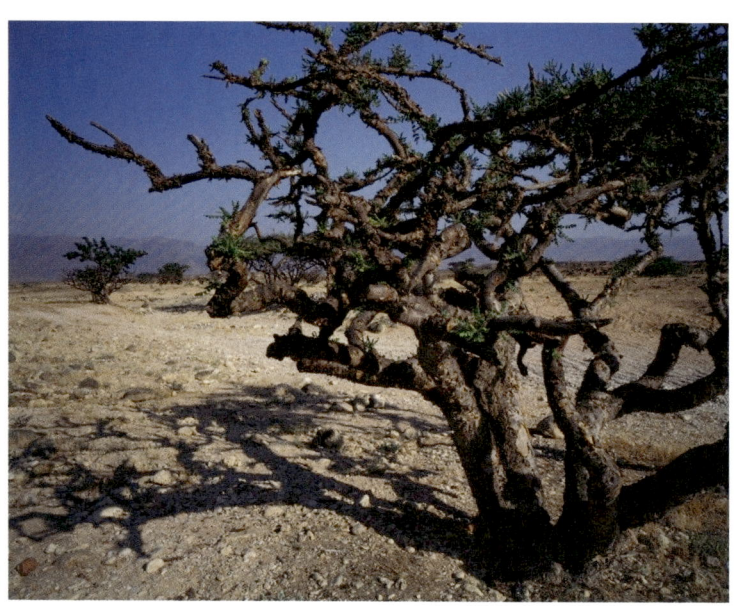

Die am besten auf ihre medizinischen Eigenschaften hin erforschte Art ist die Boswellia serrata.

Wächst gern: in den Trockengebieten Ostafrikas, auf der Arabischen Halbinsel und in Indien.

Was verwendet man? Das Harz, dessen Farbe von klar über Karamell bis zu braun und schwarz variieren kann. Es enthält mehr als 200 unterschiedliche Inhaltsstoffe, darunter ätherisches Öl, Bitterstoffe und entzündungshemmende Säuren, die man heute nach ihrer Erforschung als Boswelliasäuren bezeichnet. Vor allem das arabische Harz Olibanum und das indische Harz Salai Guggal sind wichtig. Die Harze werden pur zum Verräuchern auf Räucherkohle verwendet, auch stellt man daraus Auszüge her, die in Tabletten- oder Kapselform eingenommen werden können. Und per Wasserdampfdestillation wird daraus ätherisches Öl gewonnen, das über die Duftlampe oder in Bädern, Cremes, als Mundspülung und so weiter zur Anwendung kommt.

Heilende Wirkung: Generell wirkt Weihrauch beruhigend, schmerzlindernd, immunstimulierend, leberschützend und entzündungshemmend. Letztere Wirkung wird heute besonders geschätzt und bei schwierig zu behandelnden Leiden wie Schuppenflechte oder rheumatischen Beschwerden genutzt.

Innerlich, also als Extrakt in Tabletten oder Kapseln beziehungsweise in Form von Injektionen, ebenfalls gegen Hauterkrankungen, rheumatische Beschwerden, Allergien, Asthma und akute Atemwegserkrankungen, grippale Infekte, alle Arten von Schmerzen, Harnwegs-, Ohrenentzündungen, Magen-Darm-Erkrankungen wie Colitis ulcerosa und Morbus Crohn, Bauchspeicheldrüsen- und Lebererkrankungen, Kehlkopfentzündungen und Rückenbeschwerden. Sogar auch gegen Tumoren, und zwar in Kombination mit schulmedizinischen Medikamenten und Therapien. Besonders effektiv gegen Hirntumoren und damit einhergehenden Wasseransammlungen im Gehirn. Die Wirkung ist sanft, Nebenwirkungen treten kaum auf.

Äußerlich angewandt, also als Räucherung oder über ätherisches Öl, wirkt Weihrauch nervenberuhigend, dabei macht er aber nicht müde. Er ist antiseptisch und desinfizierend und hilft gegen alle Entzündungen der Atemwege. Auch gegen Erkrankungen der Haut wie beispielsweise Schuppenflechte und Neurodermitis, gegen Wunden, Geschwüre, Entzündungen, Wasseransammlungen im Gewebe, gegen Schwellungen und Schmerzen. Gegen Pilzerkrankungen. Gegen Zahnfleischentzündungen. Weihrauch lindert generell Schmerzen.

Gut zu wissen

Bei klinischen Heilversuchen wurden die aus dem Weihrauch gewonnenen Trockenextrakte gut vertragen. In Ausnahmefällen kam es zu lokalen Hautreaktionen, Übelkeit oder Durchfall. Bei Tabletten kam es hin und wieder zu Geschmacksirritationen. Bei Kapseln traten diese nicht auf, denn die Kapseln sind so umhüllt, dass der Weihrauch nicht mit den Geschmacksnerven in Berührung kommt. Schließlich besteht immer ein geringes Risiko, dass jemand allergisch reagiert, auch dann übrigens, wenn man das ätherische Öl verwendet.

Im Übrigen soll bei ernsten Erkrankungen immer mit dem behandelnden Arzt besprochen werden, ob zusätzlich Weihrauch zum Einsatz kommen darf und soll.

Porträt

Weihrauch bringt Frieden, Ruhe, Sammlung. Schon seit Menschengedenken wurde er in meditativen, spirituellen, religiösen Zusammenhängen genutzt. In Zentralamerika hatten die Maya ihren eigenen Weihrauch, den Kopal. Er symbolisierte für sie einen göttlichen Geist. Für die alten Griechen war der Weihrauch aus einer Verbindung des Sonnengottes Apollo mit Leukothoe entstanden, der Tochter des Königs von Persien (Leukothoe sollte nicht mit der Göttin Leukothea verwechselt werden. Dieser Name bedeutet »weiße Göttin«).

Lange kannte man die Herkunft des Weihrauchs nicht. Er wurde auf dem Rücken von Kamelen in Karawanen befördert. Mit Absicht hielt man Genaueres geheim, denn mit der Aura des Mysteriösen ließ und lässt sich bis heute eine Menge Geld verdienen. Es waren erst die reisenden Botaniker des 19. Jahrhunderts, welche die entsprechenden Bäume entdeckten.

Ursprünglich stammten die Boswelliabäume offenbar aus dem östlichen Sudan. Einige davon wurden von der ägyptischen Königin Hatschepsut (1490–1468 v. Chr.) in ihr Land eingeführt. Seitdem spielt das Harz in Ägypten eine wichtige Rolle. Es wurde zum Einbalsamieren von Verstorbenen verwendet. Der ägyptische Name für Weihrauch bedeutet »Gottesduft«.

Im alten Griechenland und Rom räucherte man mit Weihrauch und benutzte das Harz als Medizin. Hippokrates empfahl es in seinen Schriften immer wieder.

Im Ayurveda setzt man Weihrauch seit mehr als 3000 Jahren gegen entzündliche Erkrankungen der Gelenke, des Darms und der Haut ein, auch gegen Nervenkrankheiten.

In unserem Kulturraum kannten und schätzten Hildegard von Bingen und Sebastian Kneipp den Weihrauch.

Geerntet wird das Harz so: Die Stämme werden eingeschnitten, dabei tritt ein milchiger Saft aus, der gerinnt. Etwa drei Wochen später wird der geronnene Saft abgekratzt. Erst das danach austretende Harz ist von guter Qualität und wird nach ein bis zwei Wochen geerntet.

In den folgenden Monaten wird der Vorgang alle paar Wochen wiederholt. Ein Baum erbringt in einer Ernteperiode zwischen 3 und 10 Kilogramm Harz. Er darf höchstens drei aufeinanderfolgende Jahre lang abgeerntet werden. Danach muss er sich über mehrere Jahre hinweg ausruhen und regenerieren.

Es handelt sich bei der Weihrauchernte um eine Tätigkeit, die viel Sensibilität und Einsatz erfordert. Zudem ist sie wegen der großen Hitze und Gefährdung durch Giftschlangen riskant. Auch deswegen kostet das Harz seinen Preis.

Im Zuge der Entwicklung der modernen Medizin geriet der Weihrauch als Heilmittel in Vergessenheit. In den vergangenen Jahrzehnten allerdings wurden seine Inhaltsstoffe wissenschaftlich unter die Lupe genommen. Man fand heraus, warum und wie genau er wirkt, zum Beispiel im Hinblick auf rheumatische Erkrankungen und Tumoren. Einer der wesentlichen Auslöser für das wiedererwachte Interesse stellt die Studienreise nach Indien des Pharmakologen Professor Hermann Ammon von der Universität Tübingen in den achtziger Jahren dar. Er wollte Therapiemethoden der ayurvedischen Medizin näher kennenlernen. Dabei wurde er auf Weihrauchpräparate aufmerksam.

Wieder in Deutschland, führte er selbst klinische Studien durch, es schlossen sich andere Spezialisten an. So berichtet Dr. Wolfgang Brückle, Chefarzt der Rheumaklinik »Sonnengarten« in Bad Nenndorf, dass Weihrauch in der Tat entzündungshemmend wirkt, und zwar fast ohne Nebenwirkungen.

Das berichten Heidelore Kluge und ihre Koautoren im Buch *Weihrauch und seine heilende Wirkung,* aus dem viele Informationen in diesem Kapitel stammen. In einer Zusammenfassung schreiben sie: »Zwar kann auch Weihrauch Erkrankungen nicht kurieren, die sich durch andere Mittel ebenfalls nicht heilen lassen. In zahlreichen Fällen kann er sie jedoch zumindest lindern – und das ohne nennenswerte Nebenwirkungen.«

Die einzigartige Heilkraft des Harzes beziehungsweise des daraus hergestellten ätherischen Öls wird auf das Zusammenspiel der enthaltenen Stoffe zurückgeführt.

Die beruhigenden und stimmungsaufhellenden Effekte resultieren nicht in Müdigkeit – ein großer Vorteil. Eine positive Immunreaktion des Körpers ist besonders bei Autoimmunerkrankungen interessant. So kann Weihrauch als Ergänzung zur herkömmlichen Therapie bei der Krebsbehandlung verwendet werden. Chemo- und Strahlentherapie sind häufig mit erheblichen Nebenwirkungen verbunden, vor allem mit einer allgemeinen Schwächung der Abwehrkräfte gegen Infektionen, einer Verzögerung der Wundheilung, Störung der Blutbildung und einem erhöhten Auftreten bösartiger Geschwulste. Diese Nebenwirkungen sind bei Weihrauch bis heute nicht festgestellt worden.

Schwer Erkrankte sind in vielen Fällen auf Cortison angewiesen, das zwar durchgreifend wirkt, leider aber ebenfalls starke Nebenwirkungen hat. Durch die Gabe von Weihrauch kann in vielen Fällen die Cortisondosis reduziert werden, was eine große Erleichterung bedeutet. Immer muss aber ein Arzt entscheiden, wie genau vorgegangen wird. Das Gleiche gilt für Schmerzmittel. Ihre Einnahme hat häufig nicht nur positive Effekte, zudem können sie abhängig machen. Die Dosis kann durch Weihrauch verringert werden, aber der Arzt muss entscheiden.

In ihrer Broschüre *Weihrauch* schreibt die Biologin Jutta Oppermann: »Beeindruckend sind viele Erfahrungsberichte von Menschen mit chronisch-entzündlichen Darmerkrankungen. Nach einem jahrelangen Behandlungsmarathon mit Cortison und anderen Medikamenten, Hypnose, Akupunktur und Darmsanierung brachte Weihrauch-Extrakt bereits nach wenigen Wochen eine deutliche Linderung der Beschwerden bis hin zur Beschwerdefreiheit.«

Rückenschmerzen, an denen viele Menschen leiden, sind häufig auf kleine Entzündungen zurückzuführen. Auch hier können die entzündungshemmenden Boswelliasäuren ihre Wirkung entfalten.

In seinem Buch *Schmerzmittelersatzstoffe* schreibt Dr. Jörg Zittlau, dass an der Universität Bochum bei 25 Gehirntumorpatienten der Stoffwechsel im Tumor »ausgehungert« werden konnte. So wurde jeweils das Wachstum gestoppt. In etwa der Hälfte der Fälle konnte bereits nach der zunächst auf sieben Tage beschränkten Behandlung eine Rückbildung der Geschwulst beobachtet werden.

Die Informationen darüber, in wie vielfältiger Weise die Verwendung von Weihrauch hilfreich sein kann, sind leider im Moment noch eine Art Geheimwissen. Sie dürfen ruhig weitergegeben werden, wie zum Beispiel kürzlich folgendermaßen geschehen.

Die sechsjährige Tochter einer befreundeten Familie hatte eine Geschwulst am rechten Handgelenk, die operiert werden musste. Es handelte sich um eine ernstzunehmende Erkrankung, deswegen musste die kleine Lara zur Nachbehandlung Cortison einnehmen. Davon waren die Eltern alles andere als begeistert. Ein so starkes Medikament, derart reich an schweren Nebenwirkungen, für einen so kleinen, zarten, noch in der Entwicklung befindlichen Körper! Die Mutter war auf der Suche nach naturheilkundlichen Alternativen, fand aber nur Verschiedenes zur *allgemeinen* Stärkung der Kleinen.

Sehr interessiert nahm sie die Information auf, dass mit der Gabe von Weihrauch in welcher Form auch immer die Dosis von Cortison deutlich verringert werden kann. Die Familie steckte gerade in Umzugsvorbereitungen nach Dubai, wo der Vater für zwei Jahre arbeiten sollte. Dort gibt es ja eine nie unterbrochene Tradition in der medizinischen Anwendung von »lokalem« Weihrauch …

Nicht jeder mag den Duft von Weihrauch, denn er hat manchmal mit unguten Erfahrungen mit und in der katholischen Kirche zu tun. Doch werden mit Sicherheit auch derart Vorbelastete einsehen, dass es sich bei den Weihrauchbäumen und ihren Harzen um etwas Besonderes, »Heiliges«, auf alle Fälle um etwas Heilendes handelt.

Anwendungen

Wie erwähnt kann das Einnehmen von Auszügen aus dem Weihrauchharz, die in Form von Tabletten und Kapseln zur Verfügung stehen, eine hervorragende Maßnahme gegen viele Beschwerden sein, zumindest um auf diese Weise die Dosen von nebenwirkungsreichen Medikamenten zu reduzieren. Sogar Menschen, die an schwierig zu behandelnden Krankheiten wie Asthma oder Schuppenflechte leiden, können im Idealfall dadurch Hilfe erfahren. Aber es soll bei so ernsthaften Leiden immer ein Arzt oder Heilpraktiker hinzugezogen werden. Daher folgen an dieser Stelle keine weiteren Informationen zu dem Bereich.

Doch es gibt noch genügend Möglichkeiten, auf eigene Faust mit dem uralten Universalheilmittel umzugehen. Hier einige Tipps.

Das bekannte Ritual, mit Weihrauchharz zu räuchern, es also auf Räucherkohle in kleinen Dosen langsam verglühen zu lassen, schafft auch heute noch beziehungsweise gerade heute in unserer Hektik eine entspannte und beruhigende Atmosphäre. Erwiesenermaßen desinfiziert diese Maßnahme die Räume. Wichtig ist, dass dabei mindestens für kurze Zeit die Fenster geöffnet werden, am besten so, dass Durchzug entsteht. Damit können sich sowohl eine unangenehme, angespannte Atmosphäre als auch Krankheitskeime »verziehen«.

Zusätzlich stärkt der Weihrauchduft das Immunsystem. Wer's mag, kann beim Räuchern mit etwas Myrrheharz abwechseln.

Aromatherapeuten sehen Weihrauch als »männlich«, Myrrhe als »weiblich« an. Die Bäume sind miteinander verwandt. Weihrauch und Myrrhe in Kombination miteinander bringen, wenn man beide Düfte mag, eine besondere Harmonie.

Die »Heiligen Drei Könige« Caspar, Melchior und Balthasar gaben dem neugeborenen Jesuskind Gold, Weihrauch und Myrrhe, kostbare, symbolträchtige Geschenke. In ihrem Buch *Weihrauch und seine heilende Wirkung* erwähnen Heidelore Kluge und ihre Koautoren im Zusammenhang mit Heilmöglichkeiten für verschiedene Krankheiten wie grippale Infekte, Harnwegsinfektionen, rheumatische Erkrankungen oder Muskelentzündungen ein homöopathisches Präparat, das neben Weihrauch auch Myrrhe und Gold enthält. Es wird entweder unter die Haut gespritzt oder in Form von Tropfen eingenommen und verfügt offenbar über starke Kräfte. Auf alle Fälle ist diese Medizin etwas Ausgefallenes und Besonderes.

Die Autoren empfehlen unter anderem auch Kompressen und ein Massageöl mit dem ätherischen Öl vom Weihrauch. Hier die Rezepte:

Kompressen mit Weihrauchöl

Gegen eine Blasenentzündung wirkt diese feuchtwarme Kompresse: Lösen Sie einige Tropfen ätherisches Öl vom Weihrauch in 1 bis 2 Esslöffeln Apfelessig auf. Dadurch wird eine Verbindung zwischen Öl und Wasser hergestellt. Die Mischung in eine kleine Schüssel voll warmen Wassers geben. Ein Frottierhandtuch tränken, auswringen, auf den nackten Unterbauch legen. Mit einem trockenen Handtuch abdecken, eine mit nicht zu heißem Wasser gefüllte Wärmflasche daraufschichten und sich ins Bett legen. Unter der warmen Decke etwa ½ Stunde lang wirken lassen.

Nach dem gleichen Prinzip funktioniert die Behandlung von kleineren Wunden mit einem Weihrauchpflaster. Das wirkt schmerzstillend, antibakteriell, entzündungshemmend, heilend.

Sie verteilen dafür einige Tropfen Weihrauchöl auf einem Stückchen Mull, legen es auf die Wunde und fixieren es mit Pflaster oder einer Binde. Mindestens 6 Stunden einwirken lassen, bei Bedarf wiederholen.

Wenn Sie befürchten, dass Ihnen das Weihrauchöl auf der Haut zu scharf werden könnte, verdünnen Sie es vor dem Auftragen mit einigen Tropfen Pflanzenöl, zum Beispiel mit Mandelöl.

Weihrauch-Massageöl

Gegen Schmerzen bei rheumatischen Erkrankungen, Gliederschmerzen während einer Erkältung, gegen morgendliche Steifigkeit der Gliedmaßen, Wasseransammlungen im Körper und andere Beschwerden wirkt ein sanftes Einreiben mit diesem Massageöl.

In 50 Milliliter Pflanzenöl, zum Beispiel Avocado- oder Mandelöl, 40 Tropfen ätherisches Öl von Weihrauch geben. In eine dunkle Flasche abfüllen und vor Gebrauch gut schütteln.

Die Zutaten für all diese Anwendungen erhalten Sie in Apotheken und guten Fachgeschäften. Außerdem wird Weihrauch wie gesagt in Form von Kapseln, Tabletten und Tropfen angeboten, zudem als Injektion, als Bestandteil von Badezusätzen, Sprays, Pflegecremes, fertig zubereiteten Massageölen, Mundspülungen und Räucherstäbchen.

Kohle zum Räuchern gibt es unter anderem von der Firma Weleda. Häufig kann man Räucherkohle auch in Buchhandlungen kaufen, die sich auf spirituelle Literatur spezialisiert haben.

Weil die Kohle sehr heiß wird, sollte man sie vor dem Entzünden auf eine dicke Schicht Sand legen. Wenn es Schwierigkeiten bereitet, an Sand zu kommen, eignet sich »Vogelsand«, also solcher, der zum Ausstreuen von Vogelkäfigen verwendet wird. Man bekommt ihn zum Beispiel im Drogeriemarkt.

Zimt

Lateinischer Name: Cinnamomum ceylanicum und Cinnamomum verum. *Cinnamomum* – so lautet das lateinische Wort für »Zimt«. Es geht auf einen malaiischen Ursprung zurück. *Ceylanicus* bedeutet »von der Insel Ceylon« (das heutige Sri Lanka). *Verus* ist ebenfalls lateinisch und heißt »echt, wahr«.

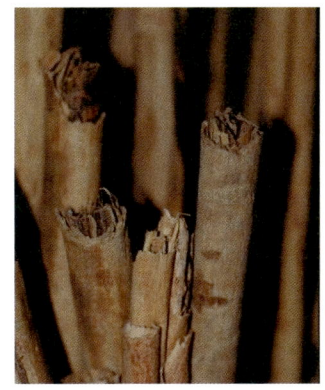

Es gibt noch andere Zimtarten, bei dieser aber handelt es sich um die heilkräftigste und diejenige mit den wenigsten Nebenwirkungen.

Auf Französisch heißt das Gewürz *cannelle*, auf Englisch hingegen *cinnamon*, was sich vom lateinischen *cinnamomum* ableitet. Auch unser Wort »Zimt« stammt daher.

Was ist es? Ein immergrüner Baum aus der Familie der Lorbeergewächse (Lauraceae). Er wird etwa 20 Meter hoch.

Wächst gern: in tropischem Klima. Bis heute sind in Südindien und Sri Lanka die größten Anbaugebiete. Von dort stammt der Baum, er wird jetzt aber auch auf den Seychellen und in Madagaskar kultiviert.

Was verwendet man? Die dünn abgeschälte und fermentierte Rinde von Zweigen dieses Baumes. Die Rinde rollt sich von selbst auf, sodass die kleinen Zimtstangen entstehen, die jeder kennt. Man kann sie »ganz« zum Würzen, Zubereiten von Tee und so weiter verwenden, man kann sie selbst mahlen, man kann auch gemahlenen Zimt kaufen. Es wird ätherisches Öl daraus hergestellt.

Heilende Wirkung: zunächst zur innerlichen Anwendung. Zimt löst Spannungen in der glatten Darmmuskulatur, er wirkt antiseptisch und regt den Kreislauf an. Daher gehört er zu den wirksamsten Gewürzen bei Infektionen und Entzündungen des Darms. Außerdem löst er Krämpfe im Darm, er fördert generell die Verdauung, hilft gegen Übelkeit, Blähungen, Durchfall und Appetitlosigkeit. Außerdem empfiehlt sich der Verzehr bei Kreislaufschwäche und niedrigem Blutdruck. Zimt fördert die Durchblutung und wärmt den Körper. Leitet Stoffwechselgifte aus. Wirkt harntreibend, ist entzündungswidrig und hilft bei Husten, Heiserkeit und Erkältungen, gegen Parasiten. Eine ganz wichtige Eigenschaft vom Zimt ist, dass er den Blutzuckerspiegel reguliert und gegen Diabetes Typ II eingesetzt werden kann (siehe dazu auch die Informationen im »Porträt«).

Zur äußerlichen Anwendung gibt es das ätherische Öl. Zimtblätteröl* wirkt gegen Bakterien, Viren, Pilze und Parasiten. Es ist antiinfektiös und regt an. Löst Krämpfe, fördert Verdauung und Durchblutung. Wirkt schmerzlindernd, besonders auch bei rheumatischen Schmerzen. Gegen Darm- und Blasen- sowie Eileiterentzündungen, Entzündungen im Mund-, Nasen- und Rachenraum, auch gegen Zahnschmerzen (nicht schlucken!), gegen Bronchitis.

Es hilft gegen Cellulite (ein entsprechendes Rezept dafür finden Sie in den »Anwendungen«). Im seelischen Bereich lindert es Depressionen, Erschöpfung und innere Kälte.

---

* Man sollte nur Zimt*blätter*öl verwenden, kein Zimt*rinden*- und kein Kassiaöl. Diese beiden sind zu scharf. Wenn überhaupt, dann gehören sie in die Hände von Fachleuten.

Gut zu wissen

- Schwangere müssen Zimt in allen Darreichungsformen meiden, sogar in der Aromalampe und in Form von Parfums, denn er kann Wehen auslösen. (Hebammen setzen ihn gezielt zur Einleitung überfälliger Geburten ein.)
- Hypertoniker sollten beim Verzehr von Zimt Vorsicht walten lassen, weil er den Blutdruck erhöhen kann.
- Allergikern sei ebenfalls zur Vorsicht geraten. Manche vertragen Zimt, wenn sie ihn nur in kleinen Mengen zu sich nehmen oder verwenden. Andere reagieren sehr sensibel und müssen daher verzichten.
- Vor einiger Zeit ging durch die Presse, dass Zimt einen relativ hohen Gehalt an Cumarin besitzt. Cumarin ist ein natürlicher Aromastoff, der in über siebzig Pflanzen vorkommt, unter anderem in Waldmeister. Er wurde bis Mitte der fünfziger Jahre in der Lebensmittelindustrie benutzt. Dann ergaben Tierversuche, dass Cumarin Leberkrebs auslösen kann. Seither ist per EU-Aromenrichtlinien geregelt, wie viel Cumarin in Lebensmitteln enthalten sein darf. Kassia, das ist chinesischer Zimt, enthält mehr Cumarin als ceylonesischer Zimt, daher wird der Verzehr von Kassia weniger empfohlen. Ceylonesischer Zimt ist unbedenklich, vor allem deswegen, weil man ja ohnehin davon nicht besonders viel zu sich nehmen kann: Bei einer zu hohen Dosis würde einem schlecht.

Porträt

¡De canela! Wörtlich übersetzt bedeutet dieser spanische Ausruf: »Aus Zimt!« Die umgangssprachliche Bedeutung allerdings ist: »Wunderbar, fantastisch!« *Canela* aber heißt, ganz genau genommen, »Röhrchen«. Denn Zimtstangen sind ja die zu kleinen Rohren zusammengerollten, von der Außenborke befreiten inneren Rindenstücke der Zweige eines Baumes der Lorbeerfamilie. Ursprünglich war dieser Baum wie gesagt in Sri Lanka und dem Südwesten Indiens zu Hause.

Zur Gattung der Zimtgewächse werden etwa 150 verschiedene tropische Baumarten gerechnet, die ursprünglich alle aus Süd- und Südostasien stammen und dort schon immer als Heilmittel und zum Würzen verwendet wurden. Nur drei davon sind heute wirtschaftlich wichtig, im Hinblick auf den europäischen Markt sind es nur zwei.

Die Zimtsorte mit der längsten geschichtlichen Bedeutung ist Kassia (Cinnamomum cassia), auch »Kassie«, »Chinesischer Zimt« oder »Kassiazimt« genannt. Kassia stammt aus dem Südosten Chinas. Dort wurde sie bereits vor fast 5000 Jahren als Gewürz und zu medizinischen Zwecken verwendet. Schon wenig später gelangte sie über die Seiden- und Gewürzstraßen nach Mesopotamien. Heute wird sie nicht nur in China, sondern auch in Japan, Vietnam und Indonesien angebaut. Sie schmeckt nicht so raffiniert wie ceylonesischer Zimt und hat auch nicht so vielseitige Heilwirkungen wie er. Zudem sehen die zusammengerollten Kassiastreifen viel gröber aus als die wunderbaren – *¡de canela!* – Röllchen vom ceylonesischen Zimt.

Die zweite, aus Indonesien stammende Sorte heißt Padangzimt (Cinnamomum burmanii) und ähnelt im Geschmack dem ceylonesischen Zimt. Er hat für den deutschen Markt kaum Bedeutung.

Die dritte Sorte, der Ceylonzimt, steht bei uns an erster Stelle.

Diese Zimtsorten gehörten zu den ersten Gewürzen, die ihren Weg über die alten Fernhandelsstraßen in fremde Länder fanden. Als frühestes Zeugnis für einen solchen Fernhandel gelten die Wandreliefs des Totentempels von Deir el-Bahri, errichtet von der Pharaonentochter Hatschepsut. Die Reliefs sind fast 3500 Jahre alt und zeigen Expeditionen mit Lasttieren, die vom Nildelta aus zum Roten Meer führten. Von dort wurden Schiffe benutzt, die in Richtung Süden zum legendären Land Punt segelten. Der Zweck dieser gefährlichen und beschwerlichen Reisen bestand vor allem im Handel mit Weihrauch und Myrrhe. Genau wie diese getrockneten Baumharze wurde auch Zimt zum Räuchern und zum Einbalsamieren von Verstorbenen hergenommen, als Speisegewürz und zu Heilzwecken jedoch offenbar nicht, jedenfalls nicht dort.

Da Zimt in früheren Zeiten nur auf Ceylon und im Südwesten von Indien wuchs, muss es bereits im Altertum einen Seeweg über das Arabische Meer nach Indien gegeben haben.

Archäologen berichten, dass eine Mumie aus der 20. Dynastie (1200–1085 v. Chr.) selbst nach 3000 Jahren noch Gewürzduft verströmte, wie Chris und Carolyn Caldicott in den *Gewürzstraßen der Welt* schreiben: »Die Mumie ist überall von einer dicken Gewürzschicht bedeckt… Diese Schicht, die nirgends weniger als 2,5 Zentimeter dick ist und sich überall zwischen Haut und Bandagen befindet… strömt immer noch einen schwachen Zimtduft aus.«

Etwa tausend Jahre vor unserer Zeitrechnung drangen die Phönizier vom heutigen Südlibanon gen Westen und Norden nach Südspanien und Südengland vor. So gelangten Zimt, Nelken, Pfeffer und andere Spezereien in diese Regionen.

Die Römer begannen im 1. Jahrhundert n. Chr. nach Indien zu segeln. Sie liebten die Gewürze, die sie von dort mitbrachten, und verwendeten sie in der Küche, als Medizin und als Parfum. Vom römischen Kaiser Nero ist bekannt, dass er verschwenderisch mit Zimt umging. Zu Ehren seiner verstorbenen Frau Poppaea soll er in Rom Feuer abgebrannt haben, die nicht von Kohle oder Holz, sondern von Zimt genährt wurden.

Zu uns nach Mitteleuropa gelangten die kostbaren und exotischen Güter erst im frühen Mittelalter. Die Preise wurden mit der Zeit immer horrender. Im 15. Jahrhundert war Venedig durch den Handel mit Gewürzen derart reich geworden, dass es Neid erweckte. Die Pracht der Bauten dort, die wir noch heute bewundern, ist direkt darauf zurückzuführen. Also machten sich andere Seefahrernationen auf die Suche nach neuen Seerouten in den Osten, dahin, »wo der Pfeffer wächst«. 1487 fand der Portugiese Bartolomeu Diaz einen Weg um das Kap der Guten Hoffnung im Süden Afrikas zum Indischen Ozean. Andere sollten folgen. Nun konnten die Preise der Venezianer unterboten werden, und Lissabon begründete seinen eigenen Reichtum.

Im Jahr 1492 überquerte Christoph Columbus im Auftrag des spanischen Königshauses den Atlantischen Ozean in Richtung Westen, um einen noch kürzeren Seeweg nach Indien herauszufinden. Jawohl, Columbus' berühmte Reise fand der Gewürze wegen statt! Dabei entdeckte er Amerika, die »Indianer« und ganz neue, dort beheimatete Nahrungsmittel wie Tomaten, Mais, Kakao, Erdbeeren, Kürbisse,

Kartoffeln. Bisher unbekannte Gewürze waren Vanille, Chili und Piment.

Die Suche nach Gewürzen und Gold war eine der wichtigsten Triebfedern der europäischen Expansion im 15. Jahrhundert.

Im 3000 Jahre alten Buch *Saraha-Samhitha*, einem Lehrbuch der indischen Gesundheitslehre Ayurveda, steht Folgendes über den Zimt:

- Er fördert die Durchblutung und erwärmt den Körper.
- Er fördert die Heilung von Krankheiten (dies ist generell gemeint) und ist ausleitend (Stoffwechselgifte, aber auch Gift von Schlangen und Insekten).
- Er ist harntreibend,
- beruhigt das Nervensystem und
- stimuliert die Gebärmutter.
- Er regt bei Mann und Frau die Sexualität an.
- Er wirkt gegen alle Entzündungen im Körper,
- hilft sehr gut gegen Husten und Erkältungen,
- wirkt gegen Hämorrhoiden,
- entstaut die Beine,
- reguliert die Temperatur der Füße und
- den Blutzuckerspiegel.

Schon damals also kannte man die Zuckerkrankheit. Gerade dieser Punkt ist für uns interessant, und er hat in den vergangenen Jahren für Aufsehen gesorgt. Denn die Zivilisationskrankheit Diabetes ist leider auf dem Vormarsch. Das *Time Magazine* vom 12. Januar 2004 schrieb bereits, dass heute allein in Europa an die fünfzig Millionen Menschen daran leiden, das sind etwa 8 Prozent. Im Jahr 2025 werden es, so die

Berechnungen, 20 Prozent sein, darunter viele Kinder und Jugendliche. Eine erschreckende Aussicht. Diabetiker riskieren zu erblinden, schwere Herzprobleme oder einen Schlaganfall zu bekommen – und vieles mehr. Zuckerkranke leben mit einer permanenten gesundheitlichen Bedrohung. Warum das so ist, hat die Wissenschaft bis heute noch nicht herausgefunden.

Vor allem steigt die Zahl der sogenannten Typ-II-Diabetiker. Typ II bedeutet, dass der Körper das in ihm vorhandene Insulin nicht angemessen verwerten kann. Typ I ist eine Autoimmunerkrankung. Der Körper greift, verkürzt gesagt, die insulinproduzierenden Zellen in der Bauchspeicheldrüse an.

Die meisten Zuckerkranken leiden heute an Typ II. Es sind gegenwärtig rund 150 Millionen weltweit. Nur fünf Millionen haben Typ I.

Die beiden wesentlichen Auslöser für das Auftreten von Diabetes Typ II sind Übergewicht und zu wenig Bewegung. Diese Auslöser kann man jedoch glücklicherweise direkt beeinflussen. Es gibt dazu mehrere aktuelle wissenschaftliche Studien, die zuverlässig zeigen, dass der Ausbruch des Diabetes durch eine Gewichtsabnahme plus mehr Bewegung verhindert werden kann.

Im Jahr 2003 wurde eine frappierende Untersuchung bekannt, die Menschen mit Diabetes II hilft beziehungsweise Menschen, die ein erhöhtes Risiko haben, daran zu erkranken. Das Human Nutrition Research Center in Beltsville, Maryland/USA, stellte fest, dass der regelmäßige Verzehr von frischem und erstklassigem ceylonesischem Zimt die Insulin- und auch die Cholesterinwerte im Körper wesentlich verbessert. Daraus folgt, dass Diabetiker regelmäßig Zimt zu sich nehmen sollten, um den erhöhten Blutzuckerspiegel dauerhaft zu senken. Ob sie nun Zimt in Kapseln schlucken oder ihn in Mahlzeiten und Getränken »unterbringen«, ist dabei unwichtig. Die Menge für eine erwachsene Person sollte etwa den Gegenwert eines gestrichenen Teelöffels täglich betragen, verteilt auf eine oder mehrere Mahlzeiten. Weiter unten in den »Anwendungen« gibt es dazu einige Tipps. Man kann ihn aber auch in Gelatinekapseln füllen (in der Apotheke erhältlich) und schlucken, beziehungsweise man kauft fertige Zimtkapseln.

Nicht nur gegen Diabetes, sondern gegen viele andere Krankheiten und Beschwerden hilft der regelmäßige Verzehr von Zimt, vorbeugend ebenso wie als Therapie. Es braucht wirklich nicht viel zu sein, aber die Regelmäßigkeit ist wichtig, zudem sollte das Gewürz von hervorragender Qualität sein.

Alles, was weiter oben unter »Heilende Wirkung« genannt wurde, ist eingeschlossen, aber auch noch ein ganz anderer Bereich. In der Zeitschrift *Run* vom Februar 2012 wird der Nährstoffexperte Dr. Wolfgang Feil dazu befragt, was regelmäßig Sport Treibenden besonders guttut. Unter anderem antwortet er Folgendes: »Wenn Sportler mit Kräutern und Gewürzen wie zum Beispiel mit Ingwer, Chili, Zimt oder Kurkuma gut versorgt sind, dann ist deren Muskulatur besser vor Überlastungen geschützt. Die Muskulatur entzündet sich nicht so schnell, man bleibt länger leistungsfähig.«

Anwendungen

Gemahlener Zimt lässt sich wunderbar in der Küche verwenden. Er passt in viele Gerichte, durchaus nicht nur in süße. Während man schlemmt, kommt man zusätzlich in den Genuss seiner Heilkraft.

Beispielsweise verleiht etwas Zimt einer Tomatensuppe oder -soße eine besondere geschmackliche Tiefe. Aus diesem Grund enthält auch fertiggekaufter Ketchup stets Zimt. Currygewürzmischungen (Garam Masala) haben fast immer eine Zimtkomponente. Man sollte sie im Reformhaus, Naturkostladen oder guten Fachgeschäft kaufen, damit Qualität und Frische der enthaltenen Gewürze möglichst sichergestellt sind. Eine Adresse finden Sie im Anhang.

Mit solchen Mischungen lassen sich tolle Gerichte zaubern, zum Beispiel Gemüsecurrys, die immer wieder anders schmecken. Das denkbar einfache Grundrezept, das man gern noch wesentlich raffinierter und komplizierter gestalten kann, geht so:

Gemüsecurry

In einer großen Pfanne mit hohem Rand hitzebeständiges Pflanzenöl, zum Beispiel Olivenöl, heiß werden lassen, allerdings nicht zu heiß. Eine gute Menge hervorragendes Garam

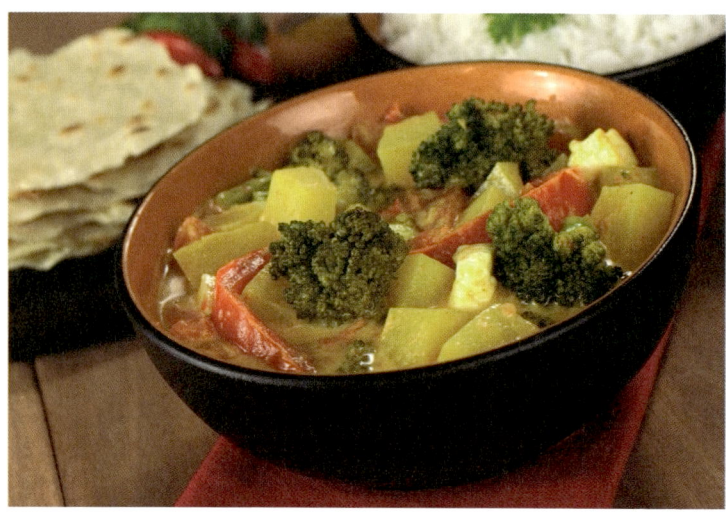

Masala darin anbraten, sodass sich sein Duft entfaltet. Es dürfen zusätzlich kleingewürfelter Knoblauch und frischer Ingwer hinzugefügt werden, außerdem Kurkumapulver, was Geschmack und gesundheitlichen Wert noch mal steigert.

Direkt zuvor in Salzwasser gegartes, kleingeschnittenes Gemüse einfüllen. Etwas flüssige Sahne, Joghurt oder Kokosmilch zugießen und vorsichtig rühren, sodass sich alle Zutaten miteinander verbinden. Eventuell noch einmal leicht nachsalzen und mit frischen, kleingehackten Kräutern wie Dill, Petersilie, Koriander bestreut servieren. Dazu passt Reis, aber wenn Kartoffeln enthalten sind, kann man ein solches Gemüsecurry ohne weitere Beilage wie einen Eintopf essen.

Übrigens sind besonders Kinder von diesem Gericht begeistert.

Im Grunde eignen sich für das Rezept alle Gemüsesorten: Karotten, Erbsen, verschiedene Arten von Bohnen, Kürbis, Blumenkohl, Rosenkohl, Kohlrabi, Zucchini, Zwiebeln, Spargel, Schwarzwurzeln, Fenchel, Sellerie, Porree, Süßkartoffeln, »normale« Kartoffeln, Lichtwurzeln und selbstverständlich jede erdenkliche Mischung dieser Zutaten.

Gewürzschnitten

Hier eine weitere hervorragende Möglichkeit, Zimt, Ingwer und andere Gewürze zu sich zu nehmen und damit seiner Gesundheit etwas Gutes zu tun – die »Gewürzschnitten«. Das ist eine Scheibe Brot, vorzugsweise Pumpernickel, Vollkorn- oder Roggenbrot, als Sandwich zubereitet und mit Gewürzen bestreut.

Für eine süße Version etwas Butter, hochwertige Pflanzenmargarine, Frischkäse oder Quark auf dem Brot verteilen. Dann Honig, Fruchtaufstrich oder Zuckerrübensirup und ein wenig Zimt daraufgeben. Zu dieser süßen Version passen außerdem unter anderem folgende heilkräftige Gewürze: Anis, Fenchel, Koriander, Kurkuma, Ingwer, Muskatnuss/Macis, Vanille und auch die nach Lakritze schmeckenden kleinen Samen, die in den Zacken des Sternanis stecken.

Mit essbaren Blüten garniert, zum Beispiel mit Gänseblümchen, Ringelblumen oder Rosenblütenblättern, stellt eine solche süße Gewürzschnitte eine entzückend aussehende, herrlich schmeckende und »gesunde« Zwischenmahlzeit dar. Besonders Kinder, ältere Menschen und Genesende werden davon hingerissen sein.

Wichtig ist, dass die Gewürze nur in geringen Dosierungen aufgestreut werden, sonst schmeckt die Schnitte zu scharf. Das gilt auch für die pikante Variante, zu der Zimt allerdings nicht unbedingt passt. Diese pikante Variante wird hier nur der Vollständigkeit halber erwähnt.

Dafür wird eine Scheibe Vollkornbrot mit etwas Butter, Pflanzenmargarine, Quark, Frischkäse oder gewürztem Aufstrich auf Pflanzenbasis (erhältlich im Naturkosthandel oder Reformhaus) bestrichen. Ganz nach Gusto dürfen nun Scheiben von sauer eingelegter oder grüner Gurke, Kapern, getrocknete oder frische Tomaten, in Scheiben geschnittene gekochte Eier und ähnliche Zutaten darauf verteilt werden. Auch frische Kräuter wie Minze oder Rosmarin passen gut, ebenfalls kleingewürfelter Ingwer und Knoblauch. Zum Schluss ein bisschen qualitativ hochwertiges Salz plus ein oder mehrere Gewürze – so erhält man eine ästhetisch, geschmacklich und gesundheitlich kaum zu überbietende »Beilage« zu Suppen, Salaten, Eierspeisen …

Für eine pikante Gewürzschnitte eignen sich besonders folgende heilkräftige Spezereien: Chili/Paprika, Koriander, Kurkuma, Muskat/Macis, Pfeffer, Piment, Schwarzkümmel- und Senfsamen.

Zimttee und -kaffee

Unter den Gewürzen ist Zimt das beste Spasmolytikum bei Krämpfen im Darm. Dabei wird die Passage der Nahrung nicht verlangsamt, wie man es von manchen synthetischen krampflösenden Mitteln kennt. Sondern es wird ein normaler Ablauf der Verdauung gefördert. Ein Zimtrindentee oder ein schwarzer Tee mit Zimtrinde leisten hier gute Dienste. Sie wirken zudem leicht schmerzlindernd, und auch die anderen oben angegebenen Heilwirkungen werden so »transportiert«.

1 Zimtstange
Wasser für 1 kleine Teekanne
Eventuell Honig zum Süßen

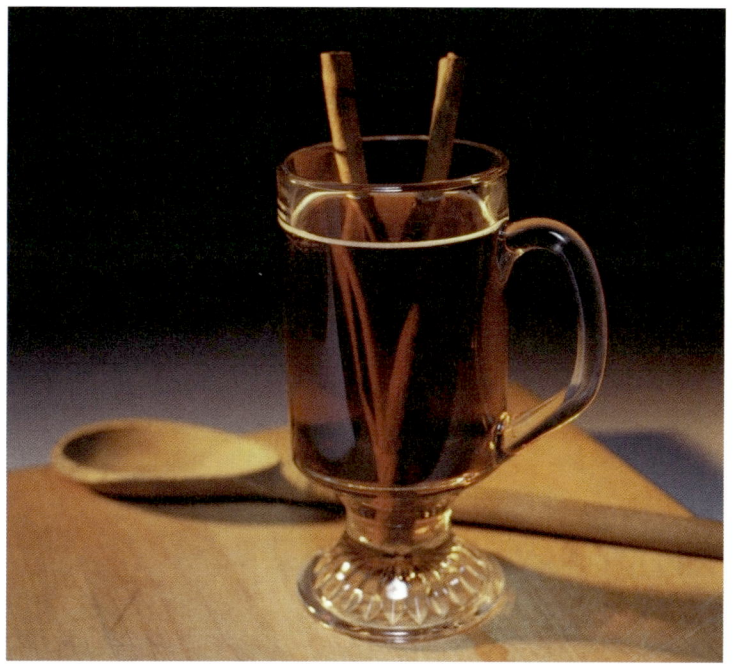

Die Zimtstange in mehrere Stücke brechen, mit Wasser aufkochen und den Tee zugedeckt 5 bis 8 Minuten lang ziehen lassen. Eventuell mit Honig süßen und in kleinen Schlucken trinken.

Oder:

Blätter von schwarzem Tee für 1 Becher Tee
Entsprechend viel Wasser
1 knapper Teelöffel zerbröckelte Zimtstange
Eventuell Honig zum Süßen

Ein Teesieb oder eine Filtertüte für Tee mit den Blättern und dem Zimt füllen. Wasser zum Kochen bringen, den Tee aufgießen und etwas länger als gewohnt ziehen lassen. Eventuell mit Honig süßen und langsam trinken.

Nicht nur Tee, sogar Kaffee kann man mit Zimt würzen, das macht ihn bekömmlich. Zudem schmeckt ein solcher Gewürzkaffee sehr gut. Dafür einfach etwas zerbröckelte Zimtstange oder gemahlenen Zimt in das Kaffeepulver geben, bevor man Wasser darübergießt. Zusätzlich kann man Kardamom, Vanille, frischen Ingwer, sogar eine Spur schwarzen Pfeffer oder frisch gemahlenen Schwarzkümmel hinzufügen.

Putzen mit Zimtblätteröl

In Kliniken auf den Britischen Inseln ist das Putzen mit ätherischen Ölen gang und gäbe. Denn sie wirken effektiv gegen Krankheitskeime, zudem duften sie angenehm. Anders als künstliche Düfte schaden sie nicht, im Gegenteil. Das folgende Rezept empfiehlt sich besonders, wenn Sie kleine Kinder und/oder Haustiere haben und ihnen keine chemischen

Putzmittel zumuten möchten. Vor allem lassen sich Fußböden, Kacheln und andere glatte Flächen auf diese Weise sauber und hygienisch halten.

½ Tasse Apfelessig
2 Tropfen Zimtblätteröl
2 Tropfen Lavendelöl

Die Zutaten vermischen und so lange umrühren, bis sich beide Flüssigkeiten miteinander verbunden haben. In einen halben Eimer lauwarmes Wasser geben und damit wie gewohnt putzen. Dem Wasser kein weiteres Putzmittel hinzufügen. Essig ist ein kraftvoller Schmutz- und Kalklöser, die Öle wirken keimtötend – mehr braucht es nicht.

Wenn direkt nach der Reinigungsaktion der Raum nach Essig riecht, warten Sie einfach ein wenig ab. Der Geruch verfliegt nach kurzer Zeit.

Zimt im Mund

Gemahlener Zimt und Zimtblätteröl sind wie erwähnt der Gesundheit im Mundraum besonders zuträglich, ganz ähnlich wie Nelken und das bekannte Nelken- sowie das Tea-Tree-Öl. Allerdings soll man, wie gesagt, auf keinen Fall Zimtrinden- oder Kassiaöl verwenden, weil beide sehr scharf sind. Auch das mildere Zimtblätteröl möglichst verdünnen und auf alle Fälle vorsichtig anwenden, das heißt erst ausprobieren, wie man damit zurechtkommt.

Zahncreme mit Zimt

Hier ein Rezept für eine Zahncreme. Sie hält sich im Kühlschrank etwa 1 Woche lang. Wegen der begrenzten Haltbarkeit ist zu empfehlen, dass sich die ganze Familie oder

Wohngemeinschaft bedient, sprich, dass die Creme kurzfristig ausgiebig genutzt und schnell aufgebraucht wird.

Zimtblätter-, Nelkenöl, Weißen Ton, Salbeiblätter und Iriswurzel kann man in der Apotheke kaufen. Man kann dieses Rezept allerdings auch in der Apotheke abgeben und darum bitten, dass die Zahncreme dort hergestellt wird.

1 Esslöffel Weißer Ton (Bolus alba)
1 Esslöffel gemahlene Iriswurzel
1 Esslöffel getrocknete Salbeiblätter, vermörsert
¼ Teelöffel gemahlener Zimt
1 Teelöffel frisch gepresster Zitronensaft
2 Tropfen Zimtblätteröl, alternativ Nelkenöl
Etwas abgekochtes Wasser

Aus den Zutaten im Mörser eine Paste herstellen, in ein kleines Schraubglas füllen und im Kühlschrank aufbewahren. Die Creme kann im Idealfall auf die Zähne leicht aufhellend wirken. Zudem unterstützt die Verwendung die Heilung von Entzündungen im Mundraum.

Mundwasser mit Zimtblätteröl

Genau wie Nelkenöl, das sogar in völlig konventionellen Zahnarztpraxen verwendet wird, und Tea-Tree-Öl kann man Zimtblätteröl gegen Zahnschmerzen, entzündetes Zahnfleisch und kleine Entzündungen im Mund einsetzen. Jeweils eventuell mit einem neutralen Öl, zum Beispiel Olivenöl, verdünnen, auf ein Wattestäbchen geben und die Stelle im Mund damit behandeln. Ebenso kann man mit den genannten ätherischen Ölen ein Mundwasser herstellen, mit dem man bei den beschriebenen Beschwerden sowie bei Halsschmerzen oder Heiserkeit spült und gurgelt. Das geht so:

1 Esslöffel Apfelessig
2 bis 3 Tropfen Zimtblätter-, Nelken- oder Tea-Tree-Öl
½ Becher warmes Wasser

Die Zutaten miteinander verschütteln und sofort damit spülen und gurgeln. Vor jeder Anwendung neu zubereiten. Nicht schlucken.

Hautöl gegen Cellulite

Zum Abschluss dieses Kapitels noch ein Tipp für die Schönheit. Wenn Cellulite entstanden ist, »Orangenhaut«, empfiehlt es sich, aus mehreren Richtungen gegenzusteuern: konsequenter auf eine gesunde Ernährung zu achten, besonders viel Wasser zu trinken, sich öfter und dauerhafter zu bewegen, Sauna und Dampfbad ins Wellnessprogramm einzubauen und die Haut immer wieder kräftig zu massieren. Optimiert werden Massagen, wenn dabei Zimtblätteröl seine Zauberkraft entfalten kann. Hier ein bewährtes Rezept:

3 bis 4 Esslöffel Pflanzenöl, zum Beispiel Mandelöl
3 Kapseln mit naturreinem, pflanzlichem Vitamin E
(aus der Apotheke oder dem Drogeriemarkt)
3 bis 4 Tropfen Zimtblätteröl

Das Pflanzenöl in ein sauberes Schälchen geben. Die Vitamin-E-Kapseln mit einer spitzen Schere öffnen und den Inhalt in das Öl pressen. Das ätherische Öl hinzufügen und alle Zutaten miteinander vermischen.

Nach dem Duschen oder Baden die »Problemzonen« kräftig mit dieser Mixtur massieren. Mindestens ½ Stunde lang einwirken lassen, es darf aber auch länger sein. Danach abduschen.

Man muss diese Mischung jedes Mal neu anrühren, denn sie ist sensibel und hält sich nicht lange.

Die Behandlung sollte über einen längeren Zeitraum hinweg regelmäßig durchgeführt werden, am besten über mehrere Wochen jeden zweiten Tag.

Zitrone

Lateinischer Name: Citrus limon. Das bedeutet, wie gleich noch erläutert wird, nichts anderes als »Zitrone Zitrone«.

Der Gattungsname *citrus* ist ein lateinisches Wort, das zwei ganz unterschiedliche Abteilungen des Pflanzenreichs meinte. Erstens einen afrikanischen Baum mit aromatisch duftendem Holz, aus dem die reichen Römer ihre kostbarsten Möbel herstellen ließen. Wahrscheinlich handelte es sich dabei um eine Zedernart. Das lateinische Wort für »Zeder«, *cedrus*, ähnelt dem Begriff *citrus*. Zweitens bedeutet das Wort *citrus* »eine Zitrusart«, worunter wahrscheinlich die Zitronatzitrone (Citrus medica) und die Bergamotte (Citrus bergamia) verstanden wurden, denn Citrus limon ist eine Kreuzung von Zitronatzitrone und Bitterorange, zu der es offenbar erst um das Jahr 1000 in Indien kam. Ab dem Jahr 1000 gibt es Hinweise auf Citrus limon sowohl in China als auch im Mittelmeerraum.

Limon stammt wahrscheinlich ursprünglich aus dem Arabischen, dort heißt *limun/laimun* »Zitrone«. Also heißt Citrus limon so viel wie »Zitrone Zitrone«.

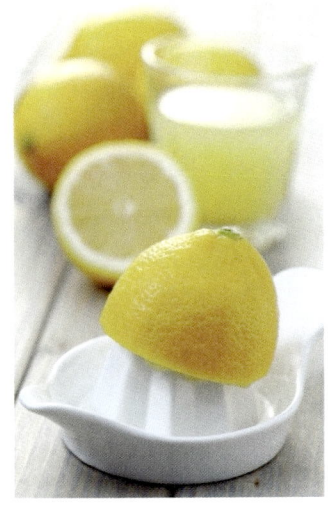

Was ist es? Die Frucht eines immergrünen Baums aus der Familie der Rautengewächse (Rutaceae). Der Gattungsname lautet, wie gesagt, Citrus. Zitronenbäume sind selbstverständlich mehrjährig. Sie werden

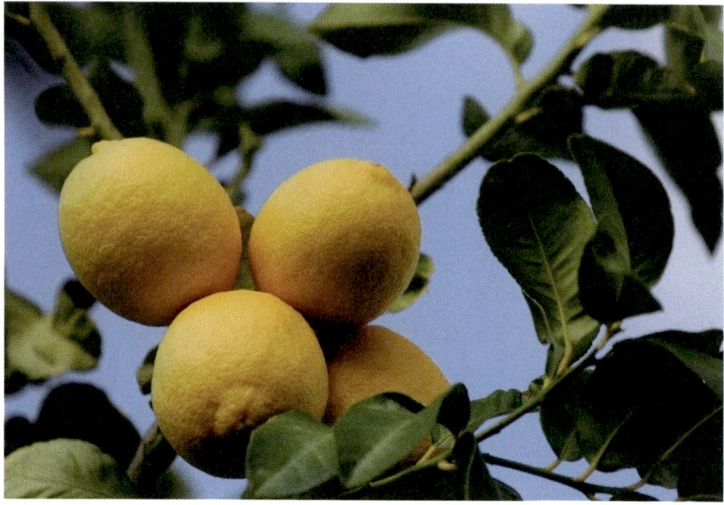

heute vor allem im Mittelmeergebiet, aber auch in Indien, China, Florida und Kalifornien angebaut; vereinzelt sogar hier bei uns, beispielsweise auf der Insel Mainau.

Wächst gern: in warmem Klima mit viel Sonne. Die Zitrone braucht eine Menge Wasser. Sie verträgt Wind nicht sehr gut, Frost überhaupt nicht. Die reifen Früchte erfrieren schon bei 5 Grad plus, sie sind also sehr empfindlich. Wildformen vom Zitronenbaum, einem stark dornigen Gewächs mit hartem Holz, finden sich in den Bergwäldern der asiatischen Hochgebirge. In unseren Breiten kann man ein Zitronenbäumchen in einen Topf pflanzen und im Sommer hinausstellen. Sobald es kühl wird, holt man es ins Haus.

Der immergrüne Baum hat dornige Zweige. Er wächst schnell, ist sehr dekorativ und wird etwa 5 Meter hoch. Er blüht fast das ganze Jahr über und trägt ständig Früchte in unterschiedlichen Reifestadien. Das ist nicht nur bei den Zitrusfrüchten, sondern auch im gesamten Pflanzenreich etwas Außergewöhnliches.

Was verwendet man? Die ganze Frucht, die je nach Ernte-zeitpunkt gelb oder grün ist: Saft und Schale (die Schale selbstverständlich nur, wenn sie ungespritzt ist). Getrocknete Zitronenschale ist Bestandteil von Heiltees gegen Magen- und Darmbeschwerden, auch gegen Venenleiden. Sie wird Teemischungen zur Verbesserung des Geschmacks beigefügt.

Aus der Schale wird das ätherische Öl gewonnen.

Die Früchte der Zitronatzitrone werden bis zu 2,5 Kilo-gramm schwer. Sie verfügen nur über wenig Fruchtfleisch, dafür aber über eine dicke Schale. Wie der Name schon sagt, wird daraus Zitronat hergestellt, eine süße, würzige Zutat für Küche und Backstube.

Heilende Wirkung: Die Zitrone ist reich an Vitamin B, vor allem aber an Vitamin C. Außerdem enthält sie neben vie-lem anderen ätherische Öle, Cumarin, Zitronensäure, in der Schale befinden sich Flavonoide.

Zitronensaft wirkt, frisch ausgepresst und mit Wasser ver-dünnt getrunken, vorbeugend und heilend gegen Erkältun-gen, Halsentzündungen, Entzündungen im Mundraum und viele andere Infektionen, zudem gegen einen Mangel an Ma-gensaft. Er fördert die Verdauung, leitet ab, reinigt, wirkt antiseptisch, immunstärkend und den Stoffwechsel regu-lierend. Hoch dosiert hilft er gegen Gicht, rheumatische Be-schwerden und Arthritis.

Äußerlich auf der Haut angewandt, hemmt er Entzün-dungen und Nasenbluten, desinfiziert, lässt Sommersprossen und Altersflecken verblassen, lindert einen Sonnenbrand, an-dere leichtere Brandverletzungen und die Schmerzen von In-sektenstichen.

In der anthroposophischen Medizin kommt Zitrone da zur Anwendung, wo sich eine Krankheit durch erhöhte Stoff-wechselaktivität manifestiert, zum Beispiel bei Heuschnupfen.

Das ätherische Öl der Zitrone besitzt eine ganz enorme desinfizierende, entzündungshemmende, säureneutralisierende, fiebersenkende, stärkende, aufbauende, belebende, erfrischende und klärende Wirkung. Zudem hat es einen ausgleichenden Einfluss auf das Hormonsystem, es wirkt straffend und entschlackend. Es ist zur direkten Anwendung auf der Haut geeignet, aber nur in verdünnter Form, also als Beigabe zu einem anderen Pflanzenöl wie beispielsweise Mandelöl. Außerdem in der Duftlampe zur Raumbeduftung, weil es so ein ausgesprochen angenehmes Aroma hat, die Stimmung hebt und die Konzentration fördert (dazu mehr weiter unten im Porträt). Es ist Bestandteil vieler Massageöle, Cremes und Salben. Diese Zubereitungen regen den Blutkreislauf an, sie erfrischen und wirken gegen Neuralgien und rheumatische Beschwerden sowie allgemeine Muskelschmerzen.

Von der Firma Sanum-Kehlbeck wurde die Zitronensäure homöopathisch aufbereitet. Sie ist in dem Präparat Citrokehl enthalten, das gern zur Stärkung von erschöpften Patienten gegeben wird.

Porträt

»Die Zitrone ist die umfassendste Apotheke, die uns die Natur schenkt.« Das sagt Francesco Salamita, der in Sizilien in einer Landbaukooperative Bio-Zitronen nach Demeter-Standard anbaut und der sich hervorragend mit anthroposophischer Medizin auskennt. Die hohen Anteile an Vitaminen und Fruchtsäure plus die in der Schale enthaltenen ätherischen Öle, so Salamita, machen die Frucht arzneilich vielfältig anwendbar: »Sie desinfiziert bei kleinen Verletzungen, hilft bei Grippe, Erkältung, Halsentzündung. Die Zitrone reguliert den Stoffwechsel und wirkt antirheumatisch. Sie stärkt das Immunsystem, gibt Kraft … Wir würden nie verreisen, ohne einige frische Zitronen mitzunehmen.« Naturreiner Zitronensaft und ätherisches Zitronenöl sind die Erzeugnisse, die Salamita an die Firma Weleda liefert. Dort werden sie in Kompositionen anthroposophischer Arzneimittel und ganzheitlich konzipierter Kosmetikprodukte eingearbeitet.*

Die Schale der Zitrone (wie gesagt immer unbehandelt!) unterstützt die Verdauung, noch dazu setzt sie geschmackliche Akzente und regt daher den Appetit an. So ist sie in abgeriebener Form als »Zitronengelb« eine beliebte Zutat beim Kochen, Backen und Herstellen von Getränken. Überhaupt gibt es keine Frucht, die für Getränke eine so wichtige Rolle spielt wie die Zitrone, privat, in Bars und Restaurants, in der Industrie.

Zitronensäure, Acidum citricum, das ist die kristallisierte organische Säure im Saft der Zitrone, wird zur industriellen Produktion von Getränken verwendet, ebenso für Süßigkeiten und als Zutat von pharmazeutischen Produkten.

---

* Aus *Weleda-Nachrichten* Nr. 218.

»Der Zitronenbaum macht immer alles gleichzeitig; er trägt über das ganze Jahr Knospen und Blüten, zu jeder Jahreszeit Früchte«, erklärt Francesco Salamita. Aus der ersten Blüte im Frühjahr entstehen die ersten Früchte im Herbst, die zunächst dunkelgrün sind und sich erst Ende November mit der Kälte zu Zitronengelb wandeln. Die Frühjahrszitrone aus den Blüten des vorhergehenden Sommers, in Italien »Bianchetto« genannt, wird weißlich gelb und ist in ihrer Haltbarkeit beschränkt. Im Sommer folgt die Verdello-Zitrone, die auch voll ausgereift grün bleibt und runder ist als ihre Geschwister aus den anderen Jahreszeiten. Jede gelbe Zitrone, die im Hochsommer im Verkaufsregal auftaucht, wurde künstlich nachbehandelt, um den optischen Erwartungen der Käufer zu entsprechen.

»Ich kenne keine Pflanze, die so sehr Stoff gewordener Geist ist wie die Zitrone«, schwärmt der Fachmann. »Sie lebt intensiv von der Wärme und dem Licht des Kosmos, die im Zusammenwirken mit den Kräften der Erde diese einzigartige Pflanze bilden.« Aber der Reifeprozess der Frucht brauche auch die Kühle, denn erst bei Temperaturen unter 15 Grad entwickle sie ihr volles Aroma, ihren hohen Vitamingehalt und die typische leuchtende Farbe. Frost allerdings vertrage sie nicht.

Ätherisches Öl von der Zitrone muss man, wenn man es auf der Haut verwendet, wegen seiner Intensität gut mit einem »Trägeröl« verdünnen, zum Beispiel mit Mandelöl. Zitronenöl besitzt vor allen Dingen wie erwähnt folgende Eigenschaften: desinfizierend, entzündungshemmend, stärkend, aufbauend, belebend, erfrischend, klärend. Bekannt ist es für seine besonders konzentrationsfördernden Qualitäten. Dies wusste Axel Meyer, der Pionier der Naturkostbewegung in Deutschland und Aromatherapieexperte. Der Autor vieler Fachtitel veröffentlichte im Sommer 2010 sein Buch *Dufte Schule*. Darin geht es um den Einsatz von ätherischen Ölen im Klassenzimmer zur Steigerung von Konzentration und Lebensfreude. Er ließ sich eine Mischung von Zitronen-, Orangen- und Lavendelöl einfallen, die in die Klassenräume hineinvaporisiert und zusätzlich nachmittags beim Erledigen der Hausaufgaben eingesetzt wurde, und zwar in winzigen, kaum spür- und »riechbaren« Dosen. Die Ergebnisse der Studie, die er durchführte, waren allerdings durchaus spürbar:

- 41 Prozent der beteiligten Schüler gaben an, sich im Klassenraum besser konzentrieren zu können.
- 37 Prozent meldeten eine Verbesserung auch bei den Hausaufgaben.
- 46 Prozent fanden die Stimmung in der Klasse besser als zuvor.
- 38 Prozent sprachen sogar von einer Abnahme der Aggressivität bei den Mitschülern.

Und es ging nicht nur um Schüler. Meyer bot genau die gleiche Mischung aus Zitronen-, Orangen- und Lavendelöl, mit einem anderen Namen als »Dufte Schule« versehen, erwachsenen Lernenden an. Die Resultate, die er erhielt, waren vergleichbar positiv. So ist seine Initiative nicht nur für Familien mit Schulkindern interessant, sondern eigentlich für jeden. Einer der Schlüsse, die Meyer aus seinem Projekt zieht, lautet so: »Reine Naturdüfte in Form von natürlichen ätherischen Ölen sind, richtig angewandt und dosiert, eine Bereicherung für Körper, Geist und Seele.«

Zitronen waren und sind ein Symbol für Lebenskraft, sie standen für die Abwehr alles Lebensfeindlichen. Auf Gemälden wurden verstorbene oder verwitwete Personen mit einer Zitrone in der Hand dargestellt. Bei Beerdigungen auf dem Lande war es üblich, dass die Sargträger, der Pfarrer und die Verwandten des Verstorbenen Zitronen in der Hand trugen, manchmal mit Gewürzen besteckt. Auch bei Taufen, Konfirmationen, Kommunionen und Hochzeiten spielten Zitronen eine Rolle.

Die Früchte waren bei uns in früheren Zeiten Kostbarkeiten, denn sie mussten unter schwierigen Bedingungen von weit her importiert werden – sie sind ja so empfindlich. Und noch eine weitere Besonderheit machte und macht diese Luxusfrüchte aus: Anders als Orangen und Pampelmusen lassen sie sich nur unter Schwierigkeiten schälen und in einzelne »Schnitze« teilen, im Grunde geht das nicht ohne Messer.

Weil Zitronensaft so viel Vitamin C enthält – gut 60 Milligramm auf 100 Gramm –, stellt er eine sehr wirksame und leicht zu beschaffende Medizin gegen Skorbut dar. Das ist eine Krankheit, die auf Vitamin-C-Mangel beruht und von der vor allem Seeleute betroffen waren. Der britische Pionier der Schiffshygiene James Lind (1716–1794) schuf sich mit der Entdeckung und Umsetzung dieser Zusammenhänge selbst ein Denkmal. Heute ist Skorbut kaum noch bekannt, nicht zuletzt deswegen, weil man allgemein auf eine ausreichende Versorgung mit Vitamin C achtet.

Anwendungen

Um vom gesundheitlichen Nutzen der Zitrone zu profitieren, empfiehlt es sich, sie möglichst häufig zu verzehren, zum Beispiel als Zutat zu Salatsoßen, auch solchen für Fruchtsalate, zu Dips und Marinaden. Der Geschmack der Zitrone intensiviert den Eigengeschmack von Speisen und macht alles interessanter, was fad ist. Das gilt auch für abgeriebene Zitronenschale, in der das ätherische Öl steckt. Man kann Zitronenschale wunderbar mit Gewürzen, Kräutern, Salz und anderem vermörsern und mit der entstandenen Paste weiterkochen oder (über-)backen. Aus einer solchen vermörserten Masse kann eine köstliche Kruste entstehen.

Man sollte wie gesagt nur unbehandelte Früchte kaufen und die Schale vor der Verarbeitung noch einmal gründlich mit heißem Wasser abwaschen: nur die gelbe Schale verwenden, nicht die weiße Haut zwischen Schale und Fruchtfleisch.

Wer einmal unter Durst leidet, der unstillbar erscheint, löst dieses Problem durch das Trinken von Zitronensaft, mit Wasser verdünnt. Die enthaltenen Vitamine sind hitzebeständig, daher nützt die berühmte »heiße Zitrone« tatsächlich gegen alles, was unter »Heilwirkungen« aufgeführt wurde, von Vitaminmangel über Stärkung des Immunsystems bis zu rheumatischen Beschwerden oder einem Mangel an Magensaft. Selbstverständlich geht »kalte Zitrone« ebenfalls, sogar sehr kalte Zitrone, also mit Eiswürfeln, was bei Halsweh oder im Sommer besonders guttun kann. Auf jeden Fall handelt es sich hier um eine ausgesprochen köstliche Therapie.

Sollte jemand einen angegriffenen Magen haben, kann er die Säure abmildern, indem er eine Prise Natron hinzufügt.

Als Beigabe zu Mixgetränken, Früchtetees und schwarzem Tee ist Zitronensaft bestens geeignet.

Eine Zitrone enthält etwa 35 Milliliter Saft, das sind fast zwei Schnapsgläser voll. Damit wirklich jeder Tropfen herauskommt, sollte man die Frucht zwei-, dreimal mit Druck auf einem Schneidebrett hin und her rollen. So lässt sich der Saft gut auspressen. Je kleiner und schwerer eine Zitrone ist, umso mehr Saft enthält sie. Große, leichte Früchte haben oft eine dicke Haut und nur wenig Saft.

Holunderblütensirup

Das folgende Rezept stammt von einer Hobbygärtnerin und Spezialistin für essbare, heilkräftige Blüten in Schönebeck an der Elbe. Sie erzählt, wie sie vorgeht, daher sind die Mengenangaben nicht ganz exakt. Aber mit ein wenig Fingerspitzengefühl kommt man auf jeden Fall ans Ziel.

Dieses Rezept zeichnet aus, dass anders als bei anderen Anleitungen oder bei gekauftem Holunderblütensirup alle Zutaten ganz und gar natürlich sind. So kann man damit nicht nur köstliche Mixgetränke mit und ohne Alkohol herstellen. Sondern der Sirup ist auch zum Einnehmen gegen Erkältungskrankheiten sehr zu empfehlen. Die Heilkräfte der Holunderblüten werden darin perfekt eingefangen, hinzu kommt alles, was an Wunderbarem in Honig und in Zitronen steckt.

Die blühenden Dolden so abschneiden, dass nur ganz wenig vom Stängel stehen bleibt. Jede »kopfüber« gründlich ausschütteln, damit eventuell darin sitzende Insekten herausfallen. Eine gute Menge der Dolden in einer flachen Schüssel platzieren. Darüber 1 Glas flüssigen Honig geben. Als letzte Schicht kommen dicke Scheiben von ungespritzten Zitronen mit Schale.

In einen kühlen Raum stellen und zugedeckt ziehen lassen. Einmal täglich mit sauberen, sensiblen Händen umschichten und vermischen. Nach 3 Tagen durchsieben und in kleine Flaschen oder andere Behältnisse geben, möglichst aus Materialien wie Glas, Steinzeug, Porzellan. Der Sirup hält sich einige Monate lang, künstliche Konservierungsstoffe sind nicht vonnöten.

Zitrone äußerlich anwenden

Wie gesagt, kleine Wunden können mit frischem Zitronensaft desinfiziert werden. Man kann damit Beschwerden wie Schmerzen und Jucken lindern, die durch Insektenstiche verursacht werden. Außerdem kann man einen Lippenherpes damit entweder ganz abwenden, wenn man gleich bei den ersten Anzeichen aktiv wird, oder man verkürzt die Zeit, die er zum »Aufblühen« und Abheilen braucht. Möglichst jede Stunde aufträufeln. Mit Zitronensaft, der eins zu eins mit Wasser verdünnt wurde, lässt sich unreine Haut waschen, desinfizieren, pflegen. Leichte Entzündungen und Verbrennungen auf der Haut oder ein Sonnenbrand werden durch aufgetragenen Zitronensaft in ihrer Heilung unterstützt. Sommersprossen und Altersflecken verblassen. Gegen Nasenbluten hilft, vorsichtig ein mit Zitronensaft getränktes Wattestäbchen einzuführen. Zur Therapie einer Stirnhöhlenvereiterung oder eines Schnupfens kann man Zitronensaft in die Nase träufeln.

Zum Gurgeln und Spülen bei Entzündungen im Mundraum und bei Halsentzündungen kann man den Saft einer Zitrone mit einer Tasse warmen Wassers vermischen. Das gleiche Rezept eignet sich als Spülung ganz am Ende einer Haarwäsche und hilft gegen fettiges Haar – vor der Anwendung den Saft durch ein feines Sieb geben. 5 Minuten einwirken lassen und mit möglichst kühlem Wasser gründlich ausspülen.

Zitronensaft ist auch die empfehlenswerte Zugabe für Pulswickel*, die bei kleinen Kindern unter zwei Jahren gegen eine Erkältung vorbeugen sollen. Bei älteren Kindern und Er-

---

* Die genaue Anleitung für Pulswickel finden Sie unter »Anwendungen« im Kapitel über Arnika.

wachsenen sollen diese Wickel mit verdünnter Arnikatinktur getränkt werden, aber kleine Kinder vertragen sie noch nicht. Für sie stellt Zitronensaft eine wirksame Alternative dar.

Das ätherische Öl ist, wie gesagt, eine hervorragende Zutat für Massagen bei schmerzenden Gliedern. In der Aromalampe verdunstet, macht es gute Laune und fördert die Konzentration.

Zitronen-Quark-Maske

Wie gesagt, Zitrone wirkt hervorragend gegen unreine Haut. Um die Wirkstoffe der Frucht über einen gewissen Zeitraum auf der Haut zu belassen und weil Quark zusätzlich Giftstoffe absorbiert, empfiehlt sich eine Maske aus genau diesen Zutaten.

1 Esslöffel voll Quark mit so viel ausgekratztem Fruchtfleisch und Saft einer Zitrone vermischen, bis der Quark gut streichfähig ist. Auf die gereinigte Haut auftragen, die Augenpartie aussparen. Es ist möglich, dass ein leichtes Brennen entsteht. Das sollte man aber aushalten, denn es beweist, dass sich in der Tiefe »etwas tut«.

Wenn die Maske fest geworden ist, mit lauwarmem Wasser gründlich abwaschen. Die Haut abtrocknen und eincremen.

Besuch im Heilpflanzengarten

Welche therapeutischen Geheimtipps hat jemand, der sich mit Pflanzen und der sensiblen Zubereitung von Heilmitteln aus Pflanzen so gut auskennt wie kaum jemand anders?

Ringelblume/Calendula in allen denkbaren Variationen und Zubereitungen für seine Kinder, als sie noch klein waren, sagt er, Bäder, Cremes, Salben …

Arnika, wenn er selbst gelegentlich beim Wandern oder bei seiner Arbeit im Garten Schaden nimmt. Und ein anthroposophisches Medikament namens Ferrum phosphoricum comp., sobald sich die allerersten Anzeichen einer Erkältung bemerkbar machen. Entweder, so erklärt er, kann er damit einen Infekt vollständig abwenden. Oder der Verlauf wird kürzer, die Erkrankung wesentlich weniger schwer als »ohne«.

Der Fachmann heißt Michael Straub. Er ist Agraringenieur mit Spezialisierung auf biologisch-dynamische Landwirtschaft und Leiter des Heilpflanzengartens der Firma Weleda in Schwäbisch Gmünd. Bei einem Rundgang durch sein 23 Hektar umfassendes grünes Reich am nördlichen Rand

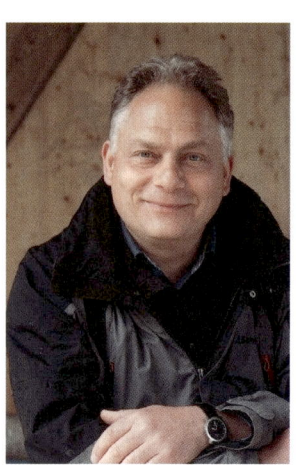

Michael Straub, Leiter des Heilpflanzengartens

der Stadt, in Schwäbisch Gmünd-Wetzgau, ganz nah am berühmten römischen Grenzwall Limes gelegen, ist von ihm eine Menge Faszinierendes zu erfahren, sowohl en gros als auch en détail. Zum Beispiel, dass die Pflanze mit dem scheußlichen Namen »Fetthenne« als das bei uns heimische Gegenstück zur Aloe vera gelten kann. Ihr Aussehen ist keineswegs scheußlich, eher unscheinbar. Gern nimmt die Besucherin eins der kleinen, dicken, von Michael

Straub geknickten und geknackten Laubblätter entgegen und hält sie genau da an ihr Gesicht, wo Fältchen geglättet werden wollen. Fühlt sich angenehm feucht an, kühl und frisch.

Eine weitere faszinierende Erfahrung ist die, auf Straubs Empfehlung hin an den dunkelgrünen Laubblättern von einem ganz einfachen wilden Rosenstrauch zu schnuppern. Der Name lautet »Weinrose«, »Apfelrose« oder »Schottische Zaunrose« (Rosa rubiginosa). *Rubiginosus* bedeutet »rostig rot«, was sich auf die Farbe der Blüten bezieht. Am Tag des Besuchs Mitte August 2011 haben sich jene Blüten längst zu Hagebutten transformiert, sie können also keinen Duft mehr abgeben. Dafür verströmen aber überraschenderweise die Laubblätter an ihrer Unterseite ein starkes und betörendes Aroma in Richtung Rosen und Äpfel. Kann das sein?

Ja, sagt Straub. Das sei ein Kuriosum und ein Einzelfall unter allen Rosenarten. Und: Bei Weleda werde daraus Öl destilliert, das man für bestimmte Kosmetika verwendet. Es verzaubert nicht nur die Nase, sondern wirkt auch noch besonders mild. Auf die Bemerkung »Darüber muss ich nachlesen!« antwortet Straub: »Wahrscheinlich werden Sie nichts finden.« Und in der Tat, später stellt sich heraus, dass weder in der botanischen Fachliteratur noch in den Tiefen des weltweiten Netzes Informationen hierüber vorliegen: über die absolut einzigartige Eigenschaft der Rosa rubiginosa, an der Unterseite ihrer Laubblätter ätherisches Rosenöl zu produzieren.

Ach ja, dann das mit dem Ferrum phosphoricum comp.: Erwachsene und Jugendliche sollen laut Michael Straub davon bei ersten Erkältungsanzeichen alle 1 bis 2 Stunden 15 Streukügelchen nehmen, Kinder und Babys entsprechend weniger. Eisenphosphat aktiviert die Selbstheilungskräfte und normalisiert den Wärmeorganismus. Eisenhut, die extrem giftige Pflanze mit der schönen, knallblauen Blüte, die ebenfalls in potenzierter Form in dem von Weleda hergestellten Medikament enthalten ist, lindert Kopf- und Gliederschmerzen und senkt Fieber. Eukalyptus wirkt sich entspannend auf die Atemwege aus. Zaunrübe und Wasserdost schließlich regulieren die vermehrte Schleimbildung. All dies ist ebenfalls in dem Medikament enthalten.

Ferrum phosphoricum comp. gehört zu den über neunzig Arzneimitteln, die Weleda zur Selbstmedikation anbietet, zum Beispiel gegen Erkältungen, Arthrosen, Verletzungen und Verbrennungen. Außerdem stellt die Firma 1400 Fertigarzneimittel für die anthroposophische Therapierichtung her. Das wissen hauptsächlich Ärzte, Heilpraktiker und andere Fachleute. Die breite Öffentlichkeit kennt Weleda vor allem wegen ihrer über hundert Naturkosmetikprodukte, die sich allergrößter Beliebtheit erfreuen. »Weleda«, so lautete übrigens der Name einer heilkundigen germanischen Priesterin.

Im Jahr 1921 begann die Firma ihre Arbeit, schon damals mit eigenem Heilpflanzengarten. Der österreichische Philosoph und Begründer der Anthroposophie Rudolf Steiner und die niederländische Ärztin Ita Wegman gründeten in Arlesheim im Schweizer Kanton Basel-Landschaft einen pharmazeutischen Laborbetrieb. Zur gleichen Zeit begann man in Schwäbisch Gmünd mit der fabrikmäßigen Herstellung anthroposophischer Heilmittel. Heute ist Weleda weltweit führender Hersteller von ganzheitlichen Naturkosmetikprodukten und eben Arzneimitteln für die anthroposophische Therapierichtung. Es werden höchste Qualitätsanforderungen für die gesamte Herstellungskette gestellt, angefangen bei den Rohstoffen. Dabei ist der Heilpflanzengarten das

Herz der Firma, wobei aber als Ausgangsbasis für die Arzneimittel auch mineralische, metallische und tierische Stoffe verwendet werden.

In dem Garten wachsen, blühen und gedeihen mehr als 260 verschiedene Arten. Bewirtschaftet wird er nach den Richtlinien des biologisch-dynamischen Anbaus. Dazu Michael Straub: »Ein wichtiger Aspekt ist die Behandlung des Bodens, er wird verlebendigt. Das bedeutet, dass die Bodenlebewesen über Gründüngung ernährt werden, vor allen Dingen mit Pflanzen aus der Familie der Schmetterlingsblütler.« Einige Arten davon wachsen bis zu 6 Meter tief in den Boden hinein, was die Besucher des Weleda-Gartens mit Hilfe von gläsernen Schaukästen, die lebendige Pflanzen und Erde enthalten, direkt nachvollziehen können.

Aus Zwischen- und Endprodukten des Bodenstoffwechsels, der durch die Schmetterlingsblütler angeregt wurde, ernähren sich anschließend ausgesäte Heilpflanzen selbständig. Die Pflanzenfamilie besitzt zusätzlich die Fähigkeit, den wichtigen Pflanzennährstoff Stickstoff aus dem Luftraum in den Boden hineinzuholen. In solch natürlicher Form führt er zu einem harmonischen, artgerechten Wachstum. Straub sagt: »So haben wir im biologisch-dynamischen Anbau ein System, das sich selbst erhält, immer wieder Pflanzen hervorbringt und sogar noch etwas abgibt: Pflanzen für Arzneimittel und Kosmetikprodukte.«

Auf synthetische Pflanzenschutz- und Düngemittel verzichtet er konsequent. Um das sensible Gleichgewicht zwischen Nützlingen wie Bienen, Florfliegen, Vögeln einerseits und Schädlingen andererseits aufrechtzuerhalten, gibt es ein reichhaltiges Biotop mit Hecken und Teichen. Dadurch reguliert sich übermäßiger Schädlingsbefall von selbst. Überall im Garten tun sich Laufenten an Schnecken gütlich, eine weitere natürliche Maßnahme, um unerwünschte Gäste im Zaum zu halten. Trotzdem, gibt Michael Straub mit einem Lachen zu, bedeute es für ihn ein Wunder, dass alles so funktioniert und dass die Schädlinge nicht überhandnehmen.

Straub und seine Mitarbeiter begleiten jede Pflanze von der Aussaat bis zur Ernte. Sie kaufen Jungpflanzen nicht zu, sondern ziehen sie selbst heran, erst im Gewächshaus, dann auf dem direkt benachbarten »Abhärtungsplatz«. Der befindet sich unter freiem Himmel, aber wenn Hitze, Kälte, Wind und Regen zu intensiv werden, können die zarten Pflänzchen hier noch geschützt werden, zum Beispiel mit Hilfe großer, stabiler Vorhänge. Erst wenn sie genügend Widerstandskräfte entwickelt haben, kommen sie aufs Feld.

Ein geschützter Raum ganz anderer Art besteht aus einer von Knöterich dicht überwachsenen Konstruktion, in der sich Farne entwickeln. Das Ganze wirkt wie ein riesiges Ge-

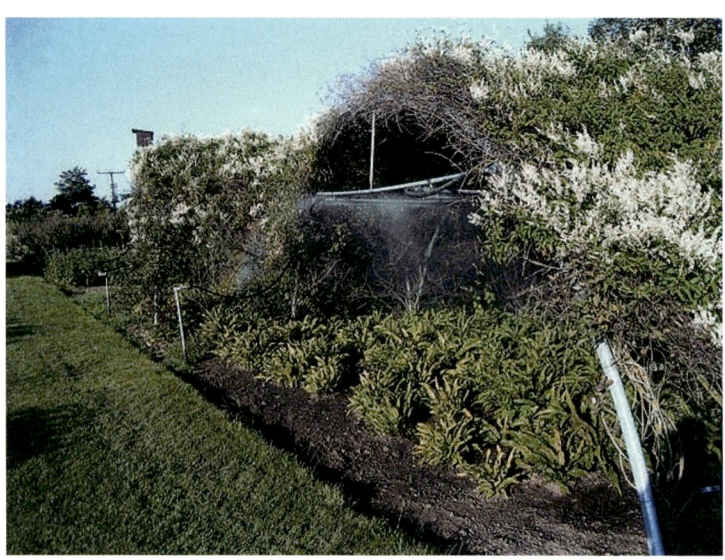

wächshaus, das nicht aus Glas, sondern aus eng verwobenen grünen Stängeln und Blättern besteht. Tritt man an der offenen, schmalen Seite ein, kommt man sich vor wie in einer Kathedrale. Es ist dunkel, kühl und leicht feucht, der Geruch erinnert an Weihrauch.

Der Knöterich schenkt dem Farn den lichtarmen Raum, in dem er sich wohlfühlt, erklärt Michael Straub. Die Pflanzen vertragen sich gut miteinander. Dass Farne eine Vorliebe für ein dunkles, feuchtes und erdiges Milieu haben, verweise auf ihre Beziehung zum menschlichen Darm. So verarbeitet Weleda Hirschzungenfarn, Wurmfarn und Tüpfelfarn zu Medikamenten, die gegen Darmerkrankungen wirken. Dies ist ein gutes Beispiel für die Signaturenlehre, die in der anthroposophischen Medizin eine wesentliche Rolle spielt.* Außerdem werden bei Anbau und Ernte unter anderem die rhythmischen Prozesse in der Natur beachtet, zum Beispiel die Mondphasen.

Weitere Heilpflanzen stammen aus Ländern, in denen sie heimisch sind. Arnika beispielsweise wird in den Vogesen und in Rumänien gesammelt. Andere werden unter der Verantwortung von Weleda kontrolliert im Ausland angebaut.

Von vielen Heilpflanzen werden nur wenige Kilogramm benötigt, denn man verarbeitet ihre Wirkstoffe in homöopathischen, das heißt in begrenzten Mengen weiter. Von anderen, zum Beispiel der Ringelblume (Calendula), erntet man die beachtliche Menge von 14 000 Kilogramm pro Jahr. Sie

---

* Die Signaturenlehre ist eine schon in vorgeschichtlicher Zeit und in der Antike verbreitete Lehre, aus äußeren Eigenschaften wie Form und Farbe der Minerale, der pflanzlichen und tierischen Stoffe auf deren Arzneiwirkung zu schließen. Besonders der Arzt, Naturforscher und Philosoph Paracelsus (1493–1541) war ein Spezialist der Signaturenlehre.

wird vor allem für Körperpflegeprodukte benötigt, und zwar nicht homöopathisch aufbereitet, sondern in ihrer Gänze.

Es gibt bei dem Rundgang durch Europas größten biologisch-dynamischen Heilpflanzengarten noch so viel mehr Interessantes zu sehen und zu erfahren. Die riesigen, intensiv gelben Kürbisblüten, die nach dem Pflücken, das exakt zum richtigen Zeitpunkt geschieht, mit Muschelkalk verrieben und zu einem Medikament gegen Osteoporose verarbeitet werden: An den Stellen, wo aus Versehen der Moment für die Ernte der Blüten verpasst wurde, wachsen jetzt dicke, fleischige Kürbisse von zunächst dunkelgrüner Farbe, dann nach und nach in Orange. Beim Herbstfest, einem Tag der offenen Tür im Heilpflanzengarten, schnitzen Kinder daraus Gruselgesichter wie bei Halloweenkürbissen. Alles wird verwendet, nichts kommt um.

Leider ist eine private Führung von Michael Straub ein Privileg, das nicht jeder der jährlich rund 16 000 Besucher genießen darf. Aber alle Führungen werden von kundigen Personen gemacht. Zusätzlich gibt es für Interessierte im Gebäude für die Herstellung von Tinkturen und Ölauszügen, das direkt neben dem Garten liegt, die Möglichkeit, die Produktionsprozesse zu beobachten. Im Erlebniszentrum, das anders als der Garten ganzjährig geöffnet ist, werden Seminare und Workshops angeboten. (Informationen dazu finden Sie im Anhang unter »Adressen«.)

Michael Straub, der als Anbauberater für verschiedene Rohstoffprojekte international Erfahrungen gesammelt hat und weltweit über ökologische Landwirtschaft, Heilpflanzenforschung und Artenschutz referiert, hat zusammen mit dem anthroposophisch orientierten Arzt Dr. Frank Meyer das Buch *Die magischen 11 der heilenden Pflanzen* geschrieben. Darin werden elf bedeutsame Heilpflanzen und ihre Wirkungsweisen vorgestellt, unter ihnen der erwähnte Blaue Eisenhut (Aconitum napellus). Der Eisenhut ist die giftigste Heilpflanze Europas. In homöopathischen Dosen allerdings kann er ein großartiger Helfer sein, zum Beispiel im besagten Medikament Ferrum phosphoricum. Das Buch bietet unzählige Informationen über die elf Heilpflanzen plus eine geheimnisvolle zwölfte, ihren Anbau und ihre Verwendung in der Medizin, außerdem über die anthroposophische Heilkunde allgemein und vieles mehr. Zudem ist es wunderschön illustriert. Eine heiße Empfehlung für alle, deren Herz für die Pflanzenheilkunde schlägt.

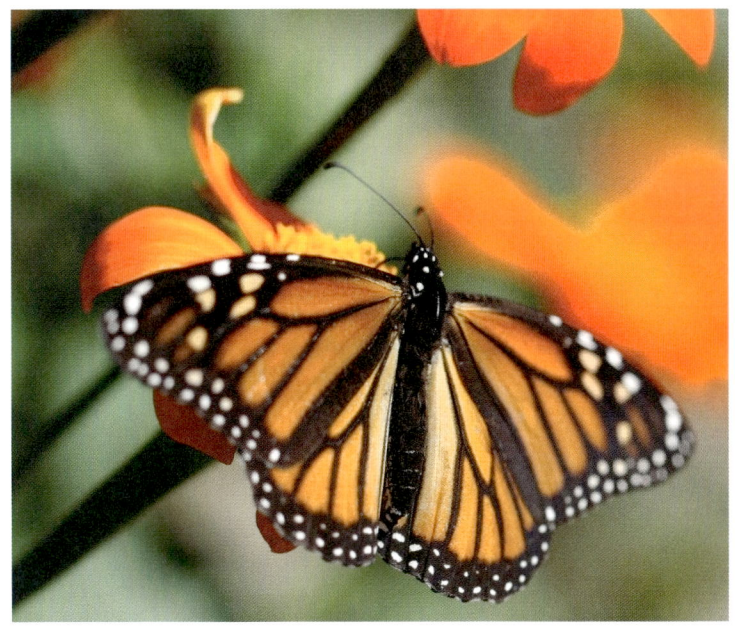

Anhang

Adressen

Die Autorin ist folgendermaßen erreichbar:
Über ihre Webseiten: www.randomhouse.de/dalichow oder
www.irene-dalichow.de
Per E-Mail: irene.dalichow@gmx.de
Oder per Post: c/o Lektorat Goldmann Verlag, Neumarkter
Straße 28, 81673 München

Die folgenden Adressen sind nach der Themenreihenfolge
dieses Buches geordnet:

Der berühmte deutsche Arzt, Naturforscher und Philosoph Paracelsus, der unter anderem die Signaturenlehre wei-
terentwickelte, hat sein Grab auf dem Friedhof St. Sebastian in Salzburg, Linzer Gasse 41. Dieser wunderschöne,
nach italienischem Vorbild gebaute Friedhof ist ohnehin einen Besuch wert, man fühlt sich dort auf angenehme Weise
Jahrhunderte zurückversetzt. Aber besonders das Paracelsus-
Grab und seine Inschrift sind beeindruckend. Unter anderem
steht dort: »… es brachte ihm auch Ehre ein, dass er sein Hab
und Gut unter den Armen verteilen ließ. Im Jahre 1541, am
24. September, vertauschte er das Leben mit dem Tode.«

Eine empfehlenswerte Bezugsquelle für Aloe-vera-Produkte
ist die Firma Anton Hübner: www.huebner-vital.de.
   Wer sich dafür interessiert, den Anbau und die Verwertung von Aloe vera am »Originalschauplatz« zu erleben, der
kann in Südspanien in der Nähe von Gibraltar die Felder
der Naturkosmetikfirma Santa Verde besuchen. In den Ern-
temonaten, das heißt im Juni, September, Oktober und No-

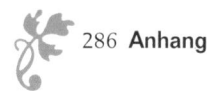

vember, darf man sich mit dem Gel aus den frisch aufge-
schnittenen Blättern verwöhnen, jederzeit kann man dort
Naturkosmetik kaufen. Im Produktionslabor gibt es Interessantes zu beobachten und zu erfahren. Die Website:
www.santaverde.de.

Im Sommer werden an verschiedenen Orten im deutschsprachigen Raum Spaziergänge durch Hanffelder oder -laby-
rinthe angeboten. Informationen dazu finden Sie im Internet
und in der lokalen Presse.

Kosmetische Produkte mit Hanföl, zum Beispiel Seifen,
Shampoos, Lotionen, Cremes und Massageöle, gibt es bei
www.the-hemp-line.com.

Luvos-Heilerde ist in Apotheken, Drogerien und Reformhäusern erhältlich. Kosmetikprodukte, die Heilerde enthalten, kann man in Naturkostläden und Reformhäusern kaufen. Über grüne Mineralerde und entsprechende Produkte
sollte man sich im Internet informieren, ein Firmenname
lautet Ciel d'Azur: www.cieldazur.com.

Informationen über das Mineral Klinoptilolith sowie Be-
zugsmöglichkeiten sind hier zu finden: www.lavandinum.de.

Die Öle und anderen Produkte, die nach Dr. Johanna Budwigs Erkenntnissen produziert und angeboten werden, gibt
es im Fachhandel, Informationen unter www.dr-johanna-
budwig.de.

Über die Lichtwurzel/Lichtyams gibt es eine ganze Reihe
von Informationen im Internet. Eine Adresse lautet www.
lichtwurzel.de, eine andere www.lichtyams.org. Bei der zuletzt genannten sind Rezepte zu finden.

Es ist nicht ganz einfach, an die Wurzel selbst und Produkte wie Lichtwurzelmehl zu kommen. Ein Tipp wäre, mit einem nahe gelegenen Demeter-Bauernhof Kontakt aufzunehmen.

Eine Anlaufstelle wäre der Andreashof in Überlingen. Die Webadresse: www.lichtyam-andreashof.info. Hier werden auch Führungen veranstaltet, bei denen man Lichtwurzeln und ihre Besonderheiten kennenlernen kann.

Zwar wurde die folgende Website von einer Pharmafirma gesponsert: www.wegeausdemschmerz.de. Aber es sind an der Zusammenstellung der Informationen auch noch andere beteiligt: die Deutsche Gesellschaft für Schmerztherapie, die Deutsche Gesellschaft zum Studium des Schmerzes und die Deutsche Schmerzliga. Es kann sich also durchaus lohnen reinzuschauen.

Die australische Firma, die hervorragende Produkte mit Tea-Tree-Öl herstellt, darunter einen in seiner Wirkung kaum zu übertreffenden Deoroller, heißt »Thursday Plantation«: www.thursdayplantation.com.

Die Gewürzmühle Brecht vertreibt hochwertige Kräuter und Gewürze, zum Beispiel Zimt, aus ökologischem Landbau über Reformhäuser und Naturkostläden. Näheres unter www.gewuerzmuehle-brecht.de.

Kapseln mit hervorragendem Zimt gibt es bei www.zimt-produkte.de.

Die Mischung ätherischer Öle von Axel Meyer, die er bei seinem Projekt »Dufte Schule« eingesetzt hat, kann man bei der Firma Taoasis bestellen: www.taoasis.com.

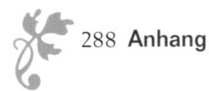

Man kann sie auch in jeder Apotheke ordern, die Firma besitzt »Apothekenexklusivität«. Name der Mischung: »Dufte Schule«.

Die Webadresse der Firma Weleda lautet www.weleda.de, in Österreich www.weleda.at.

Von April bis Mitte Oktober können Führungen durch den Heilpflanzengarten in Schwäbisch Gmünd-Wetzgau gebucht werden.

E-Mail: fuehrungen@weleda-naturals.de
Telefon: 0 71 71 / 8 74 88 11.

Im dortigen Erlebniszentrum werden Erlebnistage, Seminare und Workshops veranstaltet, über die man auf den Webseiten lesen kann: www.weleda-naturals.de.

Die genaue Adresse lautet: Am Pflanzengarten 1, 73527 Schwäbisch Gmünd.

Unter www.weleda.de/service kann ein kostenloses Abonnement des viermal jährlich erscheinenden *Weleda-Magazins* angefordert werden. Darin gibt es Berichte über Neues und Bewährtes aus Naturkosmetik und anthroposophischer Medizin.

Die Rezepte

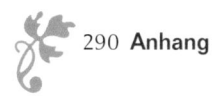

Literatur

Allende, Isabel: *Aphrodite – Eine Feier der Sinne*. Kindler, München 1991

Beuchert, Marianne: *Symbolik der Pflanzen*. Insel, Frankfurt 1995

Botanica – Das ABC der Pflanzen. Edition Könemann, Köln 2003

Brosse, Jacques: *Die Magie der Pflanzen*. Patmos-Verlag/Albatros-Verlag, Düsseldorf 2004

Brumm, Vreni/Ducommun-Capponi, Madeleine: *Wickel und Kompressen*. AT Verlag, Aarau und München 2011

Buchhalter, Mayoori/Kruse, Daniel: *Hanf*. Heel-Verlag, Königswinter 2010

Buckingham, Alan: *Gemüse für jeden Garten*. Dorling Kindersley, London 2007

Caldicott, Chris und Carolyn: *Die Gewürzstraßen der Welt*. Christian-Verlag, München 2002

Dalichow, Irene: *Salz – Ein Urheilmittel neu entdeckt*. Goldmann Arkana, München 2002

–, *Zimt für ein gesundes Leben*. Herbig, München 22012

–, *Die Gewürzapotheke. Gesund und glücklich mit scharfen Sachen*. Goldmann Arkana, München 42012

–, *Bienengeheimnisse. Wie Bienen uns nützen und welche Gefahren ihnen heute drohen*. Goldmann Arkana, München 2009

–, *Die Blütenapotheke. Über die Heilkraft von Lavendel, Veilchen, Rose und anderen essbaren Blüten*. Goldmann, München 2011

Dalichow, Irene/Booth, Mike: *Aura-Soma*. Trias, Stuttgart, vollständig überarbeitete Neuauflage 2010

Davis, Patricia: *Aromatherapie von A–Z*. Knaur, München 1990

Deutsche Homöopathie-Union (Hg.): *Homöopathisches Repetitorium*. Karlsruhe 1993

Die besten Hausmittel. Verlag Das Beste, Stuttgart, Zürich, Wien 2007

Duke, James A.: *Heilende Nahrungsmittel*. Goldmann Arkana, München 2010

Fischer-Rizzi, Susanne: *Himmlische Düfte*. AT Verlag, Baden und München 2008

Ford, Gina: *Das zufriedene Baby*. Axel Dielmann-Verlag 2010

Franz, Maren: *Schwarzkümmel – Heilkraft aus der Natur*. Gräfe und Unzer, München 1998

Fröhlich, Hans Horst: *Der Naturgarten des Sebastian Kneipp*. Irisiana, München 1997

Genaust, Helmut: *Etymologisches Wörterbuch der botanischen Pflanzennamen*. Birkhäuser, Basel 1996

Grimm, Hans-Ulrich: *Leinöl macht glücklich*. Droemer, München 2012

Grotenhermen, Franjo: *Hanf als Medizin*. AT Verlag, Baden und München 2004

Hellmiß, Margot/Scheithauer, Falk: *Natürlich behandeln mit Heilerde*. Südwest-Verlag, München 1999

Henning, Ulrike: *ABC der Zitrone*. Peter Erd-Verlag, München 1999

Hiller, Karl/Melzig, Matthias F.: *Lexikon der Arzneipflanzen und Drogen*. Spektrum Akademischer Verlag, Heidelberg 2010

Karasek, Hellmuth: *Briefe bewegen die Welt*. teNeues, Kempen 2010

Kluge, Heidelore, et al.: *Weihrauch und seine heilende Wirkung*. Haug, Heidelberg 1998

Kühni, Werner: *Klinoptilolith.* AT Verlag, Aarau 2012

Lawless, Julia: *Die illustrierte Enzyklopädie der Aromaöle.* Scherz, München 1996

–, *Das Teebaum-Öl.* Mosaik/Goldmann, München 1998

Liberman, Jacob: *Die heilende Kraft des Lichts.* Scherz, München 1994

Madejsky, Margret: *Lexikon der Frauenkräuter.* AT Verlag, Baden und München 2008

Meyer, Axel: *Lexikon der Düfte.* Akademie der Düfte/Taoasis Verlag, Aachen 2007

–, *Dufte Schule.* Kösel, München 2010

Meyers Enzyklopädisches Lexikon. 25 Bände. Bibliographisches Institut, Mannheim/Wien/Zürich 1972

Meyer, Frank/Straub, Michael: *Die magischen 11 der heilenden Pflanzen.* Gräfe und Unzer, München 2011

Möhring, Wolfgang: *Antibiotika aus der Natur.* Ludwig, München 1999

O'Connor, Siobhan/Spunt, Alexandra: *No More Dirty Looks.* Da Capo Press, New York 2010

Oppermann, Jutta: *Weihrauch – Ein altes Heilmittel neu entdeckt.* Lebensbaum Verlag, Bielefeld 2003

–, *Aloe vera.* Lebensbaum Verlag, Bielefeld 2010

Oppermann, Jutta/Krenz, Michaela: *Aloe vera.* Lebensbaum Verlag, Bielefeld 2004

Pahlow, Mannfried: *Das große Buch der Heilpflanzen.* Weltbild, Augsburg 2004

Price, Shirley: *Aromatherapie bei Beschwerden.* Mosaik, München 1992

Rätsch, Christian: *Enzyklopädie der psychoaktiven Pflanzen.* AT Verlag, Aarau 1998

Rosenblatt, Lucas/Berweger, Theres: *Minze – Feuer und Eis für Küche und Wohlbefinden.* Hädecke Verlag, 2007

Schmidt, Iris: *Lexikon der Heilpflanzen*. Komet-Verlag, Köln o. J.

Speight, Phyllis: *Arnika*. Hippokrates-Verlag, Stuttgart 1985

Tresidder, Jack: *Dictionary of Symbols*. Chronicle Books, San Francisco 1998

Vaupel, Elisabeth: *Gewürze – Acht kulturhistorische Porträts*. Deutsches Museum, München 2002

Vonarburg, Bruno: *Energetisierte Heilpflanzen*. AT Verlag, Baden und München 2010

Walker, Barbara: *Das geheime Wissen der Frauen*. dtv, München 1995

Wenzel, Petra: *Hausapotheke*. Gräfe und Unzer, München 2000

Widauer, Simone: *Marienpflanzen*. AT Verlag, Baden und München 2009

Wurzer, Walter (Übers.): *Die große Enzyklopädie der Heilpflanzen*. Neuer Kaiser Verlag, Klagenfurt 1994

Zerling, Clemens: *Lexikon der Pflanzensymbolik*. AT Verlag, Baden und München 2007

Zimmermann, Eliane: *Aromatherapie für Pflege- und Heilberufe*. Sonntag, Stuttgart 1998

Zittlau, Jörg: *Schmerzmittelersatzstoffe*. Südwest, München 1999

Zittlau, Jörg, et al.: *Hausmittel*. Weltbild, Augsburg 2007

Register der Symptome

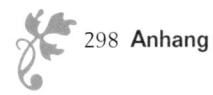